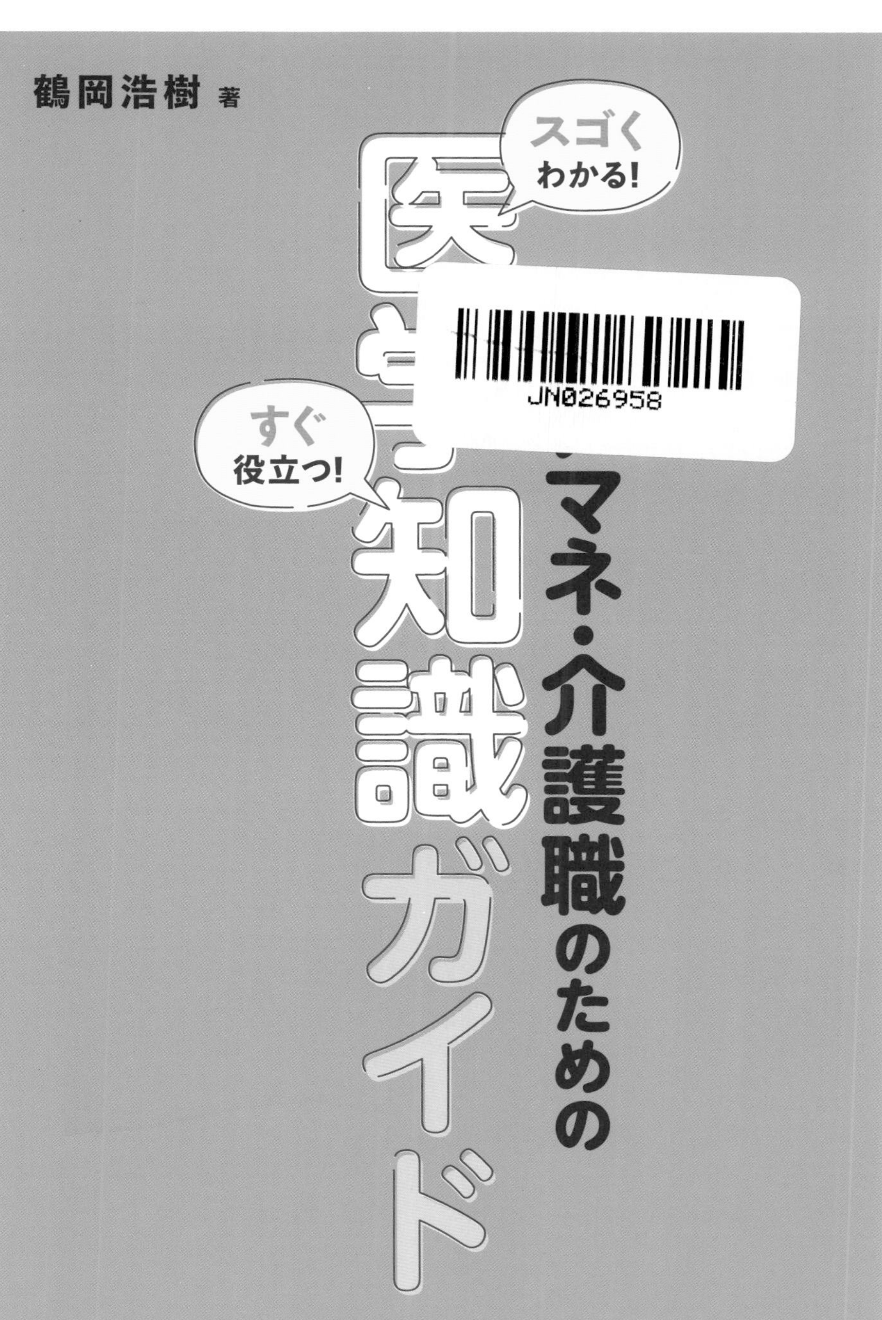

中央法規

はじめに

ケアマネジャーや介護職の実務では、病気の症状や進行の理解、薬の種類や副作用、医療職への伝え方など医学に関するさまざまな知識を必要とする。現場からは、医学知識としてそうした内容を知りたいという声もあった。2020年から2年間雑誌『ケアマネジャー』に連載した「高齢者に多い疾患の基礎知識」は読者からの反応も多く、ケアマネジャーや介護職が医学知識を獲得したいというニーズを反映したものであったと考える。

今回、医学知識を本にするにあたっては、実務で必要となる情報として、「症状」のイラストをわかりやすく示したうえで、「原因・特徴」「病気の進行」「治療法」「くすり」「日常生活の注意点」「検査データの見方」「医療職への上手な伝え方」を展開していく構成にした。

本書は高齢者に多くみられる48の病気を取り上げている。極力文章を減らし、イラストや図で示すことによって現場でパッと見ることができ、わかりやすく読めるようにした。一方で、さまざまな病気があるなかで、その選定にはかなり頭を悩ました。また、薬も掲載したが、生活習慣病などはたくさんの薬があり、現場のことをふまえたうえで絞るのは大変な作業であった。

医療職への伝え方も正解があるわけではないが、【こんな伝え方はダメ】で記した内容になったとしてもコミュニケーションスキルを駆使して、連携を円滑にし良好な関係を築けることを願っている。これらを踏まえ、本書を高齢者に多い病気を知る入り口にしていただければと思う。

東日本大震災がきっかけで、在宅医に大学教員の仕事が加わり、二足の草鞋となった。あの時、福祉職や介護職のために実践に使える医学知識を伝えたいと思った。13年の時を経て、実現できたことは大変に嬉しく、万感の思いである。本書の作成にかかわっていただいた方々に心より感謝申し上げるとともに、本書がケアマネジャーや介護職の実践の一助になることを願っている。

2023年8月

鶴岡浩樹

第1章

高齢者の病気 7つの特徴

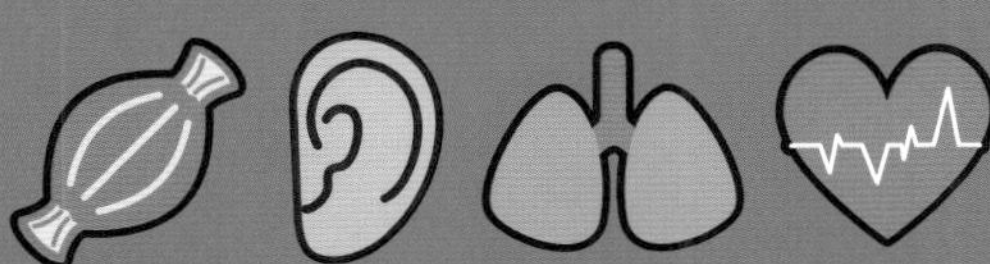

1 からだとこころ10の変化！

- 老化は、加齢にともなう生理機能の減退。
- 成熟期を過ぎてからゆるやかに老化が進行する。
- 老化のスピードは個人差があり、遺伝的な要因、環境要因、ストレスなどが関係している。

からだの変化

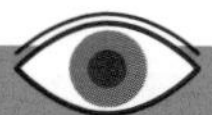

視覚

☑ 加齢により水晶体が硬化し調整能力が低下する。焦点を合わせづらく、近くのものが見えにくくなる(老眼)。

☑ 水晶体が変性し白濁すると、ぼやけて見えにくくなる(白内障)。

聴覚

☑ 高音や子音が聞きとりにくくなる。

☑ 大勢で話すと聞きとれないようになる。

☑ 小さい音は聞きとれず、大きい音はうるさく聞こえる現象(リクルートメント現象)も生じる。

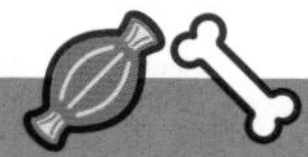

運動器

☑ 加齢とともに骨量が減少し、脊椎や関節が変性していく。

☑ 骨量の減少は骨粗しょう症を促す。

☑ 脊椎や関節の変性は変形性脊椎症や変形性関節症の原因となる。

☑ 筋力低下により、サルコペニア、ロコモティブシンドロームと呼ばれる状態となる。

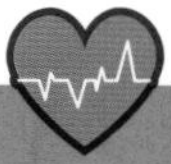

循環器

☑ 心房壁や心室壁の線維化や変性により、拡張能や収縮機能が低下する。

☑ 心臓にある弁は硬化・変性し、弁膜症の原因となる。

☑ 刺激伝統系の線維化と変性により不整脈を起こしやすくなる。

☑ 動脈硬化が進行すると心筋梗塞や脳梗塞のリスクが高まり、動脈瘤などを引き起こす。

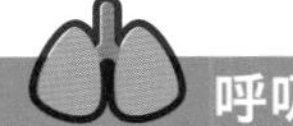

呼吸器

☑ 胸郭の伸展性や肺の弾力性が低下し、肺活量も減少する。

☑ 肺胞が壊れる肺気腫は加齢が原因の一つとされている。

消化器

☑ 歯の喪失や、唾液分泌の減少で乾燥傾向となり、嚥下機能が低下する。

☑ 胃と食道の接合部がゆるみ胃液が逆流しやすくなる(胃食道逆流症(GERD))。

☑ 腸の蠕動運動が低下することにより便秘傾向となる。

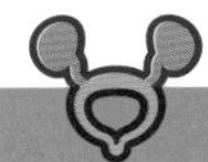

泌尿器

☑ 尿細管機能の低下により脱水や浮腫が起きやすい。

☑ 膀胱容量の減少や不随意収縮により頻尿、尿失禁がみられる。

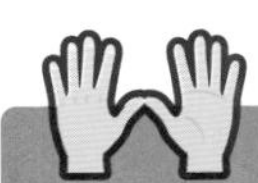

皮膚

☑ 角質のバリア機能が低下する。

☑ 角質に含まれる水分量が減少することで、皮膚がかさついた状態になる。

こころの変化

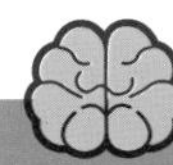

認知機能の低下

☑ 短期記憶が低下しやすい(いわゆる「もの忘れ」)。

☑ 長期記憶では、経験した出来事に関するエピソード記憶が低下しやすい。

意欲や感情の変化

☑ 心身機能の低下や病気などによる健康喪失感、定年退職後などに起こる社会的喪失感、友人や家族の死による人間関係の喪失感などで不安が増大し、抑うつ状態となる。

ココに注目!

認知症(dementia)、せん妄(delirium)、うつ病(depression)、いわゆる3Dと呼ばれる高齢者に多い病態に関連します。3Dは鑑別が難しく、一時点の状態では診断がつかないことが多いです。

2 ココに注目！病気の7つの特徴

- 同じ病気でも、青年期や壮年期と特徴が異なる。
- 高齢者の病気の特徴をおさえる。

特徴1　病態が複雑

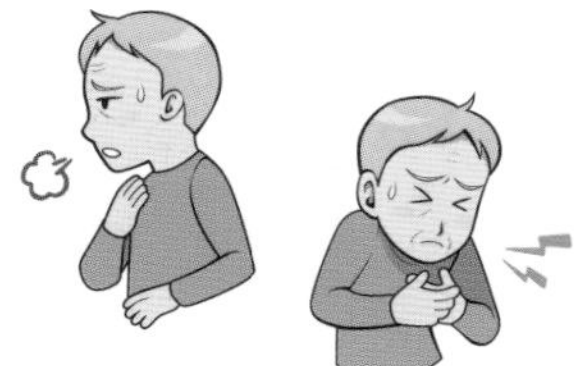

高血圧、糖尿病などの生活習慣病に加え、心臓や肺、筋骨格系の病気などを複数合併していることが多い。各臓器の機能も低下しており、**1つの病気がよくなっても、他の病気は悪化するなど病態が複雑**である。

特徴2　症状が定型的ではない

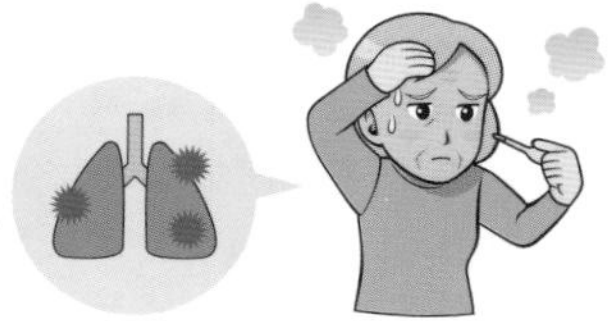

個人差も大きく、症状は定型的ではない。例えば、発熱、咳、痰などの症状はまったく見られず、だるいという訴えのみで病院に来た人が、肺炎だった場合もある。

特徴3　生活習慣が関係している

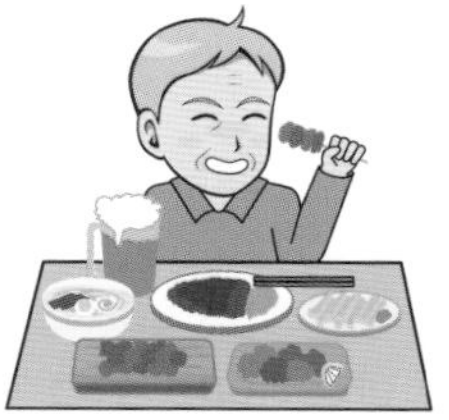

生活習慣病から、心筋梗塞や心不全、脳梗塞などの心血管系の病気が引き起こされる。喫煙習慣は心血管系の病気以外に、慢性閉塞性肺疾患（COPD）やがんの原因となる。腎不全の原因疾患が糖尿病であることもふまえると、**高齢者の病気の多くが生活習慣病の延長線上**にある。

特徴4　体液バランスが崩れやすい

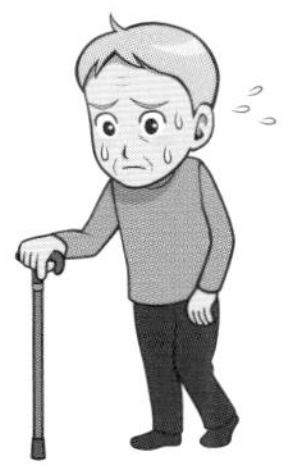

人の体液量や体液内の電解質は一定のバランスが保たれている(ホメオスタシス)。しかし加齢により、体液量が10%減り、同時に腎機能も低下していく。これらの理由により、体液バランスが崩れ、**脱水になりやすくなったり、熱中症が重症化しやすくなったりする。**

特徴5　薬の副作用が生じやすい

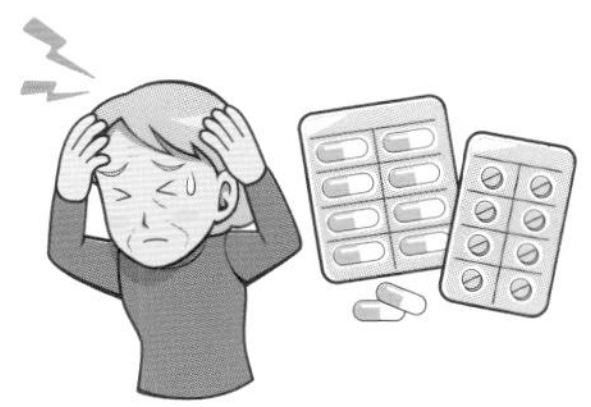

加齢により肝臓や腎臓の機能が低下。多くの薬は肝臓や腎臓で代謝されるので、高齢者は**薬が代謝されにくく、副作用が生じやすくなる。**また、多剤併用(ポリファーマシー)している高齢者が多く、複数の薬の相互作用により、よく知られていない副作用も生じやすいので注意する。

特徴6　認知機能の低下や精神症状がみられる

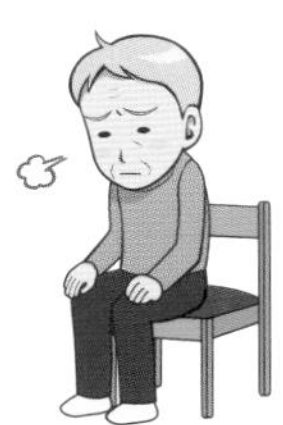

入院など、環境の変化をきっかけに**認知機能が急速に低下する**ことがある。また、せん妄やうつ状態などの**精神症状も加齢とともにみられるようになる。**認知機能や精神症状に注意しながら対応する。

特徴7　ADLが低下しやすい

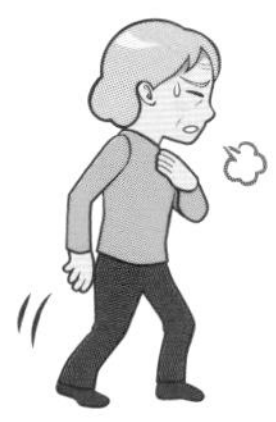

転倒による骨折で寝たきりになるなど、高齢者は**ちょっとした出来事で、日常生活動作(以下、ADL)が低下する。**ADLの低下は、要介護度にも直接的にかかわり、ケアプランを検討するうえでも重要である。

3 生命維持に直結！バイタルサイン

- バイタルサイン（vital sign）は、生命の維持に直接関係する指標。
- 一般的には血圧、脈拍、体温、呼吸数の 4 項目を示す。
- 6 項目の場合は、4 項目に意識状態、尿量が加わる。

❶ 血圧

血圧（Blood Pressure: BP）には上の血圧と下の血圧があります。上の血圧を収縮期血圧、下の血圧を拡張期血圧といいます。

基準値	収縮期血圧：140mmHg 未満、拡張期血圧：90mmHg 未満 適正な血圧は、130/80mmHg 以下
高血圧	収縮期血圧が 140mmHg を超える、もしくは拡張期血圧が 90mmHg を超える
低血圧	収縮期血圧が 100mmHg 未満

POINT 高齢者には、収縮期だけが上昇する収縮期高血圧がよくみられる。

❷ 脈拍

脈拍（Pulse Rate: PR）が頻脈のときは、心臓がからだに血液を送り出そうとがんばっている状態で、動悸や息切れなどの症状がみられます。

基準値	1 分間に 60 ～ 100 回
徐脈	1 分間の脈拍が 60 回未満
頻脈	1 分間の脈拍が 100 回以上

❸ 体温

体温（Body Temperature: BT）は、腋下で計測します。

正常範囲	体温が 36℃～ 37℃
低体温	体温が 35℃以下
微熱	体温が 37℃～ 38℃
高熱	体温が 38℃以上

POINT 臨床的には 37℃ ～ 37.5℃は病的でないことが多く、38℃以上を高熱としている。しかし、高齢者の場合、37.5℃以上が病的な発熱であることが多い。

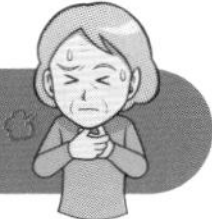

❹ 呼吸数

呼吸数（Respiratory Rate: RR）は、呼吸数だけでなく酸素飽和度（SpO_2）や呼吸パターンもバイタルサインに含める場合があります。頻呼吸は、かなり息苦しい状態です。

基準値	1 分間に 12 ～ 20 回
徐呼吸	1 分間に 10 回以下
頻呼吸	1 分間に 20 回以上

POINT SpO_2 の正常範囲は 96% ～ 100%。パルスオキシメーターで簡単に計測できる。

POINT 呼吸パターンは、チェーンストークス呼吸（大小の呼吸と無呼吸を繰り返す）、無呼吸、努力様呼吸、下顎呼吸などがある。

ココに注目!

ショック（shock）とは、重要臓器への循環不全により生命が危険な状態になることです。記録に書かれている血圧と脈拍の数値は注意して見る必要があります。

注意する症状

①収縮期血圧が 90mmHg 未満（低血圧）、②脈拍 100 回以上（頻脈）、③脈が微弱、④顔面蒼白、⑤冷や汗など。

4 注意点がわかる！3大くすりと副作用

- 薬の副作用によっては重大な症状につながることがある。
- 服用している薬の種類、飲み方、副作用を把握しておく。

❶ 抗凝固剤

血栓予防の目的で使う薬（商品名:ワーファリン、アスピリン、パナルジン、プラビックスなど）。心疾患（心筋梗塞、弁膜症、心房細動、心疾患の術後）、脳梗塞後遺症、深部静脈血栓症のある人などが服用しています。

出血傾向がある

副作用として出血傾向がある。軽くぶつけただけで皮下出血が生じることもある。抜歯などの歯科治療や、胃カメラの検査などの際に血が止まらなくなることがある。観血的な処置があるときは1週間前から服用を中止するため、事前に主治医に伝える。

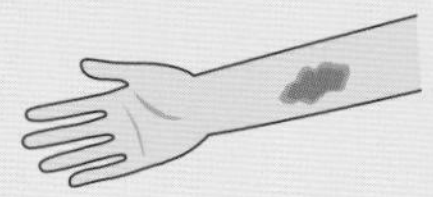

出血傾向がある

ワーファリンの場合は、薬の作用を減弱させる食べ物がある。納豆、ほうれん草、クロレラ、青汁、クレソン、わかめ、ニラ、パセリ、キャベツなどのビタミンKの多い食べ物は控える。

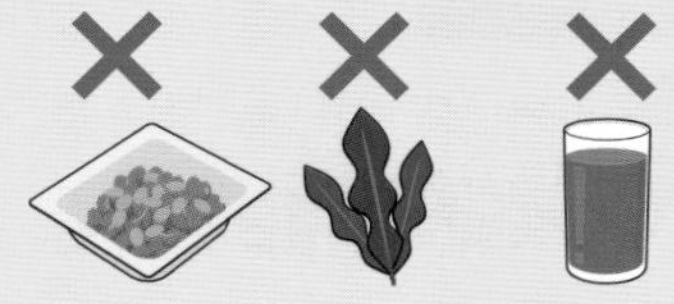

❷ 糖尿病薬

糖尿病薬は、経口薬もインスリン注射薬も種類が増えています。経口薬は食前投与もあれば食後投与もあり、インスリン注射の打ち方は1日数回のものから週1回まで多様です。

低血糖発作を起こす

経口薬もインスリン注射薬も、低血糖発作を起こす可能性がある。低血糖の症状と対処法はそれぞれ異なるので確認しておく。

血糖値(mg/dl)

70 意識障害

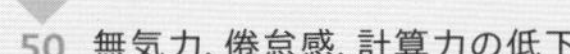

50 無気力、倦怠感、計算力の低下

40 発汗(冷や汗)、動悸(頻脈)、ふるえ、顔面蒼白、紅潮

30 意識消失、異常行動

20 痙攣

10

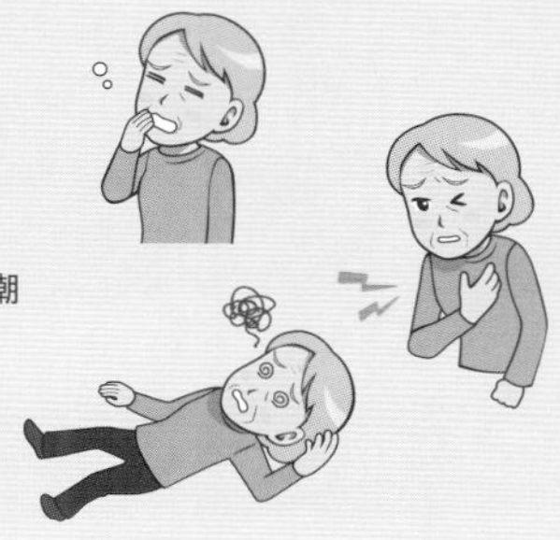

❸ 抗精神病薬

精神疾患、不安や不眠などの治療の際に使う薬。副作用として便秘、排尿障害、口渇、アキネジア(活動力の低下、無動)、アカシジア(落ち着きがない)、振戦、遅発性ジスキネジア(口をモグモグする)、悪性症候群などがあります。

悪性症候群

悪性症候群は、抗精神病薬やパーキンソン病の治療薬を急に中止したときに、高熱、発汗のほか下記の重篤な症状を起こすことである。これらの薬は急にやめてはいけません。

呼吸困難　　意識障害

ココに注目!

薬の飲み間違いや飲み忘れのほか、大きな問題となっているのが、多剤併用(ポリファーマシー)です。5剤以上で転倒のリスクが増え、6剤以上でその他の有害事象の頻度が増えます。

5 苦しさを緩和！看取りでのポイント

- 死にいたるまでの経過は病気によって異なる。
- 終末期の段階では４つの苦痛がある。

死にいたるまでの経過

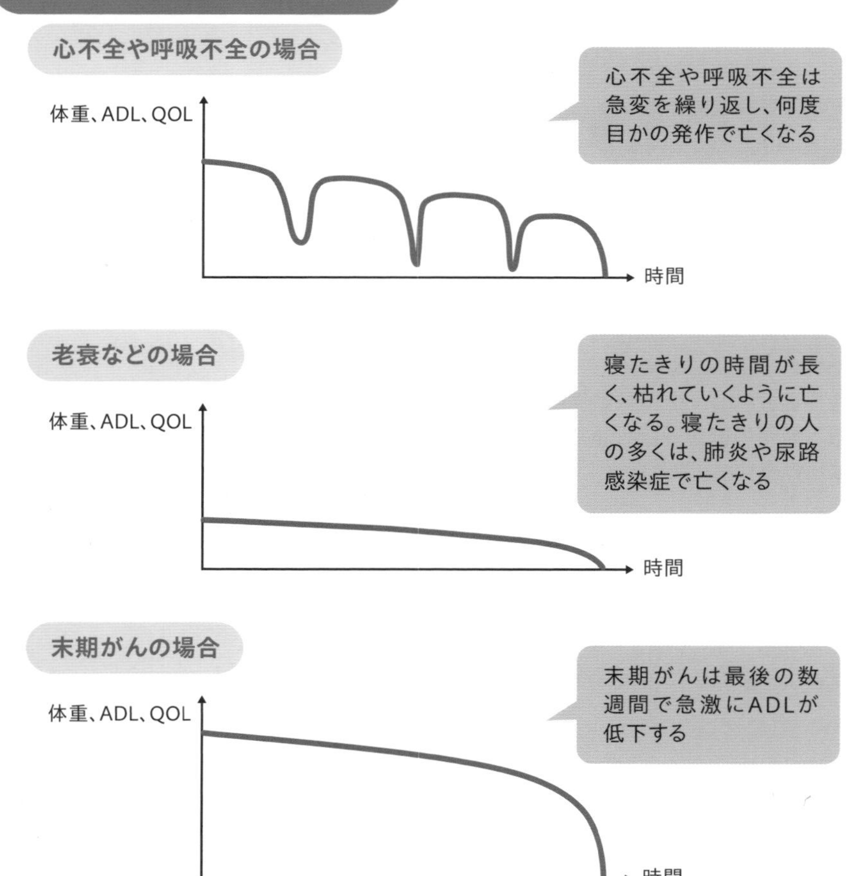

Lynn J., Serving patients who may die soon and their families: the role of hospice and other services, JAMA, 285(7),925-32,2001をもとに作成

4つの苦痛へのアプローチ

終末期の段階では、痛み、つらさ、苦痛などを全人的苦痛（total pain）としてとらえ、次の４つに苦痛を分けてアプローチしていきます。

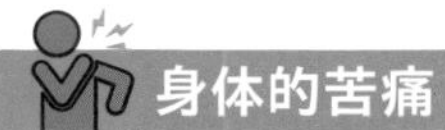

身体的苦痛

身体的な痛みだけでなく倦怠感、呼吸困難なども含まれる。オピオイド(医療用麻薬)を使用するのが世界的な標準治療。

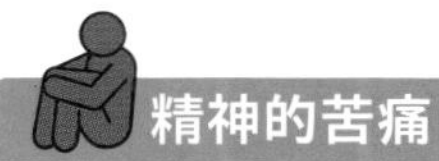

精神的苦痛

死を受容する過程での不安やうつ状態など。状況に応じて抗うつ剤なども使用する。

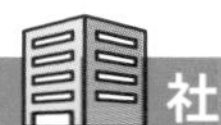

社会的苦痛

仕事ができない、経済的に困窮することなどによる痛み。

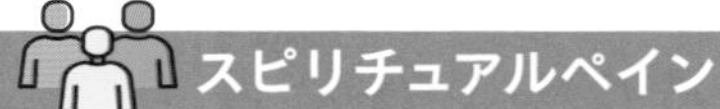

スピリチュアルペイン

時間が失わること、人間関係が失われること、自律できなくなることに対する苦痛。

POINT 身体的苦痛はＷＨＯ（世界保健機関）の指針やガイドラインに沿ってケアすることで、安全に痛みを緩和できる。

POINT 社会的苦痛やスピリチュアルペインに対しては、医療職よりも介護職や福祉職の支援が重要となってくる。

緩和ケア

緩和ケアとは、生命を脅かす病気による問題に直面している患者とその家族に対し、痛みやその他の身体的・心理社会的・スピリチュアルな問題を早期に発見し、的確なアセスメントとケアを行うことによって、苦痛を予防しやわらげ、QOL を向上させるアプローチです。

緩和ケアで大切なこと

- 病気にともなう痛みやその他のつらい症状をやわらげる。
- 本人の生命を肯定し、死にゆくことを自然な過程と捉える。
- 本人と家族のニーズに応えるために他職種と連携する。
- 必要に応じて、死別後のアプローチを行う。
- 症状の経過によい影響を及ぼす可能性もあるので、QOL を高めるケアを行う。
- 最期まで自分らしく生きられるように支援する体制をつくる
  ⇒ ACP（アドバンス・ケア・プランニング：本人や家族、医療・ケアチームが繰り返し話し合うこと）が重要。

6 ポイントはココ！難病の制度とかかわり方

- 難病と指定難病がある。
- 難病では、介護保険のほかにさまざまな制度がかかわってくる。

難病の条件

難病

以下の 4 つの条件を必要とします。

①発病の機構が明らかでない
②治療法が確立していない
③希少な疾患である
④長期の療養を必要とする

在宅介護で接することが多いのが、多系統萎縮症、筋萎縮性側索硬化症（ALS）、パーキンソン病などの難病である。

指定難病

難病の条件に加えて以下の 2 つの条件を必要とします。

⑤患者数が日本で一定の人数（人口の約 0.1% 程度）に達していない
⑥客観的な診断基準（またはそれに準ずるもの）が成立している

複数の制度の把握や多職種連携

難病では、介護保険、障害者の日常生活及び社会生活を総合的に支援するための法律（障害者総合支援法）、障害者手帳、医療費助成などさまざまな制度がかかわってきます。また、かかわる専門職も増えます。分野を越えた多職種・多機関の連携が必須となってきます。

- **市区町村では、高齢だけなく障害や医療の部署との連携が必要になる。**
- **指定難病では保健所もかかわってくる。**
- **ACP の内容によっては救急隊（消防署）などとも連携する。**

難病医療費助成制度

対象：原則として「指定難病」と診断され、重症度分類等に照らして病状の程度が一定程度以上の場合の人。

申請の流れ：助成を受けるには、申請書類を提出し、医療費受給者証の交付を受ける必要がある（所得による制限あり）。

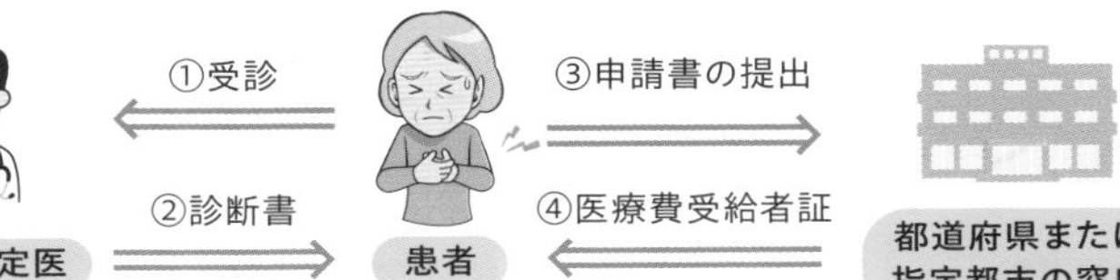

かかわり方のポイント

Point 1　安易な言葉かけをしない

治療法が確立していないので、「きっとよくなりますから、がんばりましょう」など安易に励ます言葉をかけるのは適切な対応ではありません。また、病状に応じて本人のこころも揺れ動くため、治療方針の決定は先を急がず、精神状態を把握したうえで検討していきましょう。

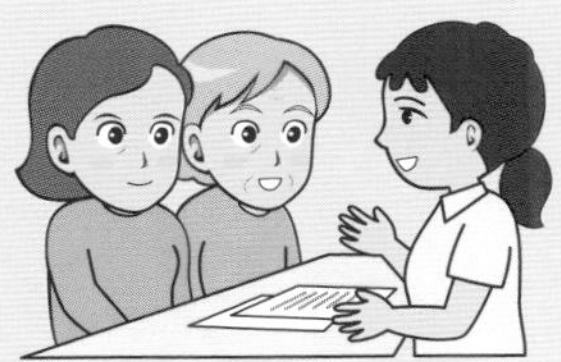

○ 傾聴し、受け止める姿勢でかかわる

× 安易な励まし

Point 2　支援者の話は理解している

呼びかけに応答がみられなかったとしても、本人の頭脳は明晰であり、支援者が話すことを理解しています。難病の進行により応答ができなくなっていることを理解したうえで、コミュニケーションをとるよう心がけましょう。文字盤などのコミュニケーションツールについても把握しておくようにします。

Point 3　医療的ケアの検討とACPの重要性

徐々にADLが低下し、コミュニケーションがとれなくなっていきます。また、嚥下機能障害に対する経管栄養、排尿障害に対する膀胱留置カテーテル、特にALSでは呼吸筋麻痺に対する人工呼吸器など、さまざまな医療的ケアの検討も必要となります。その際に、ACPも進めることが大切です。

7 7つの感染経路！すぐわかる対応方法

- 感染によって熱、痛み、腫れ、倦怠感などの症状がある状態を感染症という。
- 感染しても無症状の場合を不顕性感染、症状がないのに検査で病原体が検出される場合をキャリアという。

1 接触感染

皮膚や粘膜との接触による感染、手指などを介する感染。梅毒、HIV（後天性免疫不全症候群）、B型肝炎、クラミジアなど。

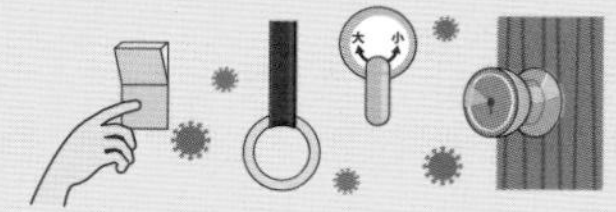

対応

- 手洗い
- アルコール消毒
- 使い捨て手袋
- ゴーグル
- フェイスシールド
- 防護服

2 飛沫感染

咳、くしゃみ、会話などの際に病原体を含む飛沫（水しぶき）を吸い込むことによる感染。インフルエンザ、マイコプラズマ、アデノウイルスなど。

対応

- マスク
- ソーシャルディスタンス
- 換気
- 使い捨て手袋
- ゴーグル
- フェイスシールド

3 空気感染

病原体を含む飛沫の水分が蒸発し、その芯である飛沫核が空中を浮遊し、それを吸い込むことで感染。結核、麻疹、水痘など。

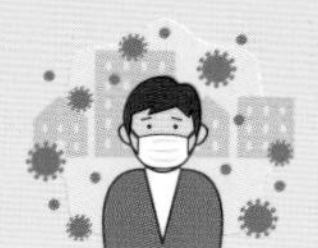

対応

- マスク（N-95）
- 換気
- 防護服
- 使い捨て手袋
- ロックダウン（都市封鎖）

4 経口感染

病原体を含む水や食べ物を介して感染。カンピロバクター、ノロウイルス、アニサキス、サルモネラなど。

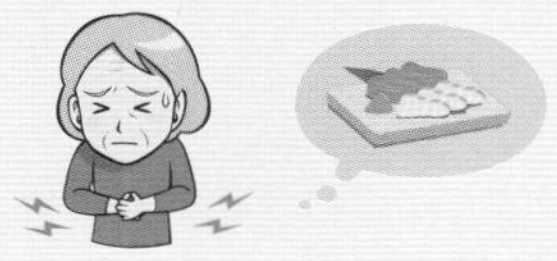

→

対応

- 食べ物の管理（冷蔵保存、加熱殺菌など）
- 食器の洗浄など

5 媒介動物による感染

病原体が付着・感染した動物を介して感染。マラリア、疥癬、オウム病など。

→

対応

- 狂犬病の予防接種
- 動物に触れた後の手洗い
- 糞尿の速やかな処理
- 野生動物への接触を避けるなど

6 血液や体液を介する感染

輸血や血液の接触により起こる感染。B 型肝炎や C 型肝炎、HIV など。

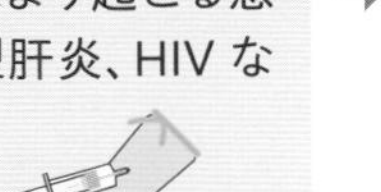

→

対応

- 使い捨て手袋
- 防護服

7 母子（垂直）感染

母体から胎児もしくは新生児へ、胎内・産道・授乳を介して起こる感染。梅毒、風疹、HIV、HTLV-1（ヒトT細胞白血病ウイルス１型）など。

→

対応

- 母乳から粉ミルクにする
- 手洗い
- 風疹流行時は人ごみを避け、マスクを着用する
- 妊婦健診を受ける

※ワクチンがあるものは、予防接種を行う。

第2章

おさえておきたい！高齢者に多い48の病気

1 脳

最近、もの忘れが
目立ってきている！

頭痛がする！

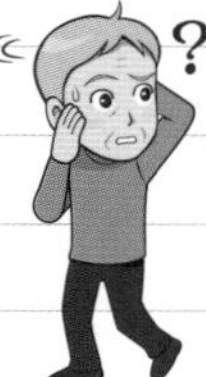

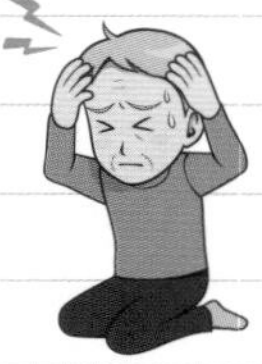

小刻みな歩行や
ふるえがある！

スムーズに上肢を
動かせない！

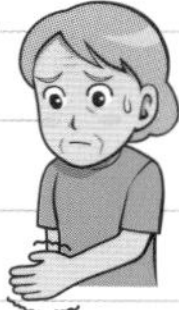

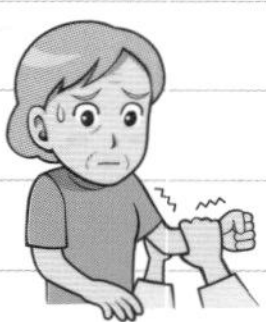

（脳梗塞、脳出血、くも膜下出血）

頭痛が
突然起きた！

突然片方の手足が
動かせなくなった！

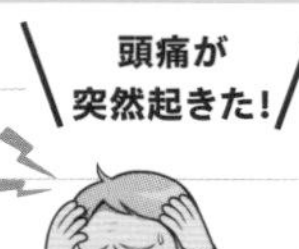

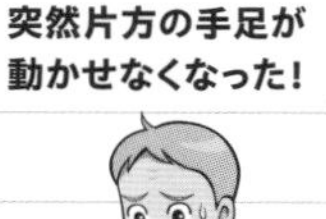

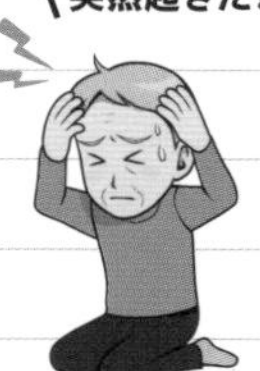

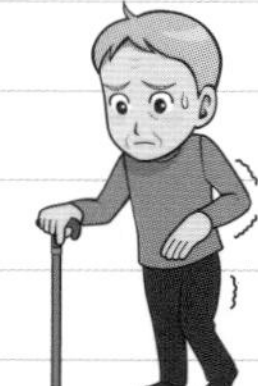

☑ 脊髄小脳変性症・多系統萎縮症

p.34

構音障害の症状がみられる!

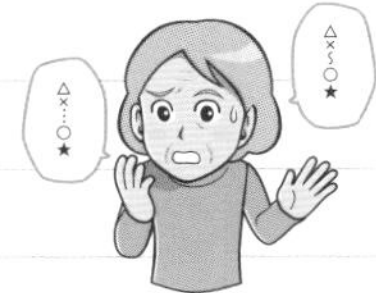

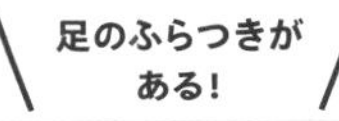

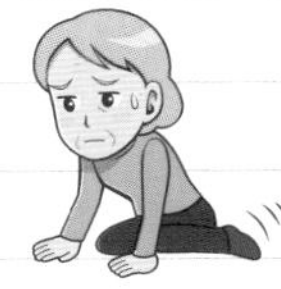

☑ 筋萎縮性側索硬化症（ALS）

p.38

上肢や下肢の筋力低下がみられる!

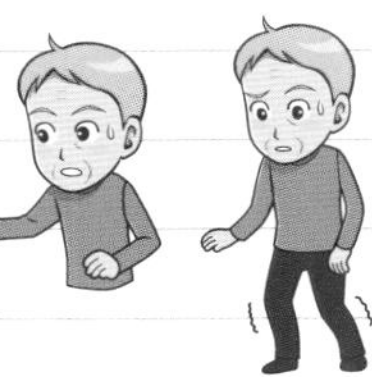

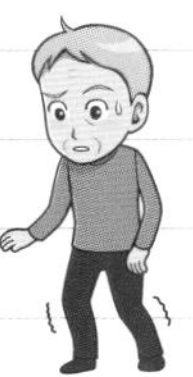

嚥下機能障害がみられる!

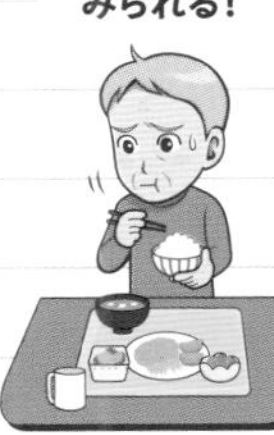

1 慢性硬膜下血腫

おさえておきたい症状

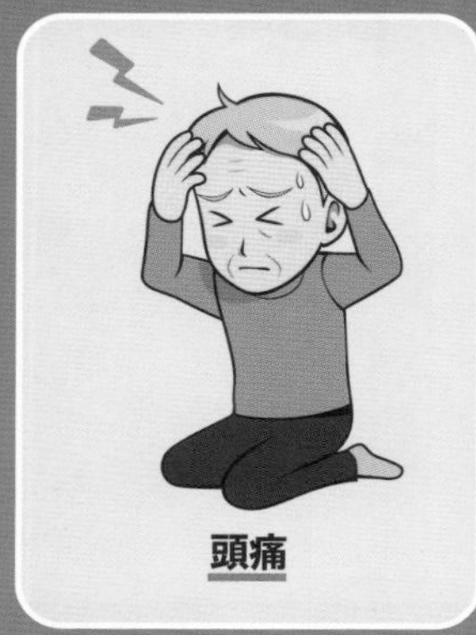
頭痛

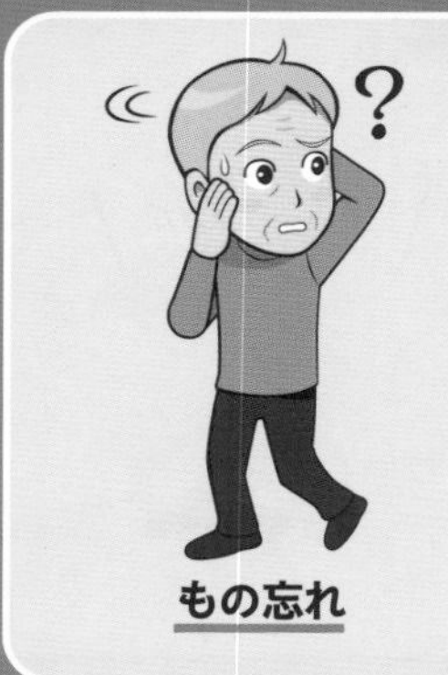
もの忘れ

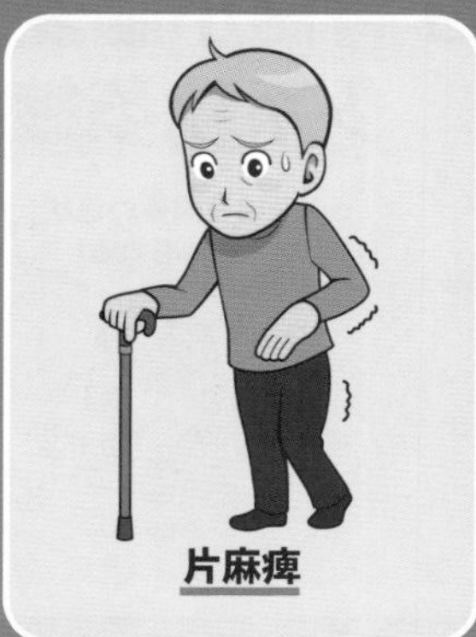
片麻痺

その他…ふらつき、吐き気、しびれ、痙攣、言葉が出ないなど。もの忘れや、意欲の低下、性格の変化、反応の低下など認知症に間違われる。

原因・特徴

慢性硬膜下血腫は、頭蓋骨と脳のすき間に血がたまる病気です。原因は頭部外傷で、ドアや棚などに頭を軽くぶつけることなどでも起こります。頭を打ったかはっきりしないこともあります。特徴は、頭を打った直後は異常がなく、ゆっくりと血腫が形成され、数か月経過して発症することです。

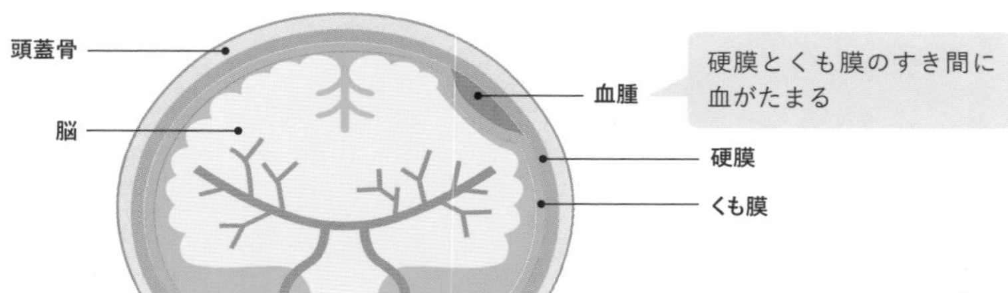

● **リスク要因**　**①アルコール多飲、②脳萎縮、③抗凝固剤の服用、④透析、⑤水頭症の術後。**

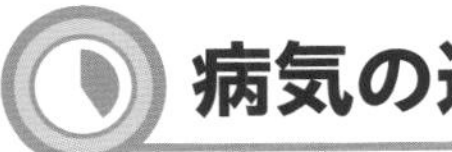

病気の進行

頭部外傷

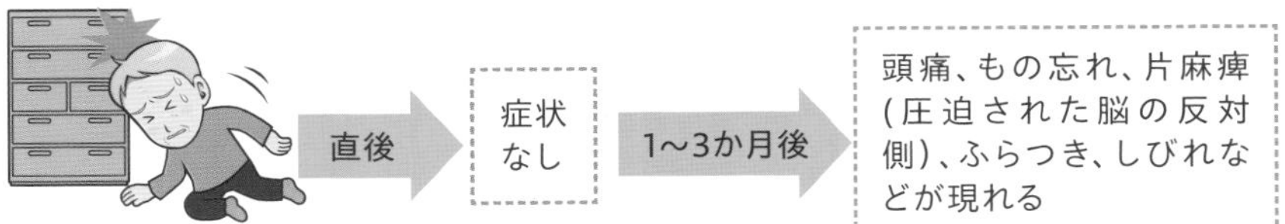

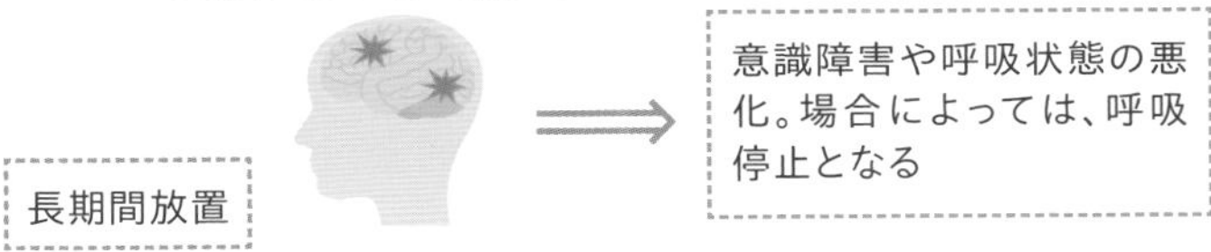

繰り返し発症し血腫が何重にもなった、多房性血腫を形成している場合は治療が難しいです。

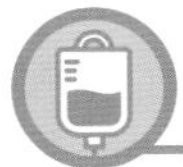

治療法

血腫の量が少ない場合

薬を服用して、自然に吸収されるのを待つ。

血腫の量が多い場合

- **穿頭血腫ドレナージ術**：1 円玉サイズの穴を頭蓋骨に開けて、カテーテルを挿入し血腫を洗い流す。
- **開頭血腫除去術**：血腫が硬く小さい穴から除去できない場合は、直径 4cm ～ 5cm の開頭により血腫を除去する。

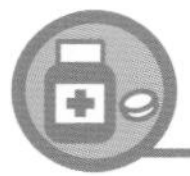

くすり

高血圧など生活習慣病がある場合は、治療を継続します。再発予防として漢方薬を服用することがあります。

分類(一般名)	商品名	効果	副作用
漢方薬	五苓散	利水作用を促し、血腫を縮小させる	発疹、発赤、かゆみ、肝機能障害など
漢方薬	柴苓湯	利水作用に加え、抗炎症作用があり、血腫の増大を抑制する	発疹、かゆみ、口渇、食欲不振、胃部不快感、吐き気など
トラネキサム酸	トランサミン	止血作用と抗炎症作用により、血腫の増大を抑制する	食欲不振、吐き気、嘔吐、下痢、胸やけ、発疹など

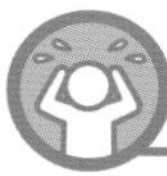

日常生活の注意点

- **もの忘れ→もの忘れなどの症状から認知症に間違われて、放置されることがあるため、頭を打ったなどのエピソードを気に留めておきます。治療すれば治る認知症の一つと考えることができます。**
- **出血しやすい→血液をサラサラにする薬（抗凝固剤）を服用している人は、慢性硬膜下血腫の発症リスクがあるので注意します。頭をぶつけないことが一番の予防になるので転倒に気をつけます。また、大量に飲酒をする人も発症のリスクがあるので注意します。**

検査データの見方

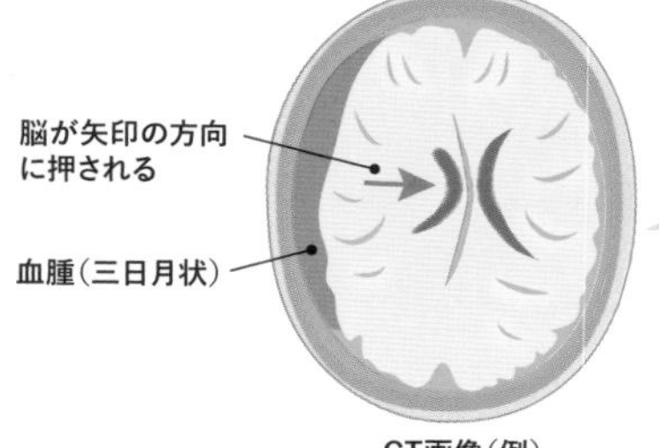

CT画像(例)

脳CT検査、MRI検査で確認する。頭蓋骨と脳のすき間に三日月状の陰影があるのが血腫になる

豆知識

- 外傷が原因のため、介護保険の第 2 号被保険者（40 歳～ 64 歳）の適用にはならない。慢性硬膜下血腫のことを、略して「慢硬（まんこう)」と呼ぶことが医療現場で多い。

医療職への上手な伝え方

慢性硬膜下血腫の診断につなげる伝え方の場合

〈会話例〉

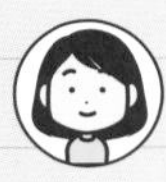
支援者

田中さんですが、最近**もの忘れが目立ってきて**、ぼんやりしていることも多いんですよ。右手がうまく使えず、お箸を持てないようです

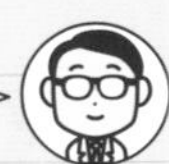
医師

なるほど。認知機能の低下と右上肢の麻痺ですか

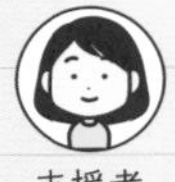
支援者

そういえば3か月程前に、玄関先で転んで、**頭を打ったんですよね**……

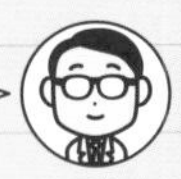
医師

それは病院に行ってCT検査したほうがいいですね。慢硬かもしれませんよ

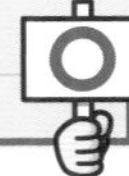

上手な伝え方のコツ

症状が進行していることを伝える

認知機能の低下、麻痺などの症状が数か月でゆっくり進行していることを伝えます。

頭を打ったエピソード

頭を打ったエピソードがないと慢性硬膜下血腫の診断にたどりつけません。

こんな伝え方はダメ

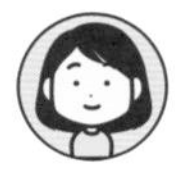

田中さんですが、**認知症かもしれません**。私が言ったこともすぐに忘れちゃうし。食事も摂れなくなってきました

早い段階で頭を打ったエピソードを話すことが大事です。この流れで話が進むと、医師も認知症のおそれがあるのではないかと思い、行動・心理症状（BPSD）に関する質問内容になってしまいます。

2 パーキンソン病

おさえておきたい症状

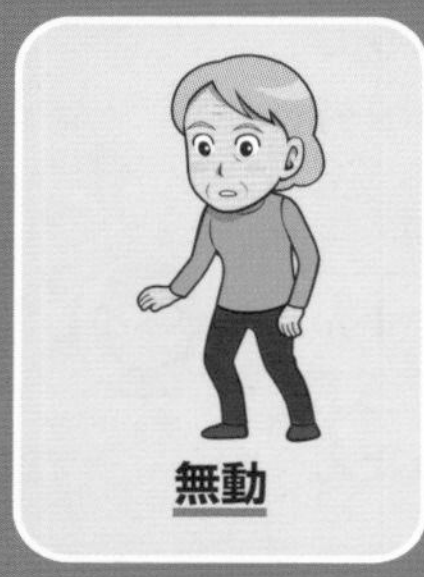

無動

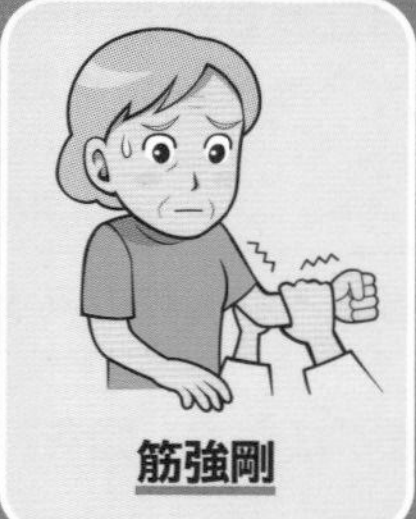

筋強剛

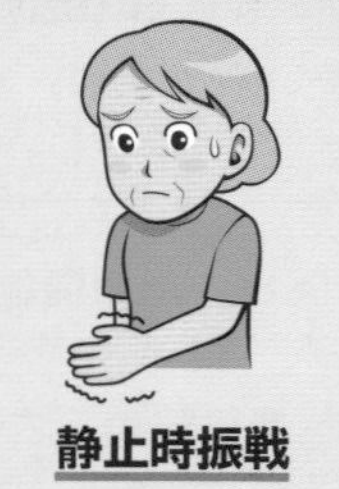

静止時振戦

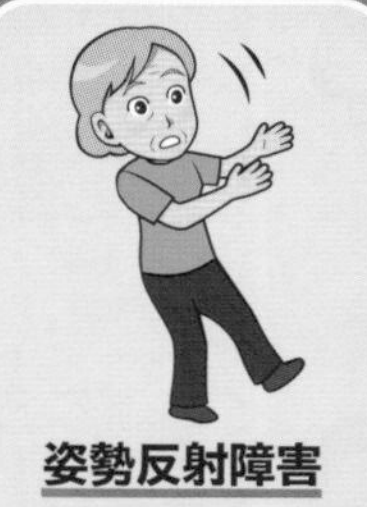

姿勢反射障害

＊筋強剛は、上肢下肢の筋肉が硬くなりスムーズに動かせないこと。
＊静止時振戦は、静止時にふるえること。親指と人差し指をこすするようなふるえが特徴的。

その他…動作緩慢、すくみ足、小刻み歩行、加速歩行、止まれない、転倒しやすい、仮面様顔貌、声が小さい、自律神経症状（便秘、排尿障害、起立性低血圧、発汗障害、流延）、嗅覚障害、精神症状（うつ、アパシー（無関心）、幻覚）、認知機能の低下など。

原因・特徴

パーキンソン病は、中脳の黒質という部位の神経細胞が減少し、ドパミンが減少することによって、全身への運動の指令がうまく伝わらなくなり、上記の症状が起こる病気です。中脳にレビー小体が付着することが知られています。

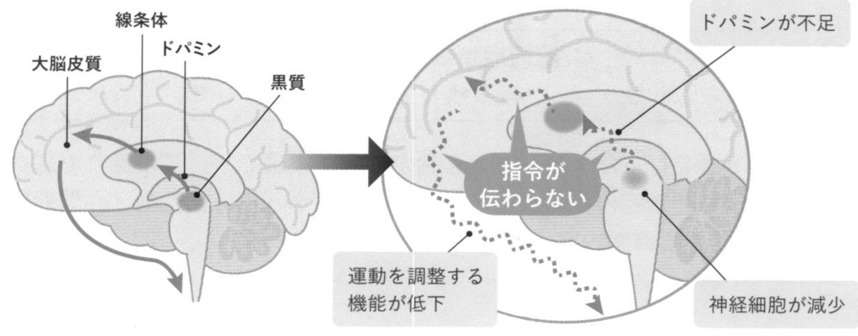

病気の進行

予後は発症から 20 年といわれており、ゆっくりと進行します。薬も種類が増え、最近ではパーキンソン病ではない人と寿命が変わらなくなっています。

ホーエン・ヤールの重症度分類

進行度を示す指標で、5段階で評価します。Ⅲ度以上で難病指定になります。

Ⅰ（片側のふるえ）	Ⅱ（両方）	Ⅲ（歩行・姿勢反射障害）	Ⅳ（介助）	Ⅴ（車いす）
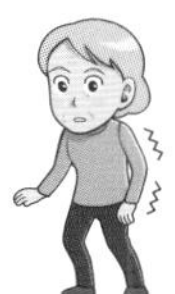	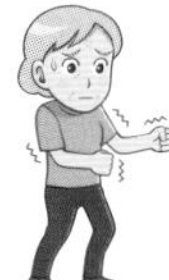	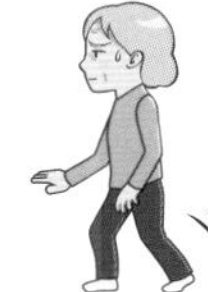	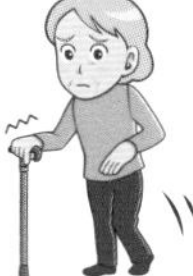	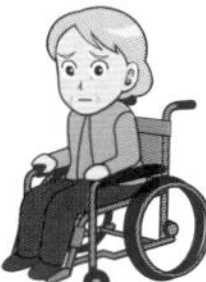

- 麻痺はないが、ふるえによる転倒で骨折し、寝たきりとなることが多い。また、寝たきりにより筋力低下も生じる。
- 嚥下機能障害による誤嚥に注意する。経管栄養となる場合もある。
- 寿命が長くなった分、認知症も併発することがある。レビー小体型認知症と似ている認知症である。

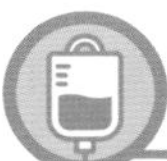

治療法

初期の薬の服用

脳内のドパミンを増やす物質であるレボドパを補充する薬が中心となる。早期にはドパミンアゴニスト（ドパミンの作用を補う）も効果がある。

長期服用の場合

レボドパを長期服用すると効かない時間が出てきたり（ウェアリングオフ現象）、ジスキネジア（不規則な動き）が出現することがある。

症状が進行した場合

医療機器を用いたデバイス補助療法として、レボドパ持続経腸療法や脳深部刺激療法がある。

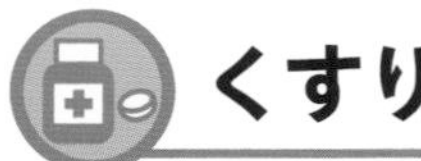

くすり

ドパミンを補うレボドパの効果をさらに高める、カルビドパを合わせた配合錠を服用します。その他、ドプス、トレリーフ、シンメトレルなども使います。

分類(一般名)	商品名	効果	副作用
ドパミン作用薬(レボドパ)	メネシット、ネオドパストン	ドパミンを補う	吐き気、嘔吐、長期服用で日内変動など
受容体刺激剤(ドパミンアゴニスト)	パーロデル、ビ・シフロール、レキップ	ドパミンの受容能力を高める	吐き気、嘔吐、起立性低血圧など
ドパミン代謝阻害薬	エフピー OD、コムタン	ドパミンの分解を阻害する	せん妄、口渇、便秘など
抗コリン剤	アーテン	ドパミンの作用を強め、手足のふるえ等を改善する	口渇、便秘、排尿困難など

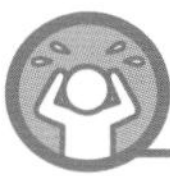

日常生活の注意点

- **転倒しやすい**→自分のペースで移動してもらう、慌てないように声かけをする、段差の解消や手すりの設置などの環境を整えます。自宅でリハビリテーションが継続できるようにもします。
- **喜怒哀楽が出せない**→仮面様顔貌という症状によるものですが、話すことは伝わっているのでふだんと変わらず接しましょう。
- **食欲がない**→副作用により食欲がない場合でも、パーキンソン病の薬を急にやめると悪性症候群を発症し命にもかかわるため、自己判断でやめないようにします。

検査データの見方

症状からパーキンソン病を疑います。検査によっては異常なしと診断されます。

- MRI 検査や脳 CT 検査は異常がない。
- 血液検査にはパーキンソン病に特化した項目はない。
- ドパミントランスポーター (DAT)シンチグラフィー、心筋シンチグラフィー検査で所見を認めたり、ドパミン補充療法で効果があった場合、診断にいたる。

豆知識

- 指定難病による難病医療費助成制度の対象。介護保険は第 2 号被保険者 (40 歳～ 64 歳) も適用。肢体不自由による身体障害者手帳の対象。障害者総合支援法の対象。

医療職への上手な伝え方

訪問診療時に症状を伝える場合

〈会話例〉

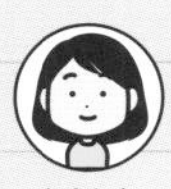

小刻みな歩行が目立ち、**止まれなかったり、ふらついたりする**ので転倒が心配です。井上さんも気をつけているのですが、うまくコンロトールできないみたいで

なるほど。よく移動する場所に段差などはありますか？

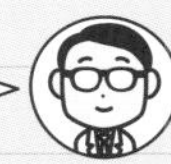

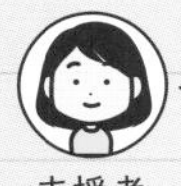

はい、トイレまでの行く途中に**カーペットがあったので、ひとまず取り払い**、できるだけ平らにしました

いいですね。では、動線のバリアも一緒に見ていきましょう

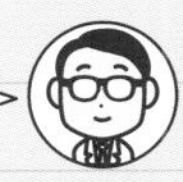

上手な伝え方のコツ

症状だけでなく日常生活にも目を向ける

症状によって、食事、移動、着替えなど日常生活に支障がでていないか、自宅の環境は整っているかなどを伝えましょう。

本人が状態を理解している前提で伝える

パーキンソン病のある人は、自分の状態を理解しているという前提でコミュニケーションをとりましょう。無表情で口数が少ないことが多いですが、本人のプライドを傷つけないよう配慮して医療職に伝えましょう。

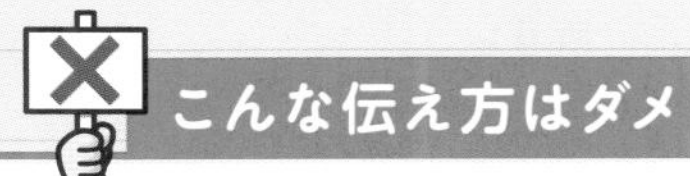

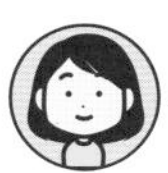

もう、転びそうで転びそうで、見てられないです。**注意してもわからない**みたいだし。先生、骨折でもしたら、どうするんですか

本人の前で「注意してもわからない」などの発言は、プライドが傷つき、怒りの感情をもつ人もいるので気をつけるようにします。

3 脳血管障害（脳梗塞、脳出血、くも膜下出血）

おさえておきたい症状

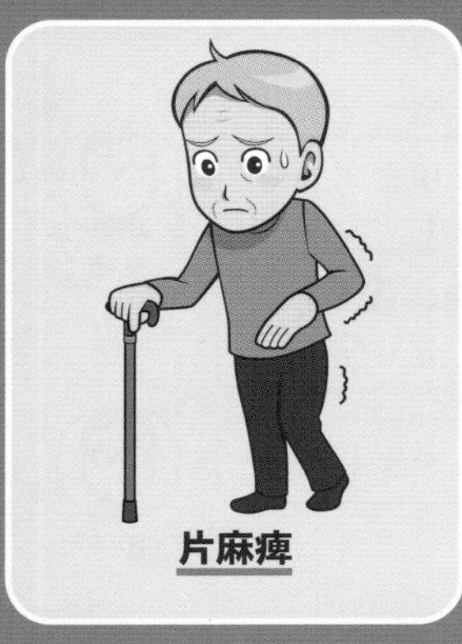

片麻痺

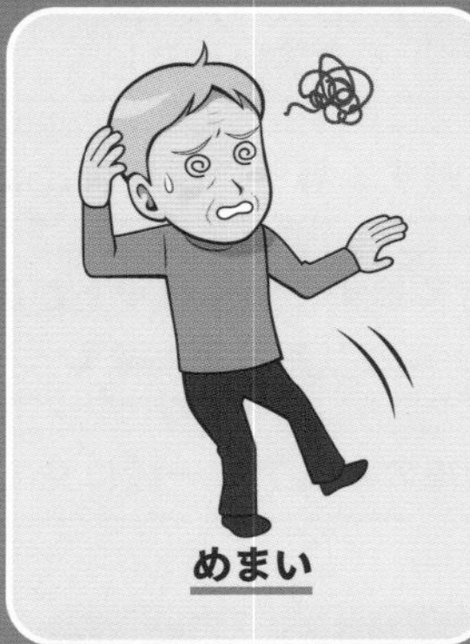

めまい

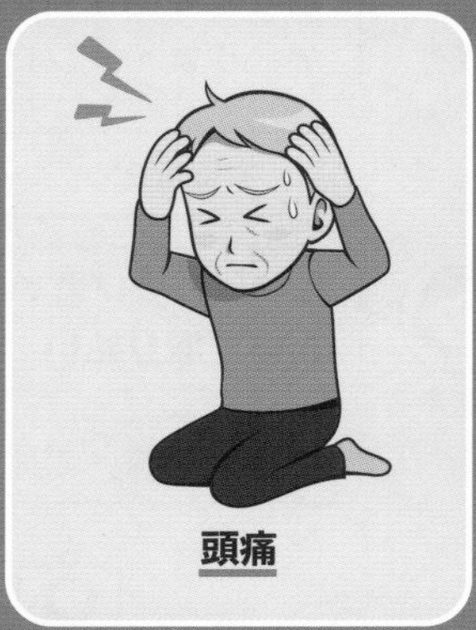

頭痛

＊脳梗塞：片麻痺、構音障害、意識障害、失語、めまい（頭痛はまずみられない）。
＊くも膜下出血：激しい頭痛、吐き気、嘔吐、意識障害、項部硬直。
＊脳出血：片麻痺、意識障害、構音障害、頭痛、吐き気、嘔吐。
いずれも、突然の発症であることが症状の特徴となる。

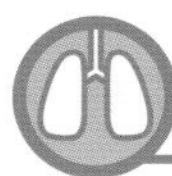

原因・特徴

脳血管障害とは、脳の血管がつまったり、破れたりして、脳の働きに障害が起きることです。脳卒中とも呼ばれます。

- **リスク要因：①加齢、②男性、③高血圧、④脂質異常症、⑤糖尿病、⑥心房細動、⑦高尿酸血漿、⑧喫煙、⑩大量飲酒、⑪肥満、⑫寒冷など。**

＜脳梗塞＞

脳の血管がつまった場合を脳梗塞（脳血管障害の７割）といいます。次の３つの種類に分けられます。

- **脳血栓：動脈硬化が原因で中くらいの血管がつまった状態**
- **脳塞栓：心臓から血栓が飛んで太い血管につまった状態**
- **ラクナ梗塞：細い血管がつまった状態**

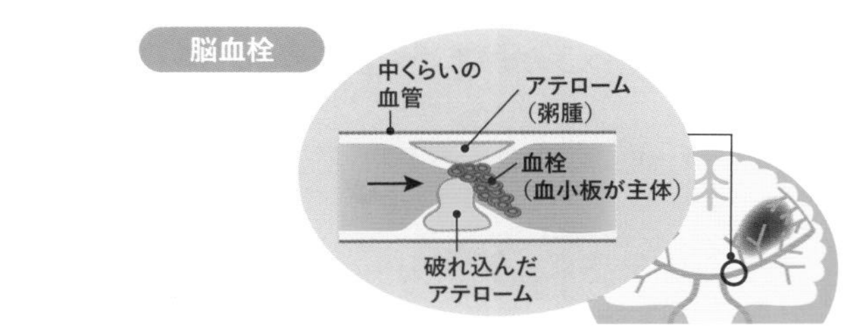

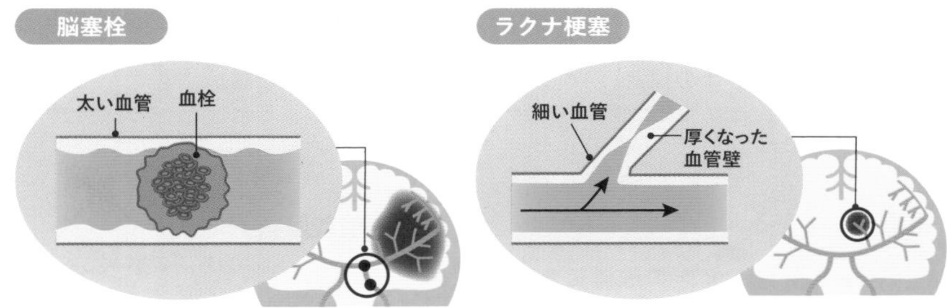

<脳出血>

脳の血管が破れた場合を脳出血といいます。脳出血としては、くも膜下出血が多く、脳血管障害の 1 割を占めます。50 代～ 70 代の女性に多く、くも膜下出血の 8 割は脳動脈瘤破裂によるものです。

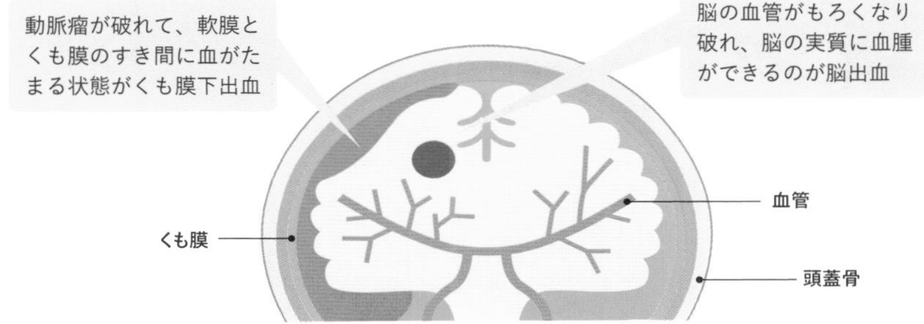

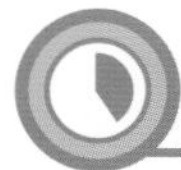

病気の進行

初期治療がうまくいっても、片麻痺、構音障害、失語、嚥下障害、神経因性膀胱、認知症などの後遺症が残ることがあります。

リハビリテーションは、発症から３か月までの回復具合が自宅で生活を続けるうえでのポイントになります。

脳梗塞、脳出血、くも膜下出血は、いずれも重症で進行した場合には死にいたります。

自力で排尿できない（神経因性膀胱）

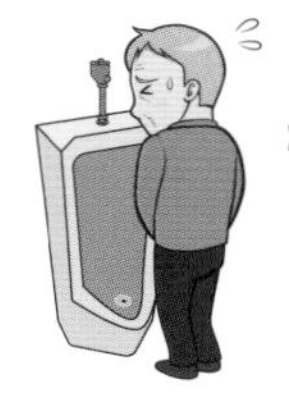

⇒ 排尿障害で自力での排尿が難しくなる（膀胱留置カテーテルの設置）

嚥下機能障害

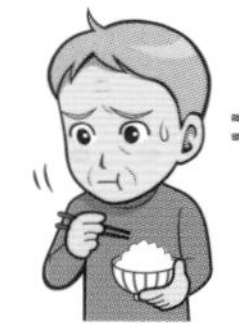

⇒ 食事摂取が難しくなる（胃ろう造設などの経管栄養の検討）

構音障害

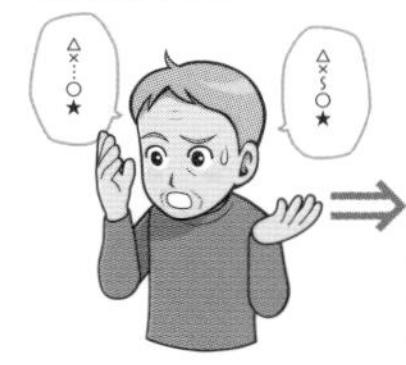

⇒ 発声の機能障害により呂律が回らないが、言葉は理解しており、伝えたい意思もある

高次脳機能障害

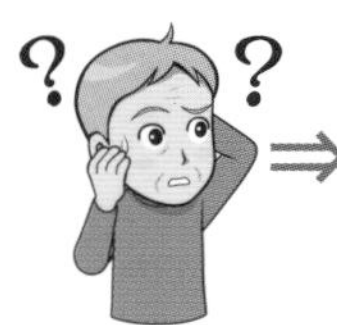

⇒ 失語症、記憶障害、注意力や集中力の低下などがみられる

意識障害

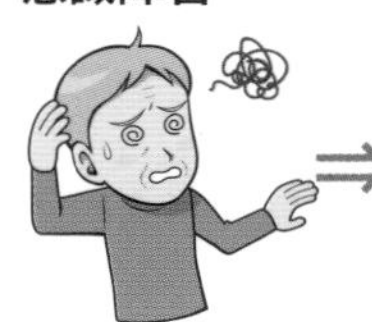

⇒ 重度の場合、意識障害のほか、人工呼吸器管理から気管切開となることもある

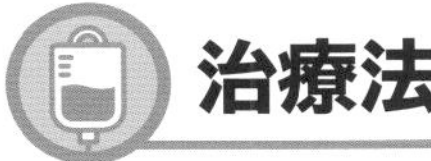

治療法

発症後早めの手術や投薬（脳梗塞）

- 発症から4.5時間以内なら静注血栓溶解（rt-PA）療法を行う。効果がないときは8時間以内に経動脈的脳血栓除去術を行う。
- 脳保護療法、抗浮腫療法、抗血小板療法の投薬治療もある。

頭蓋内圧亢進と脳ヘルニアなどを管理（脳出血）

- 頭蓋内圧亢進（出血により頭蓋骨の内部の圧力が上昇していること）と脳ヘルニアなどの管理として降圧と抗浮腫療法を行う。
- 外科的な治療として開頭もしくは定位的血腫除去術がある。

初期に再出血を予防（くも膜下出血）

72時間以内に開頭手術あるいは血管内治療を行い、脳動脈瘤が破裂しないよう血流を遮断する。

- **開頭手術**：脳動脈瘤部クリッピング術
- **血管内治療**：瘤内コイル塞栓術

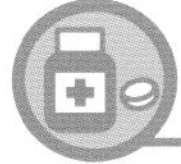

くすり

生活習慣が影響しているため、高血圧、糖尿病などの薬を基本的には服用します。脳梗塞の場合は、血栓ができるのを薬で予防します。

分類（一般名）	商品名	効果	副作用
抗血小板剤（アスピリン）	バイアスピリン	血液を固まりにくくし、血栓を予防する	出血傾向、吐き気、食欲不振、発疹など
抗血小板剤（クロピドグレル）	プラビックス	血液を固まりにくくし、血栓を予防する	出血傾向、腹痛、食欲不振、発疹など
抗凝固剤（ダビガトラン）	プラザキサ	血液を固まりにくくし、心臓内の血栓を予防する	出血傾向、消化不良、吐き気など
抗凝固剤（ワルファリン）	ワーファリン	血液を固まりにくくする	出血傾向、吐き気、発疹、食欲不振など

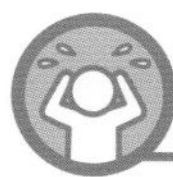

日常生活の注意点

- **カテーテルなどの負担**→膀胱留置カテーテル、胃ろうなどは本人だけでなく、介護者の負担も大きくなるので、退院前カンファレンスで抜去できないか質問してみましょう。
- **あざ（皮下出血）が多い**→抗血小板剤や抗凝固剤により出血しやすくなっていることに注意します。移動時にぶつけないための声かけをしたり、主治医に連絡のうえ歯科受診、胃カメラ前などは休薬したりするようにします。
- **もの忘れがひどい、感情失禁**→脳血管性認知症を発症していることも考えられるため医療職へ相談します。

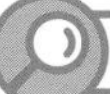

検査データの見方

脳 CT 検査または MRI 検査で検査します。

	診断	ポイント
脳CT検査	緊急時の脳出血やくも膜下出血の診断に有効。脳梗塞の急性期は画像として映らず、1日もしくは 2 日経過してから診断がつくことが多い。	レントゲンの一種のため、放射線の影響がある。検査時間が数分と短い。
MRI検査	脳出血、くも膜下出血、脳梗塞、いずれも緊急時に診断が可能。	検査の準備や検査時間が 15 分～30 分と長い。

豆知識

- 介護保険は第 2 号被保険者（40 歳～ 64 歳）も適用となる。身体障害者手帳や障害者総合支援法の対象。医療現場では SAH と記し、ドイツ語読みで「ザー」と呼ばれている。

医療職への上手な伝え方

症状が突然発症したものかを伝える場合

〈会話例〉

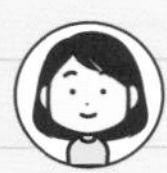
支援者

佐藤さんのお宅に来ていますが、10分前に、湯飲み茶わんを落として**突然、右の手足が動かせなくなりました**。顔色は悪くないのですが、呂律が回らないみたいで。何を言っているのかよくわかりません

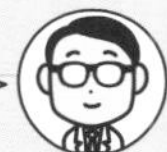
医師

なるほど。脳卒中かもしれませんね

支援者

先生、往診をお願いできますか？　それとも救急搬送？

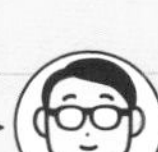
医師

急いだほうがいいですね。救急車を呼んでください。私から連携している病院に連絡して、紹介状も送りますから

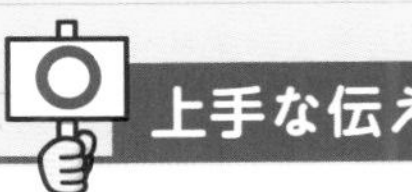

上手な伝え方のコツ

症状を伝える

下記の症状が突然発症したのか否かを伝えることが大事です。

- くも膜下出血や脳出血の場合⇒激しい頭痛
- 脳梗塞や脳出血の場合⇒片麻痺、構音障害、失語、めまい

全身状態の印象を具体的に伝える

意識状態がおかしい（応答しない）、呼吸が荒く苦しそう、顔が青ざめている、冷や汗が出ている、痙攣が起きているなど具体的な状態像を伝えます。

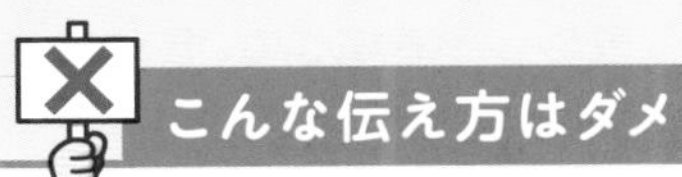

こんな伝え方はダメ

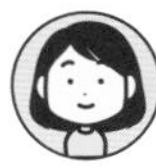

佐藤さんのところに来ていますが、**なんだか様子がおかしくて**

脳卒中は時間が勝負なので、簡潔に状況を伝えるようにします。

4 脊髄小脳変性症・多系統萎縮症

おさえておきたい症状

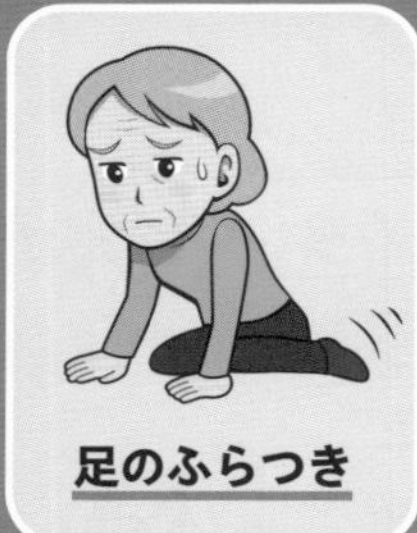
足のふらつき

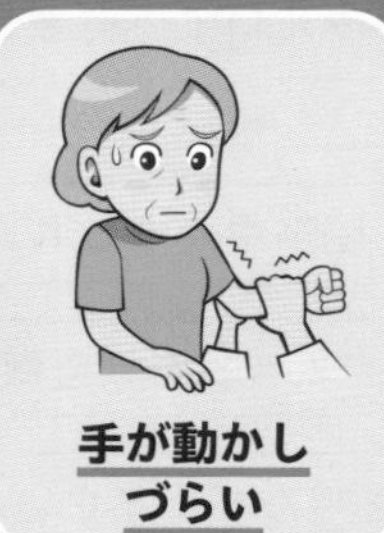
手が動かしづらい

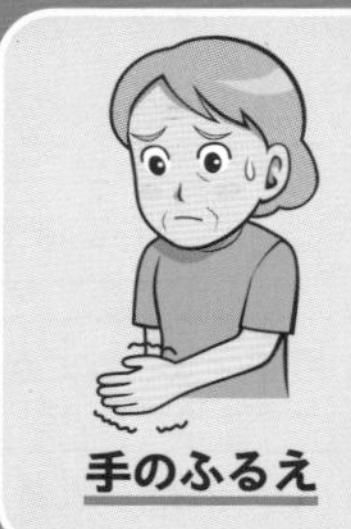
手のふるえ

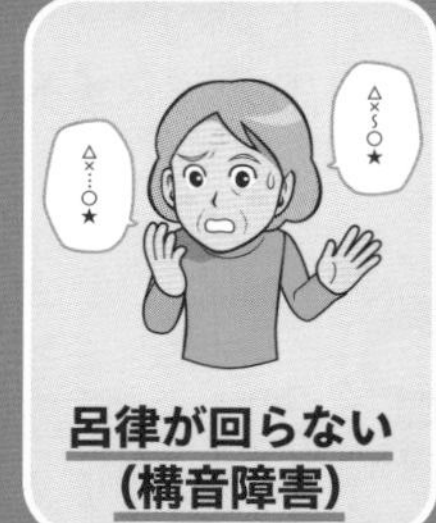
呂律が回らない（構音障害）

＜脊髄小脳変性症＞
眼振、筋萎縮、足の突っ張り、起立性低血圧、排尿困難、頻尿、呼吸障害など。
＜多系統萎縮症＞
パーキンソン症状（p.24 参照）、自律神経症状（起立性低血圧、便秘や下痢、尿が出にくい、嚥下障害、呼吸障害）。

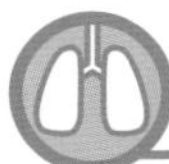

原因・特徴

脊髄小脳変性症は、小脳、脳幹、脊髄などの神経組織に異常をきたし、ふらつき、ふるえ、呂律が回らないなどの運動失調が生じる病気の総称です。多系統萎縮症は脊髄小脳変性症の一つです。

- **遺伝性：脊髄小脳変性症の 3 分の 1 が遺伝性で、3 分の 2 が非遺伝性。非遺伝性の 3 分の 2 が、多系統萎縮症となる。**

脊髄小脳変性症

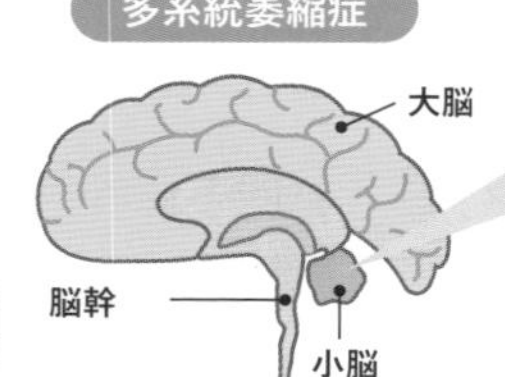

多系統萎縮症

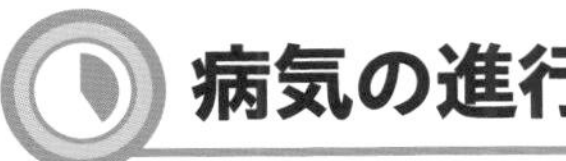

病気の進行

病気の進行はそれぞれ異なり、軽症の人もいれば、医療的ケアが必要となる人もいます。

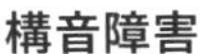

構音障害

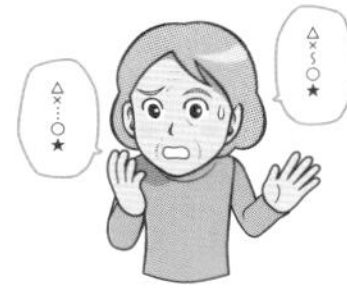

コミュニケーションがとれなくなり、ADLが低下する

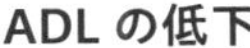

ADL の低下

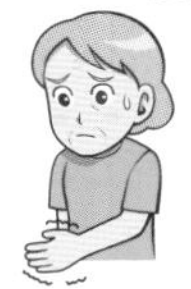

進行すると、経管栄養（胃ろうなど）や膀胱留置カテーテルを設置するケースなどが多い。多系統萎縮症は進行が早く、発症から5年で車いす、寝たきりとなる

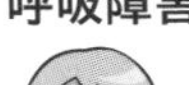

呼吸障害

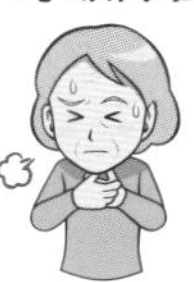

気管切開や人工呼吸器管理を検討する必要がでてくる

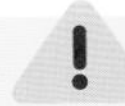

脊髄小脳変性症、多系統萎縮症ともに、中枢性呼吸障害があるので、突然死にいたる場合があります。

治療法

対症療法が中心

根本的な治療として確立したものはなく、薬による対症療法が中心になる。

それぞれの状態に応じた対応

進行を遅らせるため、リハビリテーションが重要になる。
ただし、転倒の危険があるので、十分に注意する。

尿閉に対しては、導尿もしくは膀胱留置カテーテルを設置する。
嚥下機能障害に対しては、胃ろうなどの経管栄養を行う。

呼吸障害に対しては、気管切開をしたり、人工呼吸器などを設置する。

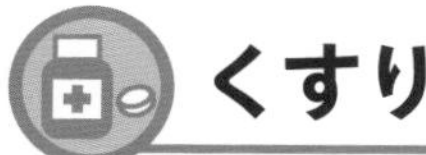

くすり

根本的に治療する薬はなく、対症療法として薬を選択していきます。

分類(一般名)	商品名	効果	副作用
脊髄小脳変性症治療剤(タルチレリン)	セレジスト	運動失調の改善	血圧変動、動悸、吐き気、食欲不振、頭痛など
ドパミン作用薬(レボドパ)	メネシット、ネオドパストン	パーキンソン症状の多少の改善	突発的な眠気、吐き気、食欲不振、脱力感など
低血圧治療剤(ミドドリン塩酸塩)	メトリジン	起立性低血圧の治療	頭痛、動悸、吐き気、ほてり、発汗、尿が出にくいなど
抗コリン薬(コハク酸ソリフェナシン)	ベシケア	神経因性膀胱の頻尿や尿失禁を改善	口腔内乾燥、便秘、尿閉、頭痛、眠気、動悸など

- α1遮断薬タムスロシン（ハルナール）も神経因性膀胱の尿閉症状に使用される。

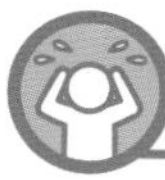

日常生活の注意点

- **構音障害**→コミュニケーションがとりづらいですが、家族や専門職が話す内容は理解できているので、丁寧なコミュニケーションを心がけます。ツールとして、文字盤のほか、トーキングエイドなどの意思伝達装置の機器があります。
- **胃ろうチューブが抜ける**→胃ろうチューブのストッパーとなっているバルーンが割れて、自然に抜けてしまったときはまず主治医に連絡します。時間が経つと瘻孔が段々と小さくなっていくため。

検査データの見方

脳の検査で小脳や脳幹の萎縮、血流の状況を確認します。

	診断	ポイント
MRI検査	小脳や脳幹の萎縮がみられる	脳脊髄液が目立つことが脳の萎縮を意味する
SPECT検査 PET検査	小脳を中心に血流低下	脳の各部の血流状態や脳の働きがわかる。小脳の虚血により症状が引き起こされる

豆知識

- 指定難病による難病医療費助成制度の対象。介護保険は第2号被保険者（40歳～64歳）も適用。身体障害者手帳の対象。障害者総合支援法の対象。

医療職への上手な伝え方

多系統萎縮症の人の様子を伝える場合

〈会話例〉

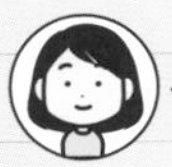
支援者

多系統萎縮症の佐々木さんですが、3日前から**黄色くネバネバした痰**が多く出ています

それはいけませんね。熱はどうでしょう？

医師

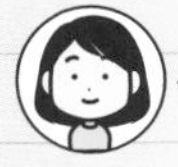
支援者

37.6℃です。頻回に吸引が必要で、家族も疲れてしまったようで……

了解です。呼吸器感染がありそうですね。外来が終わったら往診しますね

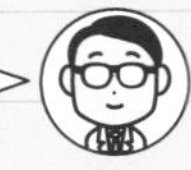
医師

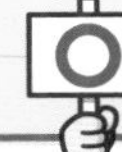

上手な伝え方のコツ

気管切開における喀痰吸引の取り扱い

医師によっては、在宅介護にかかわる専門職は喀痰吸引ができると勘違いしている場合もあるので、誰が、どの手技をやってよいのか法的なことも含めて押さえておきましょう。経管栄養についても同様に確認しておきます。

生活行為に支障がでている症状を伝える

食事、移動、着替えなど生活行為に支障がでている症状を伝えます。

こんな伝え方はダメ

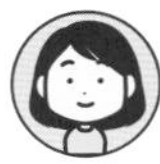

佐藤さん、とにかく痰がいっぱい出て、**もう家族は大変ですよ**！

どの専門職に対しても責め口調は好ましくありません。早い段階で感染徴候を伝えましょう。例えば、黄色とか緑色など色のついた痰が出ている、サラサラでなくネバネバ（粘調性）した痰が出ている、発熱の有無など具体的に伝えます。

5 筋萎縮性側索硬化症 (ALS)

おさえておきたい症状

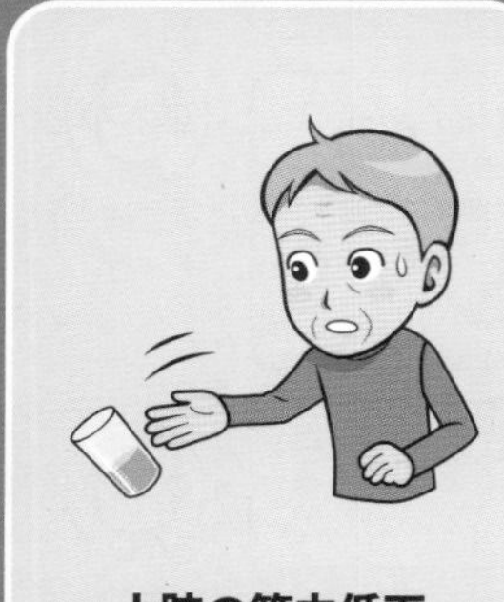

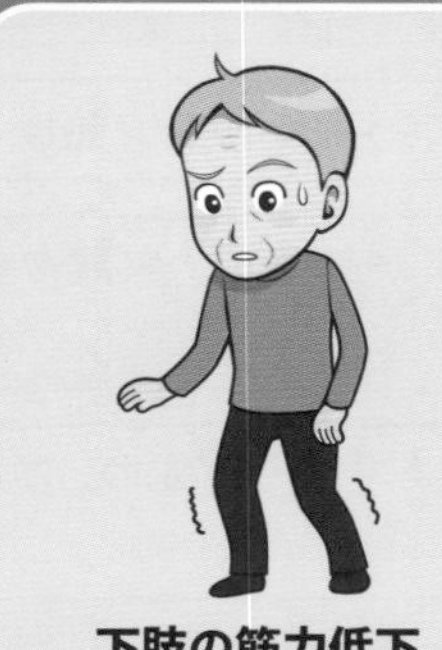

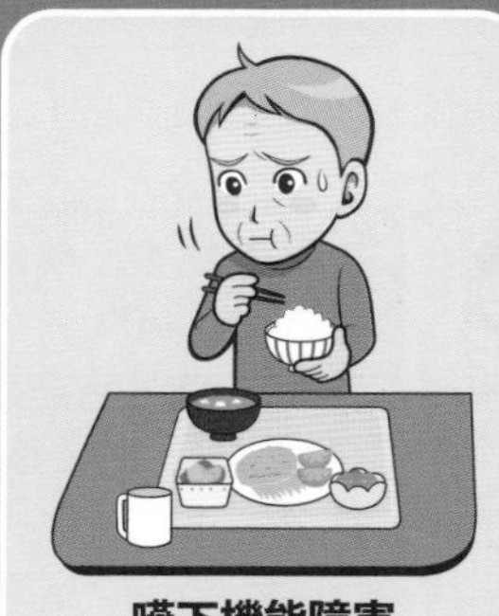

＊上肢の筋力低下…物がつかめない、蓋を開けられない、腕が上がらないなど。
＊下肢の筋力低下…足が前にでない、立ち上がりが困難など。
＊球麻痺……………呂律が回らない(構音障害)、嚥下障害、流涎。
＊呼吸筋麻痺………呼吸苦、呼吸困難。

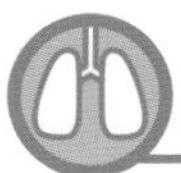

原因・特徴

筋萎縮性側索硬化症（Amyotrophic Lateral Sclerosis：ALS）は､からだを動かすために必要な筋肉が徐々にやせ細り、筋力が低下し動かせなくなる病気です。原因は明らかではないですが、神経の老化が関係していると考えられています。

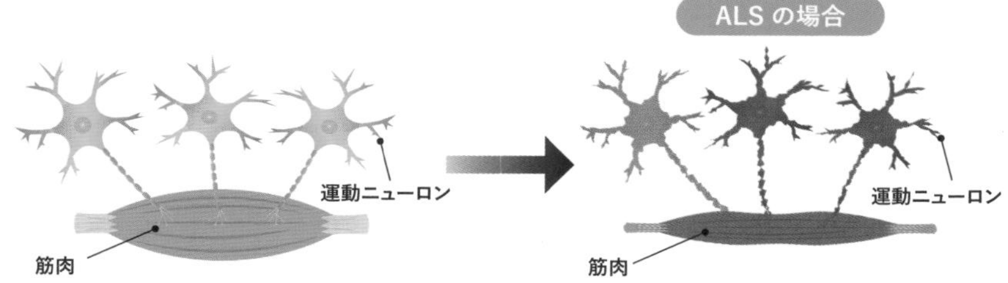

病気の進行

ALS は、上肢や下肢の脱力からはじまる型と、球麻痺からはじまる型があります。球麻痺型は進行が早く、また ALS の 2 割の人が認知症を合併するという報告もあります。

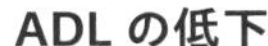

ADL の低下

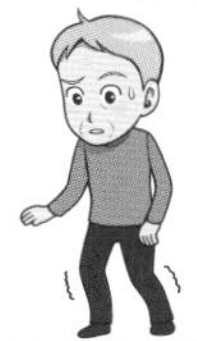

上肢や下肢の脱力にはじまり、徐々にからだが動かせなくなりADLが低下していく

⇒

球麻痺

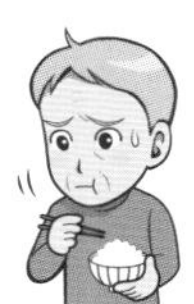

嚥下機能障害が進行すると胃ろうなどの経管栄養を検討することになる。痰やよだれも増え、吸引器を使うことが多い

⇒

呼吸筋麻痺

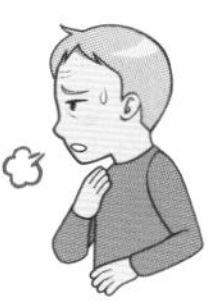

呼吸筋麻痺にいたると、人工呼吸器を検討することになる。人工呼吸器を使うことで20年以上生存するケースがある

からだは徐々に動かせなくなっていきますが、知覚、視力、聴力、内臓機能に問題はありません。

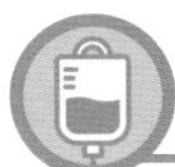

治療法

薬で進行を遅らせる

根本的な治療はないが、薬で進行を遅らせることはできる。

リハビリテーション

治療が限られており、ADL の維持のためにもリハビリテーションが重要である。運動障害、構音障害、嚥下機能障害、呼吸障害に対するリハビリテーションが中心となる。

栄養管理

摂食・嚥下障害に対しては、体重減少を抑えるために、食事の形状を変えるなどの工夫をする。

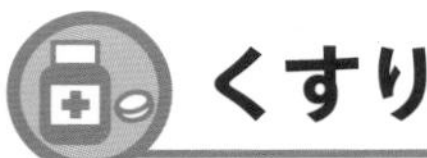

くすり

表の薬は進行を遅らせるものとして注目されています。

分類(一般名)	商品名	効果	副作用
筋萎縮性側索硬化症用剤(リルゾール)	リルテック	神経伝達物質による過剰な興奮を抑え、神経細胞を保護する	吐き気、食欲不振、下痢、腹痛、めまい、眠気、筋肉緊張、発疹など
筋萎縮性側索硬化症用剤(ラジカット)	エダラボン	神経細胞をストレスから保護する点滴薬	肝機能障害、血小板減少、発疹など

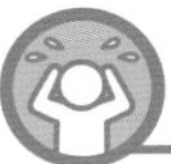

日常生活の注意点

- **下肢の筋力低下**→ ADL が保たれているうちに、住宅環境を早めに整備します。
- **コミュニケーションがとりづらい**
  →家族や専門職の話の内容は理解していると考え、接しましょう。文字盤やリクエストカードの利用、重度障害者用意思伝達装置（まばたきや視線でパソコンを操作）の導入も検討します。
- **呼吸が苦しくなる**→進行すると呼吸筋が動かなくなり、人工呼吸器を導入するか否かを検討する必要もでてきます。呼吸苦がはじまってからでは遅いので、ACP を意識して、早い段階から本人、家族、専門職と繰り返し話し合う必要があります。人工呼吸器を装着しないと決めていても、苦しくなり装着を希望する人もいるため、柔軟に対応できるようにしましょう。

検査データの見方

ALS を特異的に診断できる検査はありません。神経学的な身体所見と経過が主要な診断根拠となります。

- 身体所見では、筋萎縮や筋力低下をきたす病気を徹底的に除外する。
- 筋電図検査、筋生検、末梢神経伝導検査、血液検査(CK（クレアチンキナーゼ)の軽度上昇)、MRI 検査などを行い総合的に診断する。

豆知識

- 指定難病による難病医療費助成制度の対象。介護保険は第 2 号被保険者（40 歳～ 64 歳）も適用。身体障害者手帳の対象。障害者総合支援法の対象。

医療職への上手な伝え方

胃ろうチューブの状態を伝える場合

〈会話例〉

支援者

ALS の加藤さんのお宅に伺ったら、**胃ろうチューブが抜けていました**

それは大変ですね。いつ抜けたのかわかりますか？

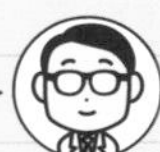
医師

支援者

朝は栄養剤を普通に投与したので、2 ～ 3 時間前でしょうか

わかりました、外来が終わり次第、対応します

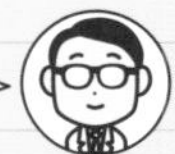
医師

上手な伝え方のコツ

医療的ケア（さまざまな管の管理）の注意点などを確認しておく

介護職が看護職と同じように手技ができると考えている医師もいるため、どの職種ができる範囲なのかを確認し合う作業は大切となります。そのうえで、介護職や福祉職ができることを共有しましょう。

連携のために介護保険以外の知識も理解しておく

在宅介護のスタッフのほか、病院の医療ソーシャルワーカーや神経内科の医師、保健所の保健師、行政など多職種との連携が必要になります。指定難病の医療費についても知っておきましょう。

こんな伝え方はダメ

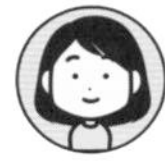

ALS の田中さんですが、**パジャマが濡れています**

胃ろうチューブのストッパーであるバルーンが自然に割れてチューブが抜けてしまうことがまれにあります。早めに対応しないと、瘻孔が閉じてしまうので医療職は焦ります。急ぎの対応の場合は単刀直入に伝えましょう。

2 呼吸器

☑ 慢性閉塞性肺疾患（COPD） — p.44

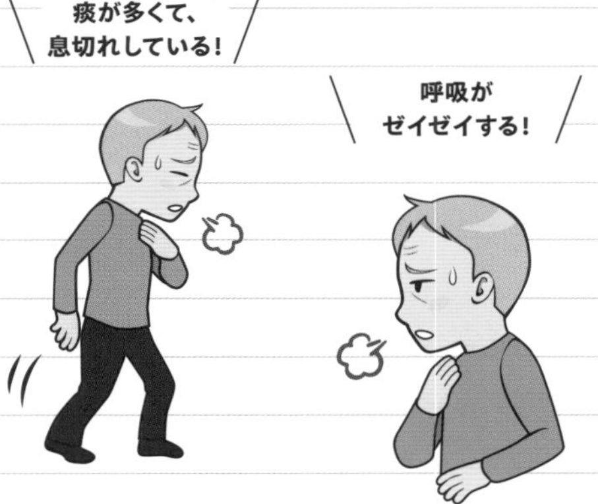

☑ 肺炎 — p.48

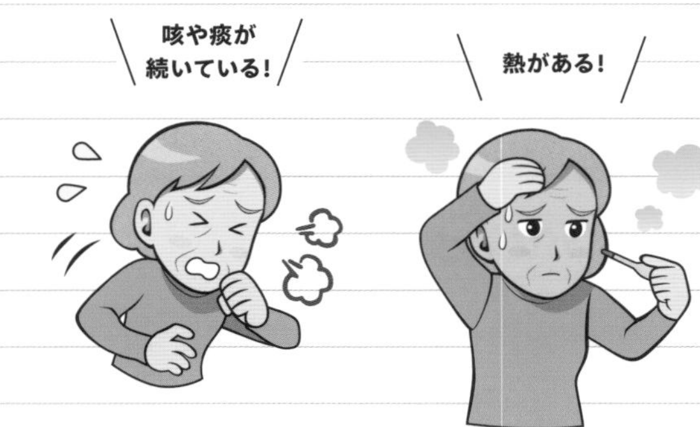

☑ 誤嚥性肺炎 ―――― p.52

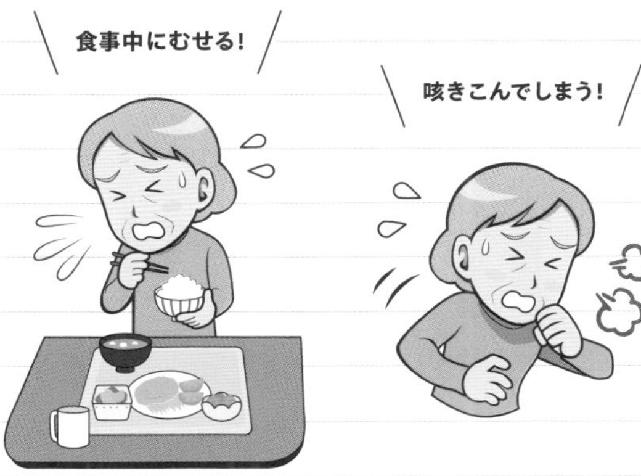

☑ 肺がん ―――― p.56

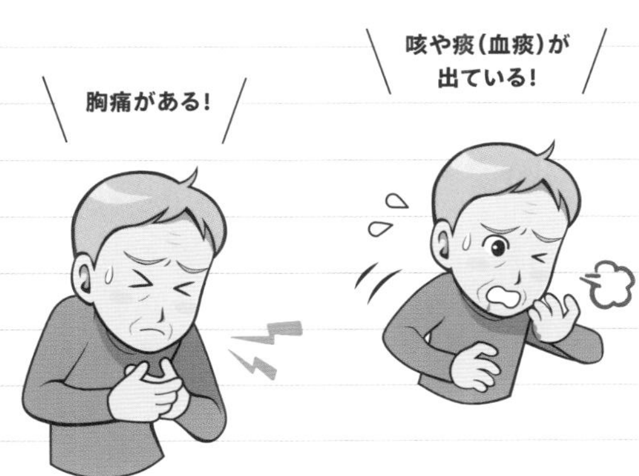

1 慢性閉塞性肺疾患（COPD）

おさえておきたい症状

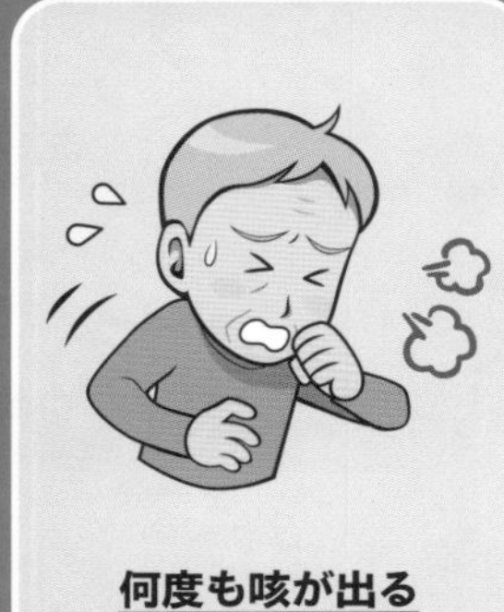

何度も咳が出る

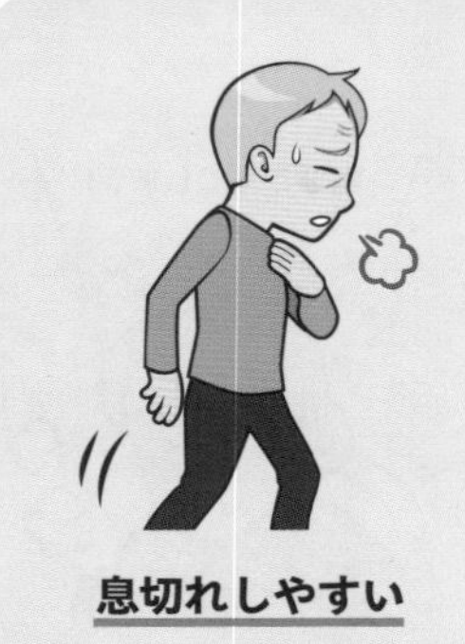

息切れしやすい

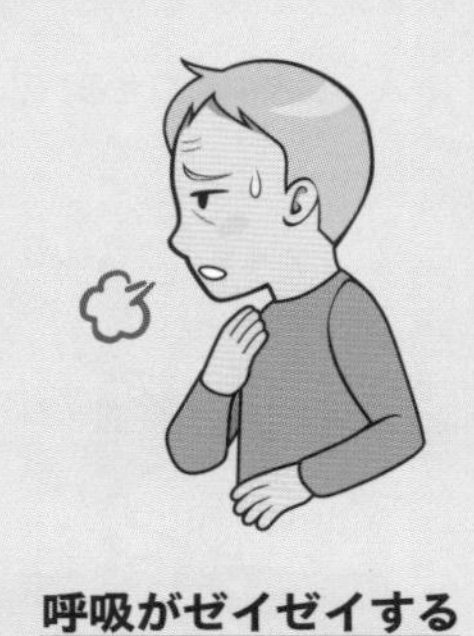

呼吸がゼイゼイする

＊慢性的な咳と痰、息切れ（労作性呼吸困難）、喘鳴。
＊動くと息切れするので、無意識に階段や坂道を避けるようになる。

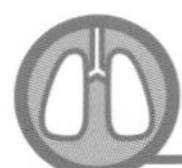

原因・特徴

慢性閉塞性肺疾患は、たばこの煙、大気中の汚染物質、職業上の粉塵など有害物質を長い間吸い続けることが原因で生じる肺の病気です。慢性気管支炎と肺気腫の総称で、COPD ともいいます。患者の 9 割に喫煙歴があり、受動喫煙でも発症します。空気の通り道である気道に炎症が生じたり、酸素を取り込む肺胞が壊れたりします。

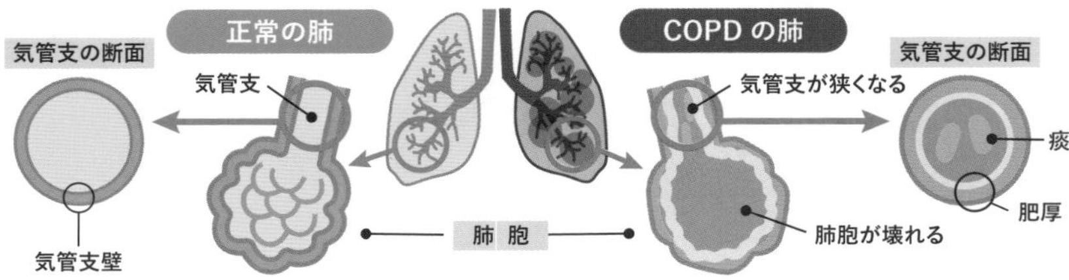

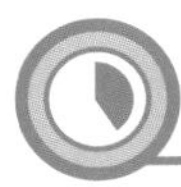

病気の進行

肺炎など呼吸器感染症を合併しやすくなります。インフルエンザワクチン、肺炎球菌ワクチン、新型コロナウイルスワクチンなどの予防接種が重要になってきます。慢性呼吸不全になった場合、在宅酸素療法（Home Oxygen Therapy: HOT）は生命予後と QOL を改善するといわれています。

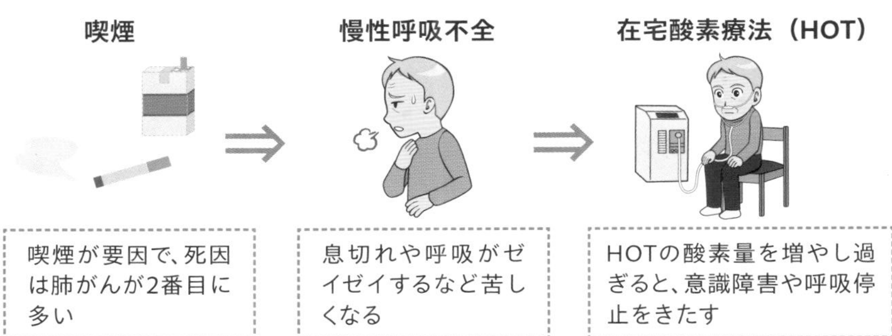

＊心不全と同様の経過をたどり、終末期には急変を繰り返します。

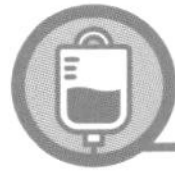

治療法

生活指導

- 禁煙指導を行う。禁煙することで進行を遅らすことができる。
- 有害物質や粉塵などがありそうな空間を避ける。

呼吸リハビリテーション

- 動くことが推奨されている。活動量が減ると、肺炎などの合併症を引き起こしやすい。
- 1 日の歩数を記録すると活動量の変化がわかる。
- 口すぼめ呼吸や腹式呼吸により動きやすくなる。
- 座ったままからだをひねる、寝たままでペットボトルの上げ下ろしなど、生活のなかでできる呼吸リハビリテーションを促す。

酸素療法

慢性呼吸不全の場合

- **酸素療法**：在宅酸素療法(HOT)
- **換気補助療法**：さらに悪化した場合に、小型の人工呼吸器とマスクを使って呼吸を助ける、換気補助療法が実施されることもある。

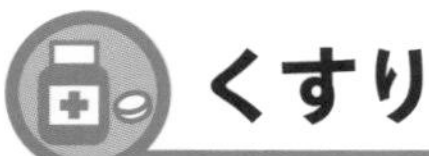

くすり

薬は吸入薬が基本となります。エアゾール、ドライパウダー、ソフトミストインヘラーなどさまざまなタイプがあり吸入の方法が異なります。

分類（一般名）	商品名	効果	副作用
吸入気管支拡張剤	スピリーバ	アセチルコリンを阻害し気管支を広げる。長時間作用	口渇、嗄声、喉の刺激など
吸入気管支拡張剤	セレベント	交感神経β2受容体を刺激して気管支を広げる。長時間作用	動悸、振戦、筋肉痙攣、かゆみなど
吸入ステロイド剤	フルタイド	ステロイド剤で気道の炎症を抑える	口腔・喉の不快感、嗄声、口腔内感染など
吸入気管支拡張剤・吸入ステロイド剤	アドエア	セレベントとフルタイドの配合剤	嗄声、口腔内感染など

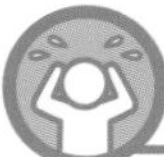

日常生活の注意点

- **たばこを吸ってしまう→在宅酸素療法中にたばこを吸うと引火します。顔面熱傷や、場合によっては火事になる可能性があるので、禁煙方法を一緒に考えていきます。口腔内熱傷の場合、喉頭浮腫をきたして気道閉塞し、命にかかわります。**
- **息苦しそうにしている→酸素の量を勝手に上げてはいけません。二酸化炭素がたまり、意識障害が現れる状態（CO_2ナルコーシス）となります。**

検査データの見方

肺機能検査：スパイロメトリー

- **努力性肺活量（FVC）**：胸いっぱいに息を吸って、できるだけ速く一気に吐き出す量
- **1秒量（FEV1.0）**：胸いっぱいに息を吸って、1秒間に吐いた肺気量
- **1秒率（FEV1.0%）**：FEV1.0 ÷ FVC ⇒ 70%未満のときにCOPDと診断

その他

- 胸部X線で肺の過膨張の所見。胸部CT検査では黒く映る部分が多い。
- 動脈血ガス分析で血中の酸素、二酸化炭素の状態を把握。

豆知識

- 介護保険は第2号被保険者（40歳～64歳）も適用。HOTが必要となった場合は、呼吸機能障害で身体障害者手帳の対象となる。

医療職への上手な伝え方

慢性閉塞性肺疾患の経過を伝える場合

〈会話例〉

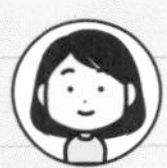

支援者

HOT 中の伊藤さんのお宅へ定期訪問に伺っています。**何だかいつもより痰が多くて、息苦しそうです**。サチュレーションは 93%でいつも通りですが、トイレ以外はベッド上で過ごしているようです

なるほど、動くのがつらそうですね。痰の色や熱はどうでしょう？

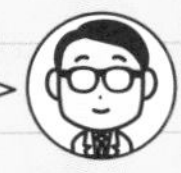

医師

痰は黄色くてネバネバした感じです。熱は 37.8℃でいつもより少し高いです

支援者

肺炎が心配ですね。午後に往診します

医師

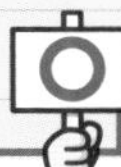

上手な伝え方のコツ

いつもの状態とどう変化があるのかを伝える

調子がよくても呼吸がゼイゼイしていたり、息切れしたり、酸素飽和度（SpO_2）が低い人もいます。いつもの状態と比べて、どう変わったのか伝えられるようにしましょう。

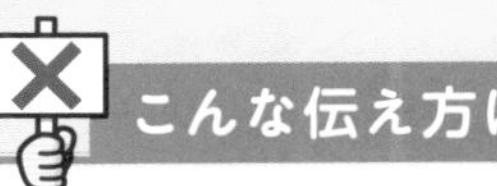

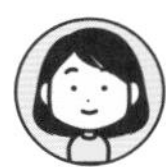

HOT 中の佐藤さんのお宅に定期訪問に来ましたが、**なんかつらそうなんですよ**

どうつらいのかの説明がないことで、医療職も対応に困ります。いつもと違う様子を詳しく伝えるようにしましょう。

2 肺炎

おさえておきたい症状

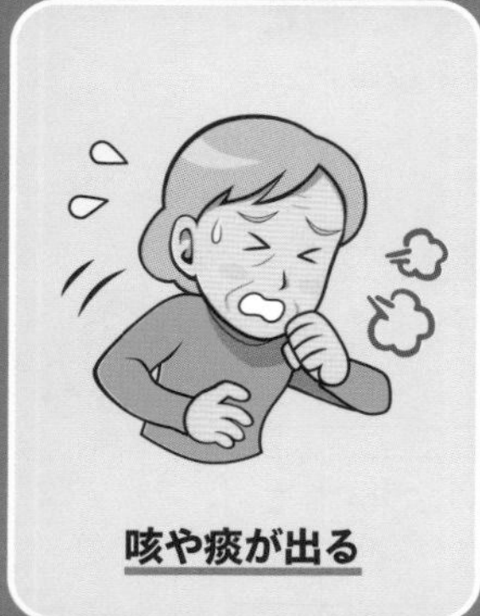

咳や痰が出る

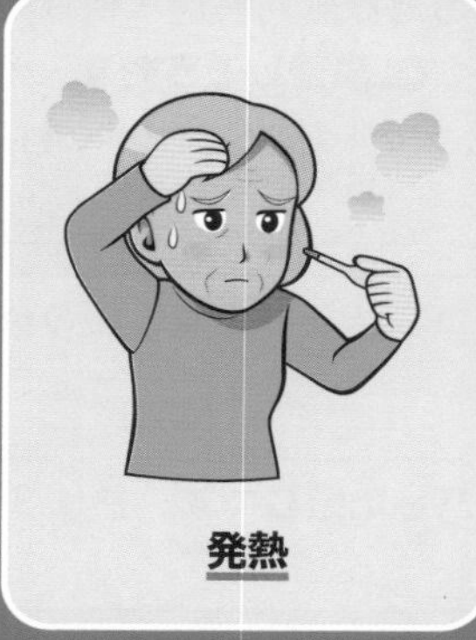

発熱

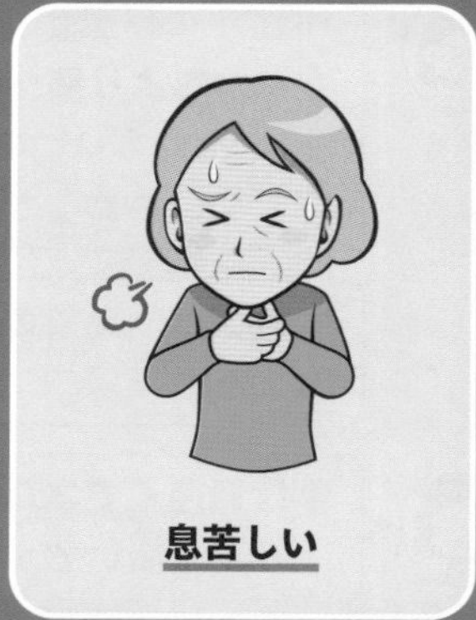

息苦しい

＊発熱、咳、痰など風邪に似た症状が長く続く、呼吸苦がある場合は疑う。

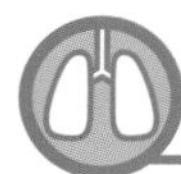

原因・特徴

肺炎は、肺に炎症を起こしている状態です。原因は細菌、真菌、ウイルスなどによる感染症や、誤嚥などがあります。肺胞に炎症が起き、酸素と二酸化炭素のガス交換に支障をきたし、息苦しくなるのが特徴です。

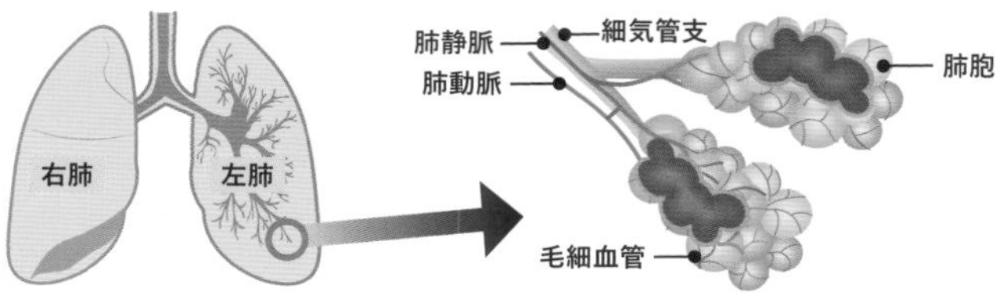

- **細菌性肺炎**：肺炎球菌が原因のことが最も多い。
- **マイコプラズマ肺炎**：施設や事業所で集団発生する肺炎。非定型肺炎の代表。
- **ウイルス性肺炎**：インフルエンザや新型コロナウイルスに罹患した際に重症化。
- 慢性関節リウマチなどの膠原病では間質性肺炎を合併する。

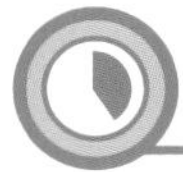

病気の進行

死因の上位に常に位置しています。年齢別では 70 歳を境に肺炎の死亡率が上昇します。高齢者の場合は、典型的な症状が出ないことが多く、元気がない、食欲不振、反応が鈍い（意識障害）、失禁などで見つかることがあります。COPDなどの肺疾患、心疾患、腎不全、糖尿病、がんなどの基礎疾患がある場合は、罹患しやすく、重症化することがあります。

肺炎の重症化

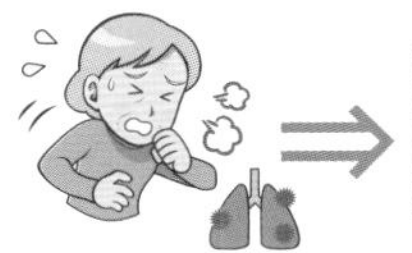

⇒ 人工呼吸器となる場合がある。高齢者の場合はこれを実施するか否か、元気なときからACPとして話し合っておく必要がある

基礎疾患あり

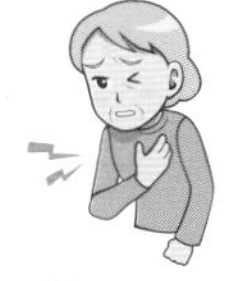

⇒ 脳血管障害、肺疾患、心疾患などがある場合は肺炎によりADLが低下しやすい（要介護35%、寝たきり14%という報告がある）

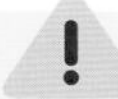

認知症になるリスクが、肺炎に罹患してない高齢者の 2.25 倍という報告もあります。

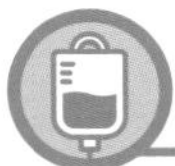

治療法

安静、こまめな水分摂取、栄養

- 細菌や真菌による感染症の場合は、抗生剤を投与する。病原菌によって抗生剤が異なるので注意が必要になる。
- 発熱に対して解熱剤、咳に対して咳止め、喀痰については去痰剤を使う。

⇩

予防が何よりも大事!

- 手洗い、うがいなどを日常的に行います。
- 歯みがきをはじめ、日頃の口腔ケアを継続します。
- 予防接種を実施します。毎年のインフルエンザワクチン接種と、基礎疾患のある人は肺炎球菌ワクチンを実施します。

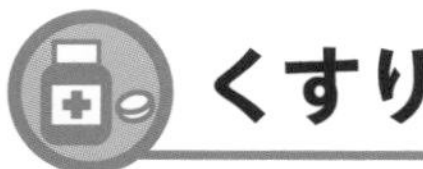

くすり

抗生剤は種類が多く、ここでは軽症の肺炎に使う内服薬の一部を紹介します。

分類(一般名)	商品名	効果	副作用
ペニシリン系抗菌剤(アモキシリン)	サワシリン	肺炎球菌など通常の細菌性肺炎に使用	下痢、味覚異常、浮腫、発疹など
セフェム系抗菌剤(セフカペンピボキシル)	フロモックス	肺炎球菌など通常の細菌性肺炎に使用	発疹、下痢、胃部不快感、たんぱく尿、血尿など
マクロライド系抗菌剤(クラリスロマイシン)	クラリス	マイコプラズマなど非定型肺炎にも有効	下痢、軟便、発疹、皮膚掻痒、肝機能障害など
ニューキノロン系抗菌剤(レボフロキサシン)	クラビット	幅広い菌、非定型肺炎に有効	貧血、頭痛、下痢、発疹、めまいなど

- 3日だけ内服すればよいジスロマック（アジスロマイシン）も使われる。

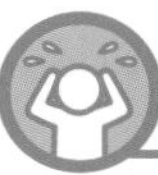

日常生活の注意点

- **肺炎時の体位**→半座位や座位など頭部を上げると呼吸が楽になります。
- **食欲がない**→いつもより食事量が減っていても、水分だけはしっかり摂取しましょう。発熱により脱水症を起こしやすい状態になっています。

検査データの見方

胸部X線検査、胸部CT検査

- 炎症の部分が浸潤影(白っぽい画像)となり、マイコプラズマなど非定型肺炎では複数の浸潤影がみられる。

血液検査

- **白血球**：正常範囲は4000～9000／μｌ。細菌性肺炎の場合は、10000／μｌを超え高値となる。ウイルス性肺炎では正常範囲内のことが多い。
- **C反応性蛋白(CRP)**：炎症反応をみる指標で基準値は0.3mg/dl以下。CRPが10を超えているときは重症感染症が疑われる。

パルスオキシメーター

- 血中酸素飽和度を測るもので、酸素飽和度の低下がみられる(正常範囲96%～100%)。

豆知識

- インフルエンザワクチン、肺炎球菌ワクチンは自治体によって費用が異なる。

医療職への上手な伝え方

呼吸器の症状があることを伝える場合

〈会話例〉

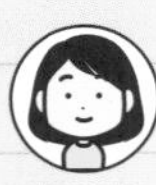
支援者

脳梗塞で寝たきりの原田さんのお宅に来ています。6日前から**37℃台後半の微熱**と咳・痰が続いていて、**黄色っぽいネバっとした痰が出る**ようです

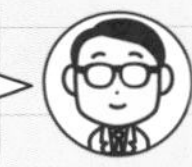
医師

そうですか。風邪にしては経過も長いし、気管支炎や肺炎が心配ですね。食事は摂れていますか？

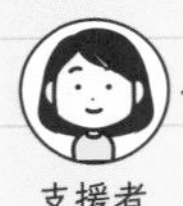
支援者

いつもの7割ほどです。でも水分はしっかり摂れています

2 呼吸器

上手な伝え方のコツ

痰が出ているのかを伝える

痰が出る咳を湿性咳嗽、痰が出ない咳を乾性咳嗽と呼びます。どちらなのかを伝えることが診断の助けとなります。

痰の色や粘調性に注意する

湿性咳嗽の場合は、色や粘調性に注意します。色のついたネバネバした痰、黄色や緑色だと感染性の肺炎を疑います。

咳の様子

乾性咳嗽をきたす肺炎で有名なのは、マイコプラズマ肺炎です。コンコンやケンケンと乾いた咳をしているかを伝えます。

こんな伝え方はダメ

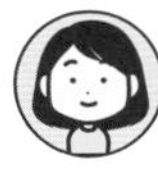

脳梗塞がある原田さんですが、**風邪が長引いている**みたいで

風邪で済ませるのではなく、咳や痰がみられるのか具体的に観察してから医療職に連絡するようにしましょう。

3 誤嚥性肺炎

おさえておきたい症状

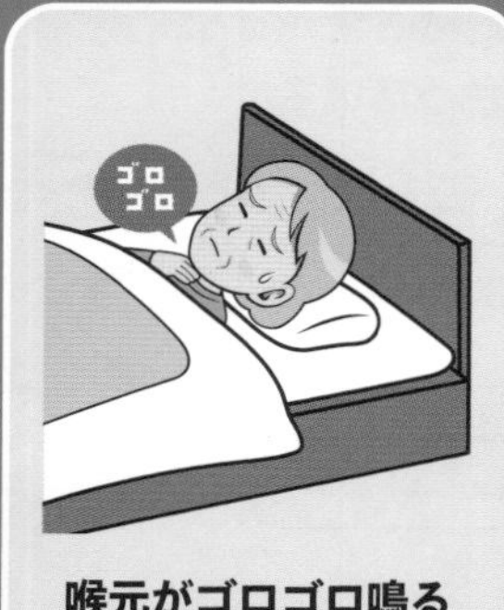

喉元がゴロゴロ鳴る

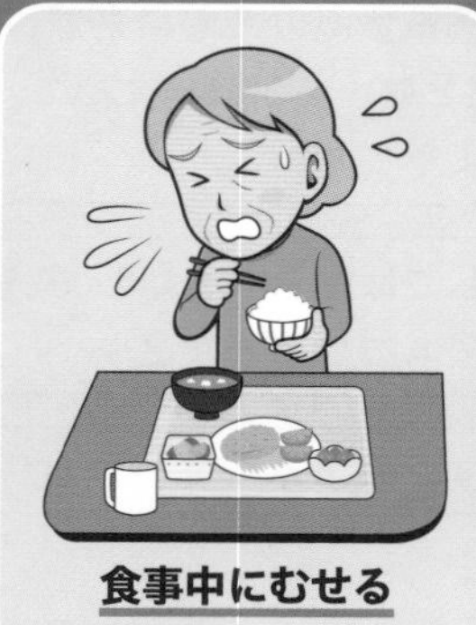
食事中にむせる

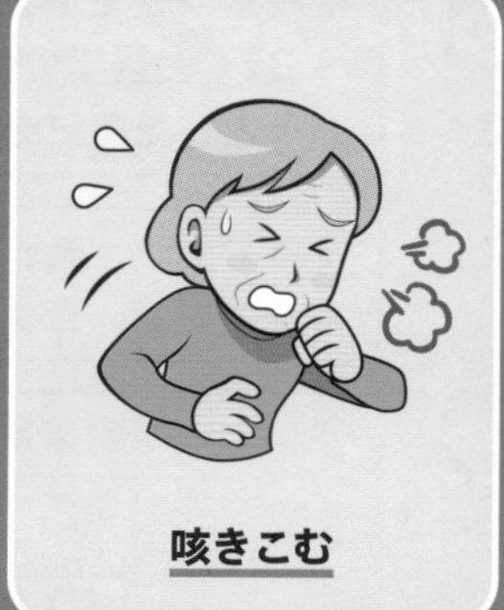
咳きこむ

その他…発熱、咳や痰が出る、呼吸困難などの症状がある。

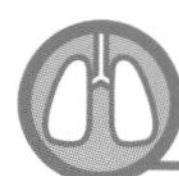

原因・特徴

誤嚥性肺炎は、嚥下機能が低下し、食べ物、唾液、胃からの逆流物が肺に入り込むことで起こります。口腔内の清潔が保たれていないと、食べ物や唾液と一緒に細菌も入り込み、肺炎を起こしやすくなります。重度の嚥下機能障害の人は、寝ている間に唾液が肺に入り、肺炎を起こします。

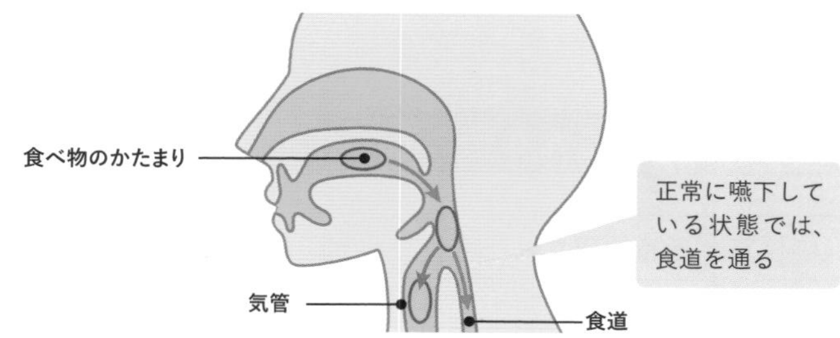

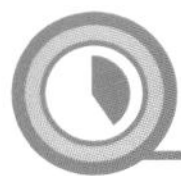

病気の進行

高齢者の肺炎では、80 代の 8 割が、90 代の 9 割が誤嚥性肺炎とされています。典型的な症状が出ないこともあり、元気がない、食欲不振、反応が鈍い（意識障害）などで見つかることがあります。

嚥下機能障害の人に起こりやすく、再発を繰り返します。

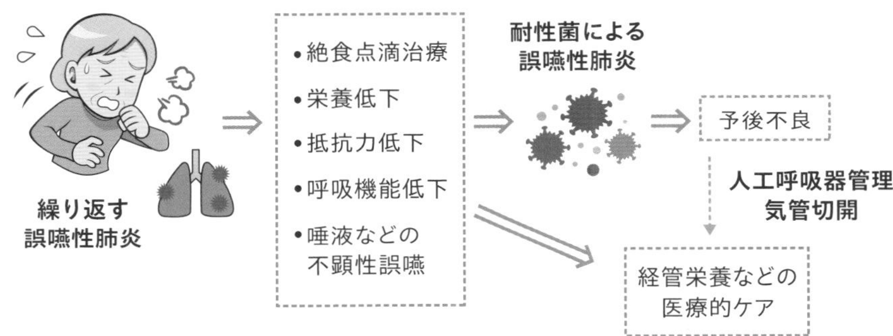

治療法

一旦、食事を摂らない

- 誤嚥が原因なので、一旦食事を摂らないようにする。
- 入院治療の場合は、絶食して点滴で水分など補給していく。

抗菌薬の投与

- 入院治療の場合は、点滴で抗菌薬を投与する。
- 在宅の場合は、厳格に絶食できないことも多く、嚥下機能の程度をみながら、内服薬、筋肉注射、点滴などの抗生剤を使う。

口腔ケア

- 予防法として、口腔ケアがある。誤嚥した際に食べかすや細菌が入り込むリスクを防ぐ。
- 嚥下機能障害のリハビリテーションをすることでも改善が見込まれる。

重度化した場合…

経管栄養や気管切開などを検討します。自分の口から食べることができなくなるので、実施したいかどうか、本人・家族との日頃の ACP が重要となってきます。

くすり

中等度の誤嚥性肺炎に対して、点滴などの治療をする場合の抗菌薬を紹介します（内服薬は p.50 参照）。

分類（一般名）	商品名	効果	副作用
セフェム系抗菌剤（セフトリアキソン）	ロセフィン	広域な菌に対応。点滴や筋肉注射もあり在宅向き	発疹、下痢、蕁麻疹、皮膚掻痒、発熱など
ペニシリン系抗菌剤（スルタミシリントシル）	ユナシン-S	ロセフィン同様、広域の菌に対応	発疹、好酸球増多、肝機能障害、軟便、吐き気など
リンコマイシン系抗菌剤（クリンダマイシン）	ダラシンS	嫌気性菌に有効。βラクタム系抗菌薬が効かないときに使用	下痢、吐き気、嘔吐、皮膚掻痒、苦味、クレアチニン（老廃物）上昇など
抗凝固剤（ワルファリン）	ワーファリン	血液を固まりにくくする	出血傾向、吐き気、発疹、食欲不振など

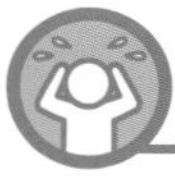

日常生活の注意点

- **食事に時間がかかる**→嚥下機能障害があるため、一度に食べる量を減らす、食形態を変えるなど工夫しましょう。食事前の嚥下体操もおすすめです。食後は胃からの逆流防止のため上半身を起こします。
- **食事中の誤嚥**→食事中にむせたり咳き込むときは、前かがみの姿勢にして背中をさすります。食べ物がつまって窒息のような状態のときは、口の中から食べ物をかき出す、背中をたたくなどの対応が必要です。難しいときは主治医に連絡するか救急車を呼びましょう。

検査データの見方

胸部 X 線検査、胸部 CT 検査

- 重力の関係で肺の深部（下側や背側）に浸潤影を認める。複数の場合もあり。

嚥下機能検査

- 水飲みテスト、フードテスト、嚥下造影検査（VF）、嚥下内視鏡検査（VE）。

その他

- 白血球の上昇、C 反応性蛋白（CRP）の増加（p.50 参照）、酸素飽和度の低下がみられる。

医療職への上手な伝え方

誤嚥のエピソードを伝える場合

〈会話例〉

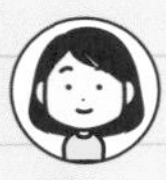

一人暮らしの青山さんですが、定期訪問したら37.7℃の**微熱があり、咳と一緒に黄色の痰**が出ています。最近、**食事中にむせている**とヘルパーから連絡を受けたばかりです

そうですか。誤嚥性肺炎かもしれませんね。外来に来られそうでしょうか？

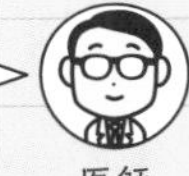

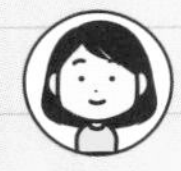

はい、本人は元気なので、今日受診できるよう手配します

上手な伝え方のコツ

誤嚥の有無を具体的に伝える

食事中にむせる、咳きこむ、モグモグしていて飲み込めない、喉元がゴロゴロ鳴る、黄色の痰などのエピソードが早い段階で伝わるようにします。

繰り返しているのかを伝える

誤嚥を繰り返す場合は、経管栄養の決断を迫られます。ACPと考え、本人や家族の意思を日頃から確認し、医療職へ伝えられるようにしましょう。

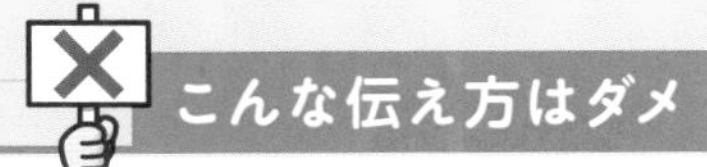

こんな伝え方はダメ

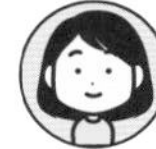

一人暮らしの青山さんですが、**熱が出ています**

熱だけの情報だと、誤嚥性肺炎であることを想像するまでに時間がかかってしまいます。誤嚥のエピソードもしっかりと伝えましょう。

4 肺がん

おさえておきたい症状

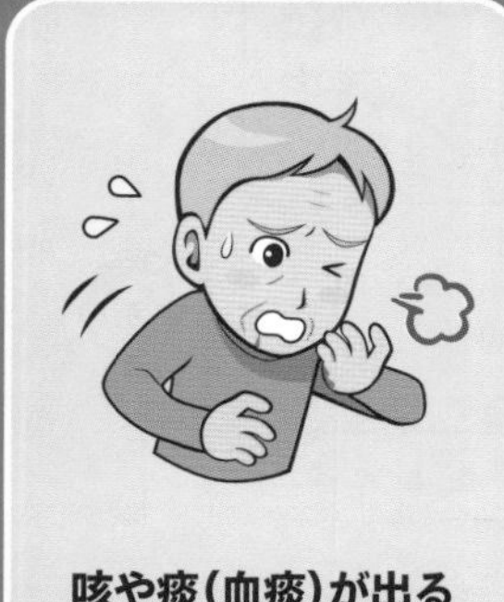

咳や痰(血痰)が出る

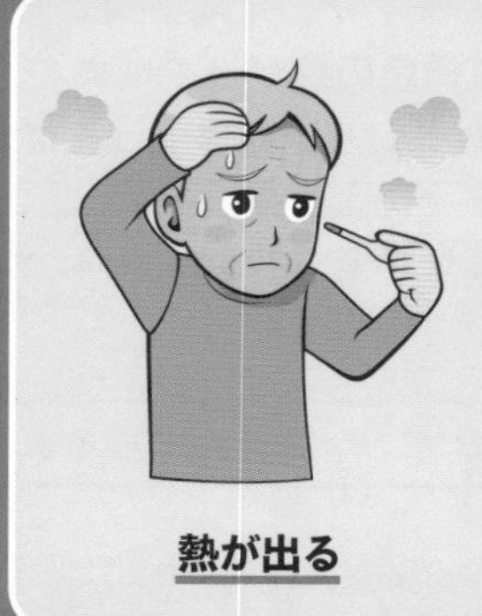

熱が出る

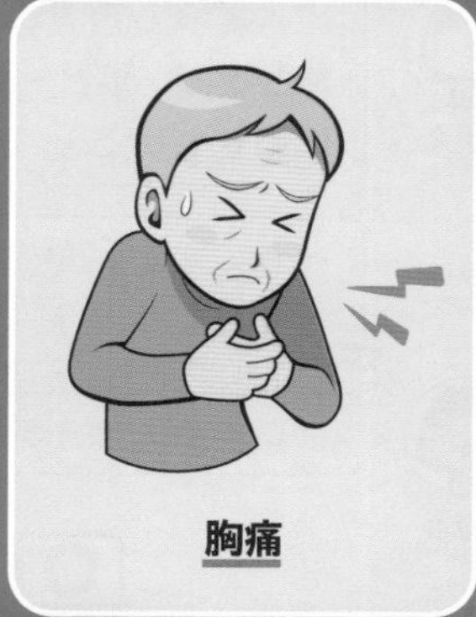

胸痛

その他…嗄声(声がかれる)、喘鳴、呼吸困難、無症状のこともある。がんの部位や症状によっては、肩や背中が痛くなる。

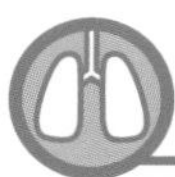

原因・特徴

肺がんは、肺内の気管支や肺胞の細胞が、がん細胞になることで起こります。肺がんのできる部位は、大きく肺門部と肺野部に分かれます。がん細胞の種類によって、症状や進行の程度、治療方法が変わります。

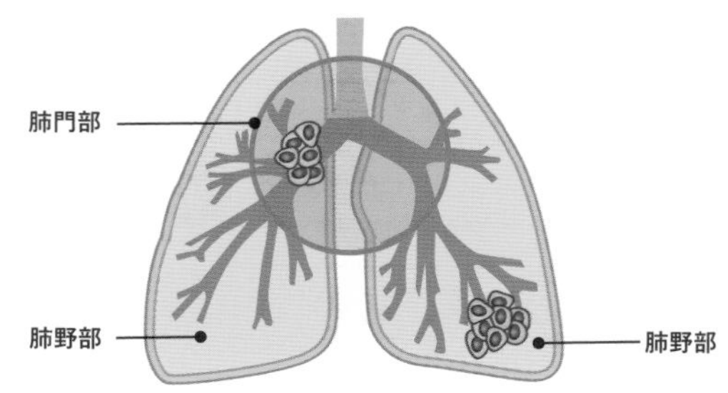

種類	部位	特徴
小細胞がん	肺門・肺野	進行が早い。喫煙と関係あり。薬による治療に感受性あり
腺がん	肺野	最も多い。症状が出にくい
扁平上皮がん	肺門・肺野	咳、血痰が多い。喫煙と関係あり
大細胞がん	肺野	進行が早い

病気の進行

病期はⅠ期（ステージ1）、Ⅱ期（ステージ2）、Ⅲ期（ステージ3）、Ⅳ期（ステージ4）の4つに分類され、ステージが進むにつれてより重度になります。

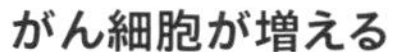

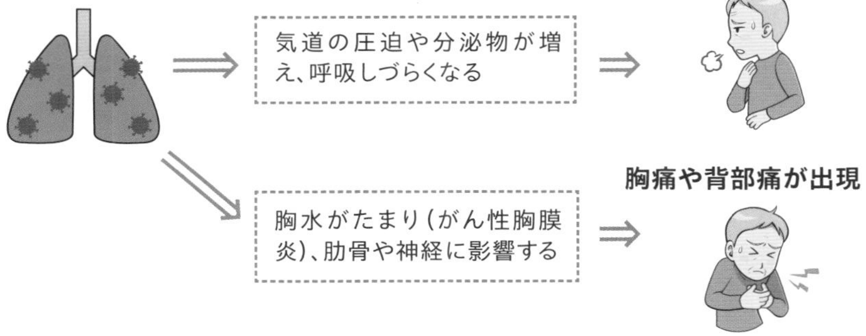

＊転移しやすい部位は、反対側の肺、骨、脳、肝臓、肺門部や縦隔のリンパ節で、転移が認められた状態はステージ4です。

治療法

治療方針

がんの種類が小細胞がんかそれ以外か、病期はどのステージかをふまえ、肺がん診療ガイドラインに沿って治療方針が決まる。

手術の対象

手術の対象となるのは、Ⅰ期（ステージ1）、Ⅱ期（ステージ2）、Ⅲ期（ステージ3）の一部。Ⅲ期はおもに、放射線療法と薬による治療、Ⅳ期は薬による治療になる。

末期がんの場合…

末期がんでは緩和ケアを行います。呼吸苦に対してはリン酸コデイン、モルヒネなど医療用麻薬を使います。在宅酸素療法（HOT）となる場合もあります。

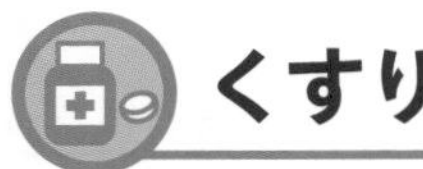

くすり

肺がんの治療で使う薬は大きく４種類あります。ここでは薬物名ではなく大枠を紹介します。

種類	効果	副作用
抗がん剤	がん細胞が分裂し増殖する過程に作用し、がん細胞を抑える。正常な細胞も同時に攻撃し副作用も多い	吐き気、嘔吐、下痢、便秘、脱毛、末梢神経障害、皮膚障害、味覚障害、間質性肺炎など
分子標的薬	がん細胞だけを攻撃。正常な細胞へは損傷がなく、副作用は少ない	下痢、皮膚障害、肝機能障害、吐き気、嘔吐、間質性肺炎など
血管新生阻害薬	がんの増殖時、栄養をもらうために新しい血管がつくられるのを阻害する	高血圧、たんぱく尿、鼻・口・消化管出血、血栓塞栓など
免疫チェックポイント阻害薬	免疫のブレーキを外して、がんに対する免疫力を回復させる	疲労感、皮膚障害、肺障害、肝胆膵障害、下痢、内分泌障害など

日常生活の注意点

- **副作用の吐き気**→医師から処方された吐き気止めを服用したり、レモン水、番茶、氷水、炭酸水などでうがいをしたりすると落ち着きます。
- **副作用による口内炎**→口腔内や唇の乾燥予防にうがいやリップクリームで保湿してみましょう。熱いものは冷まして食べましょう。
- **家族がたばこを吸う**→本人の喫煙だけでなく、家族の喫煙も控えるよう助言しましょう。受動喫煙も肺がんのリスク要因です。

検査データの見方

胸部 X 線検査、胸部 CT 検査

- 腫瘤陰影、胸水の有無、併発した肺炎や無気肺、転移などを確認する。

血液検査

- **腫瘍マーカー（CYFRA、CEA、ProGRP、NSE）**

喀痰細胞診

- 痰の中にがん細胞があるかを調べる。また、生検として気管支鏡、経皮的針生検、胸腔鏡がある。

豆知識

- 末期がんの場合、介護保険は第２号被保険者（40 歳～ 64 歳）も適用。

医療職への上手な伝え方

肺がんの人の状態を的確に伝える場合

〈会話例〉

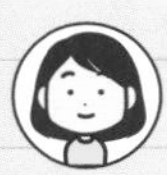
支援者

肺がん末期の坂本さんですが、**体動時の息切れが結構出てきている**ようで……

医師

呼吸リハビリテーション、やってみましょうか

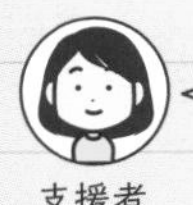
支援者

そうですね。では、訪問看護ステーションの理学療法士の人にお願いしてみます

上手な伝え方のコツ

肺がんを疑う症状を伝える

肺がんは健康診断のレントゲンで見つかることが多いですが、血痰、声がかれる、呼吸にともなう胸痛なども、肺がんを疑う症状です。気づいたら医療職に連絡しましょう。

末期がんにみられる症状を伝える

末期がんの場合、呼吸症状だけでなく、転移した部位に関係する諸症状が出現します。徐々に全身状態が悪化することを意識したうえで伝えましょう。

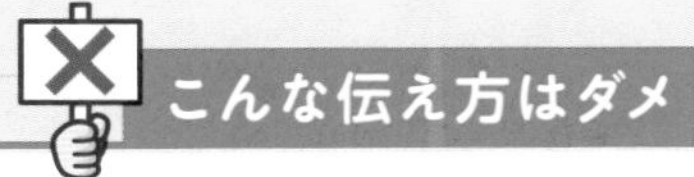

こんな伝え方はダメ

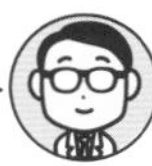

呼吸リハビリテーション、やってみましょうか

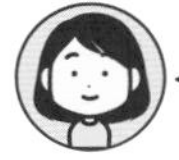

えっ？　先生、**末期の人に意味あるんですか？**

緩和ケアとして呼吸リハビリテーションをすることで呼吸が楽になり、ADL や QOL が向上します。末期の場合でもできることはやってみましょう。

3 循環器

☑ 虚血性心疾患（狭心症、心筋梗塞）—— p.62

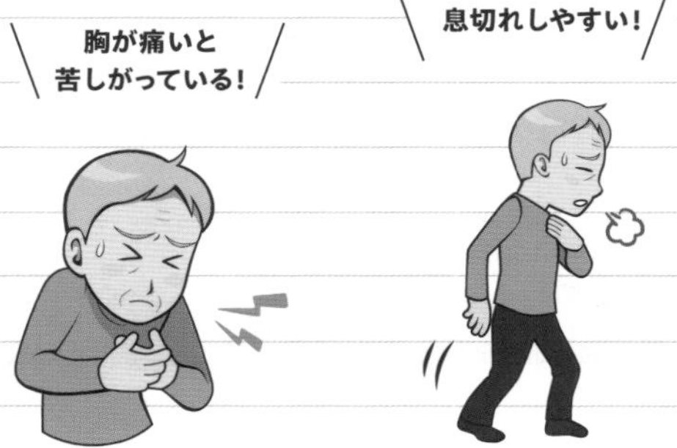

☑ 不整脈 —— p.66

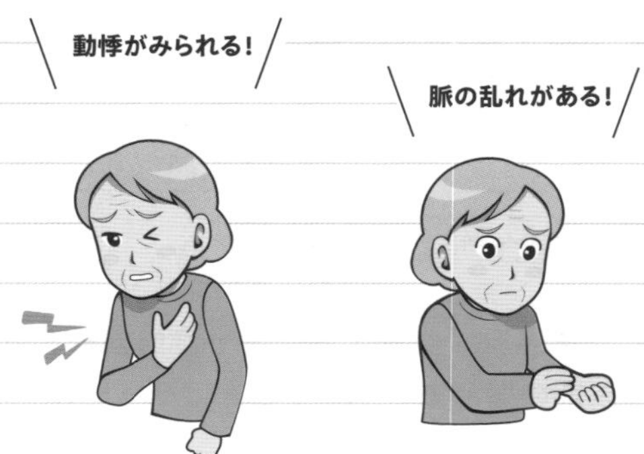

☑ 閉塞性動脈硬化症（ASO、PAD）

p.70

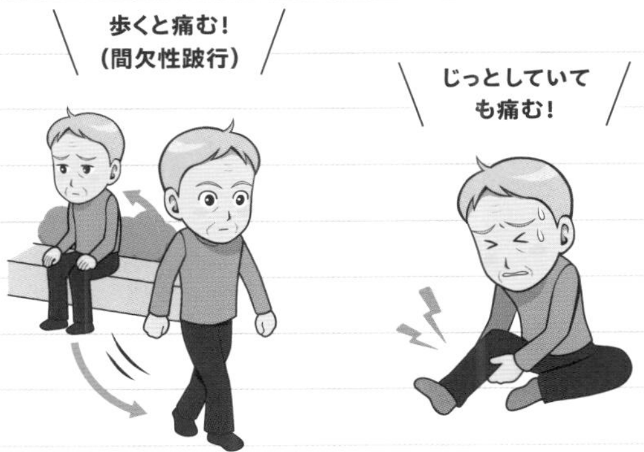

☑ 心不全

p.74

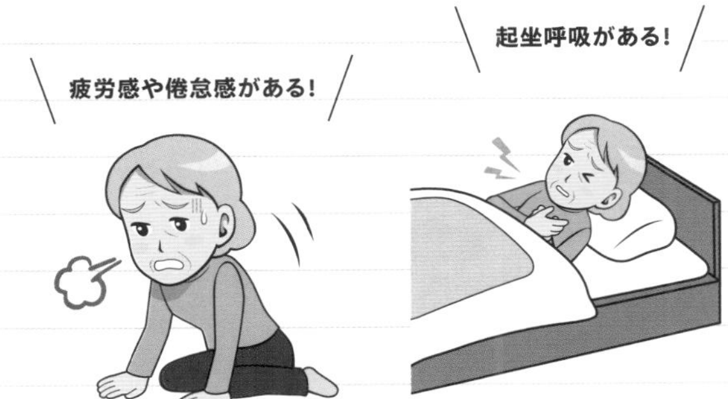

1 虚血性心疾患（狭心症、心筋梗塞）

おさえておきたい症状

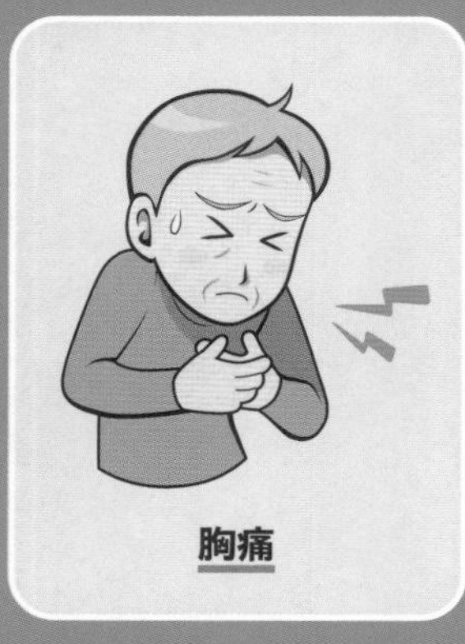

胸痛

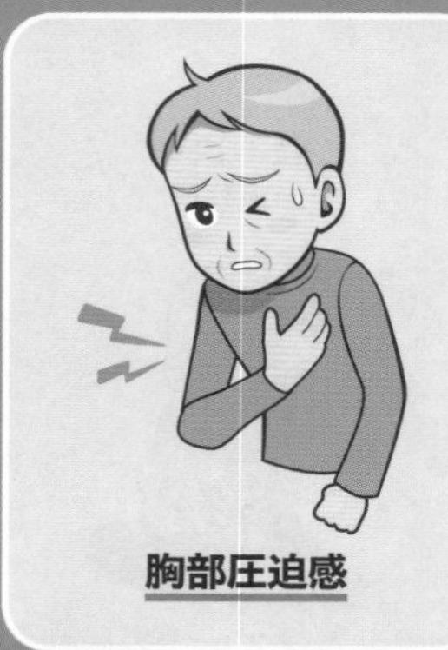

胸部圧迫感

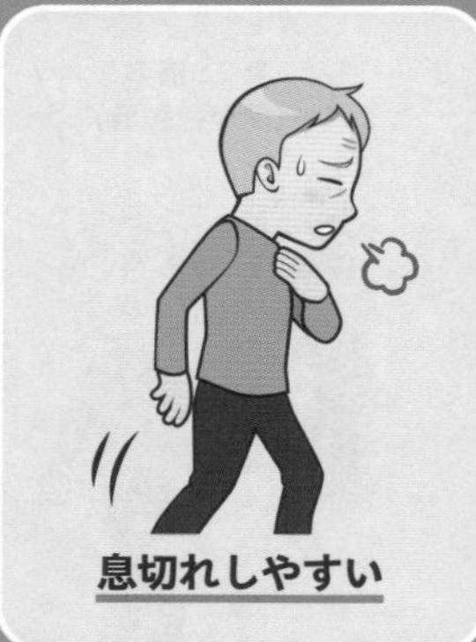

息切れしやすい

その他…胸部不快感、呼吸困難、放散痛（顎や歯、左肩の痛み）、心窩部の痛み。
＊痛みは突然発症し、狭心症では持続時間は5分以内と短い。心筋梗塞は痛みが20分以上続き、冷や汗や頭痛、吐き気、顔面蒼白などをともなう。

原因・特徴

からだの隅々に血液を運ぶポンプが心臓です。心臓を動かす血管を冠動脈と呼び、3本あります。冠動脈が狭くなったりつまることで心臓が一時的に動かなくなる状態が、狭心症です。一方、冠動脈がつまり心筋が壊死して戻らない状態が、心筋梗塞です。狭心症や心筋梗塞は、動脈硬化が原因で起こります。

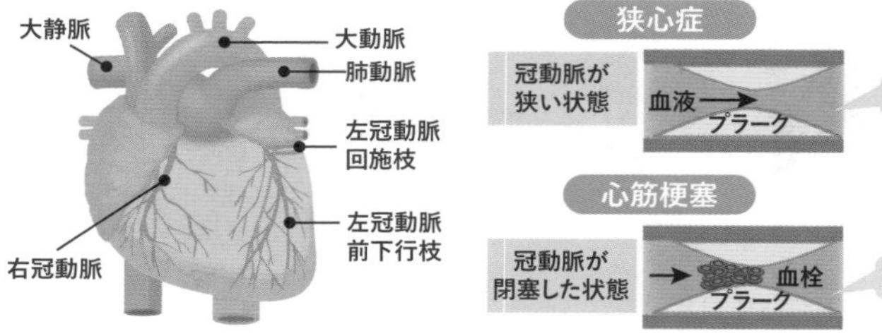

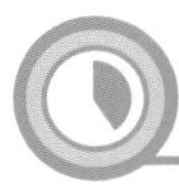

病気の進行

狭心症が進行して、心筋梗塞にいたるケースがあります。心筋梗塞は発症すると死亡率が30%と高く、その多くは病院に到着する前に突然死として亡くなっています。一方、入院した人の死亡率は5%～10%であり、早期の治療が重要となってきます。心筋梗塞の後遺症としては、心不全や不整脈がみられます。

動脈硬化

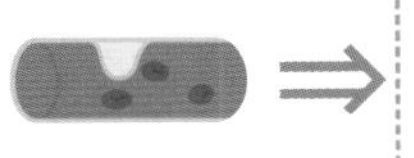

血管壁が厚くなりプラーク（粥腫）が形成され、血管が狭くなったり、つまりやすくなる

発作頻度の増加

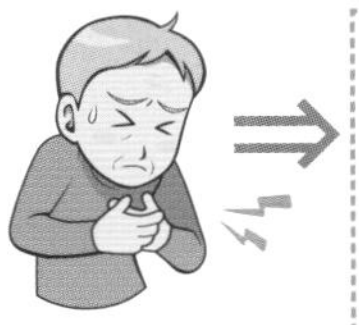

安静時や軽い運動でも発作が起き、その頻度が増えた場合（不安定狭心症）は、心筋梗塞に移行する可能性が高まる

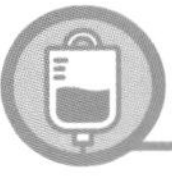

治療法

規則正しい生活

- 禁煙、節酒、運動、塩分制限、バランスのよい食事。
- 高血圧、糖尿病、脂質異常症など生活習慣病の治療の継続。

薬による治療

- 硝酸薬
- 抗血小板剤・抗凝固薬
- 降圧剤：Ca拮抗薬、β遮断薬、ACE（アンジオテンシン変換酵素）阻害薬、ARB（アンジオテンシンⅡ受容体拮抗薬）

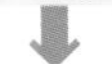 **改善しない場合**

カテーテルやバイパス

- **心臓カテーテル治療**：足の付け根や腕からバルーンの付いた細い管（カテーテル）を入れ、冠動脈の狭い部位でバルーンを膨らませて血管を広げる治療。
- **冠動脈バイパス手術**：全身麻酔による開胸手術。大腿部等の血管を用いて、つまった冠動脈にバイパスをつくる手術。

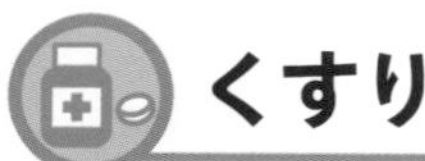

くすり

ACE 阻害薬や ARB は記載していませんが、心筋梗塞後の心不全を予防します。再発予防にワーファリンや、心筋梗塞の激烈な痛みにモルヒネを使うこともあります。

分類(一般名)	商品名	効果	副作用
硝酸薬(ニトログリセリン)	ニトロペン	冠動脈を広げる。狭心症の安静時にも使用。発作時は舌下錠や口腔内噴霧薬を使用	血圧低下、頭痛、吐き気、紅潮、動悸など
硝酸薬(イソソルビド)	フランドルテープ	冠動脈を広げる。虚血性心疾患の安静時に貼る薬	頭痛、めまい、吐き気、紅潮、動悸など
Ca拮抗薬(アムロジピン)	アムロジン	降圧剤。冠動脈を広げる。グレープフルーツと合わせると、血圧が低下しすぎるので留意する	ほてり、めまい、紅潮、浮腫、動悸など
アスピリン	バイアスピリン	血液を固まりにくくし、血栓をできにくくする	出血傾向、胃痛、腹痛、吐き気など

日常生活の注意点

- **発作時の胸の痛み**→訪問中の発作は、医療職に連絡するのはもちろんですが、発作時はニトログリセリンを投与するので、事前に保管場所を情報共有しておくようにします。

検査データの見方

心電図

- 狭心症では **ST** と呼ばれる部分の波形が低下、心筋梗塞ではSTが上昇。

血液検査

- 心筋が壊れると **CK(クレアチニンキナーゼ)**が上昇。基準値:男性 57 ～ 198 U/L、女性 32 ～ 180U/L。上限を超え 500 までは軽度、500 ～ 2000 は中等度、2000 以上は高度の障害。
- **トロポニン T**(心筋細胞に特異的に存在する蛋白)の基準値は 0.014ng/ml 以下。心筋梗塞では 0.1ng/ml を超える。

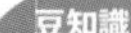

豆知識

- 心臓バイパス手術、心臓ステント、心臓機能障害などの場合、身体障害者手帳の対象。

医療職への上手な伝え方

心筋梗塞を念頭に対応が迫られる場合

〈会話例〉

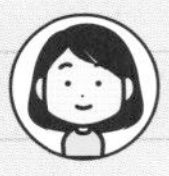
支援者

上田さん、訪問中に**突然胸が痛いとうずくまり、真っ青な表情で冷や汗も出ていて**苦しがっています！

ニトロ、お持ちですかね。舌の下に入れて、救急車を呼びましょう

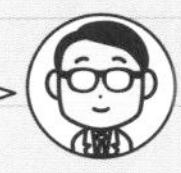
医師

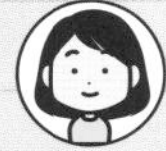
支援者

ニトロが置いてある場所はわかります。承知しました

こちらは、A病院が受け入れてくれるか連絡してみます

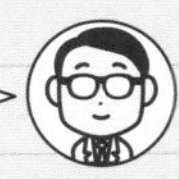
医師

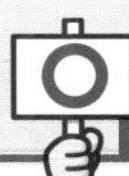

上手な伝え方のコツ

命にかかわる心筋梗塞を念頭に置き対応する

現場では狭心症か心筋梗塞か判別がつかないことのほうが多く、命にかかわる心筋梗塞を念頭に置いた緊急対応が迫られます。胸痛の様子はもちろんのこと、冷や汗や顔面蒼白など重症が疑われる随伴症状もしっかり伝えましょう。

こんな伝え方はダメ

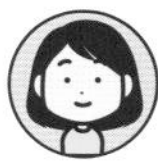

なんか、上田さん、**突然うずくまっちゃって**……。先生どうしましょう

胸痛は時間が勝負です。短時間で本人の様子などについて情報収集し、簡潔に伝えましょう。

3 循環器

2 不整脈

おさえておきたい症状

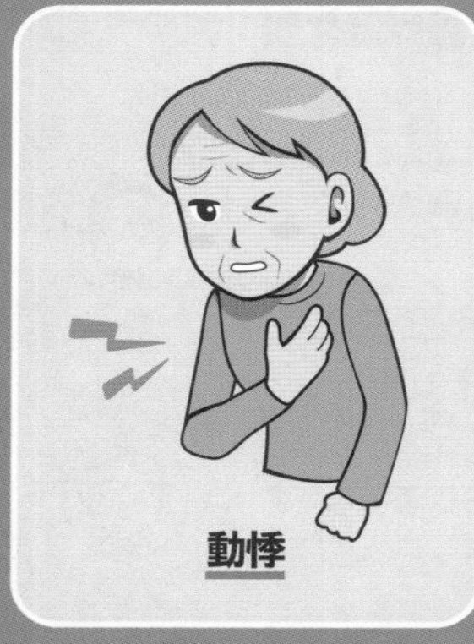

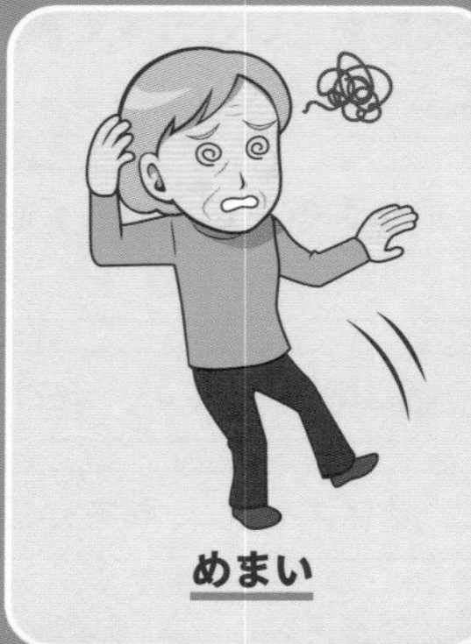

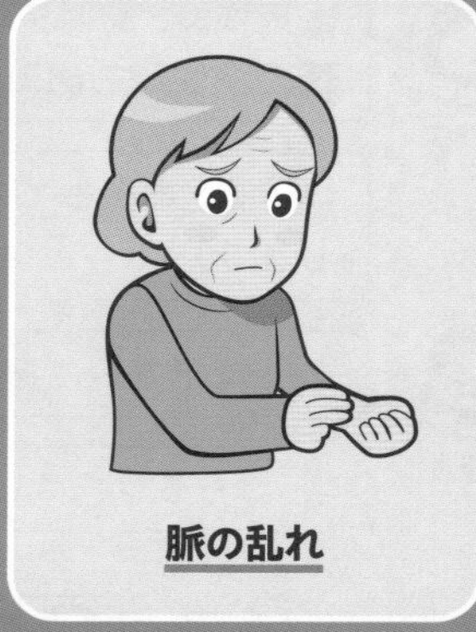

＊その他…疲労感、胸の不快感、眼前暗黒感、失神、意識消失など。慢性の場合は無症状のことが多い。

原因・特徴

不整脈とは脈が乱れることで、脈が速くなる頻脈、脈が遅くなる徐脈の 2 種類に大別されます。それぞれ脈が規則的と、不規則に飛ぶタイプのものがあります。ここで焦点をあてる心房細動は、心房が小刻みにふるえて痙攣し、心臓がうまく働かなくなる状態のことです。

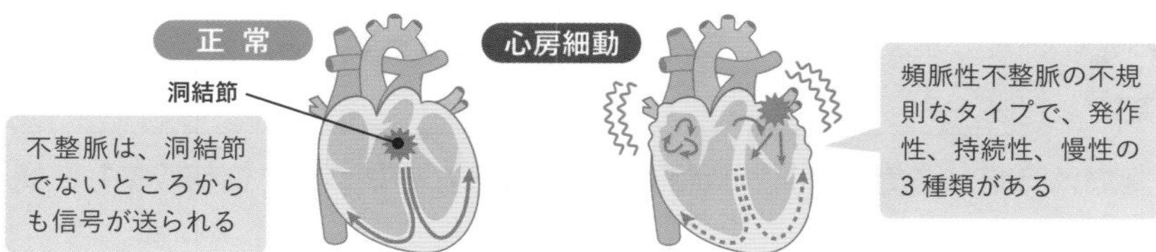

- **原因**：**加齢、高血圧、弁膜症、心筋梗塞、心筋症、心不全、糖尿病、甲状腺機能低下症など。過労、感染、興奮、喫煙、コーヒー、飲酒により一時的に発作をきたすことがある。**

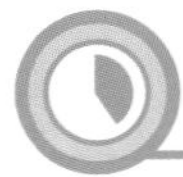

病気の進行

心房細動は、適切に治療をしないと脳梗塞や心不全を引き起こします。脳梗塞の場合、心臓から血栓が飛ぶ脳塞栓症というタイプで、大梗塞になる可能性があります。心不全を合併していれば心不全の症状、脳梗塞にいたる場合は片麻痺や構音障害など脳梗塞の症状をともないます。

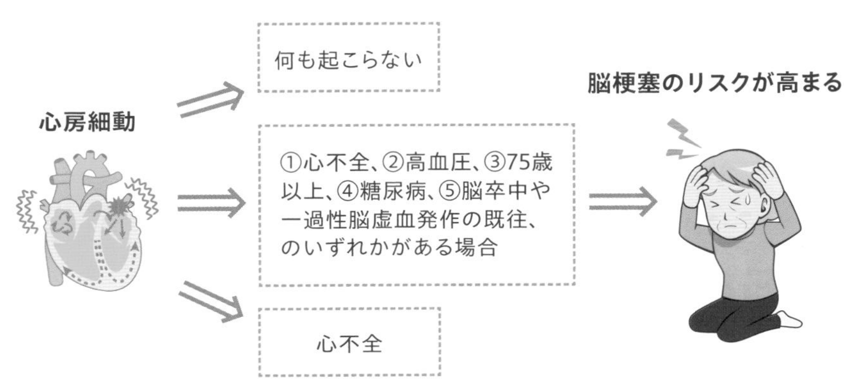

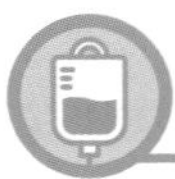

治療法

薬による治療

薬は、①脳梗塞の予防薬、②脈を整える薬の 2 種類

①脳梗塞の予防薬⇒抗凝固剤

②脈を整える薬⇒症状が強いときは頻脈を抑える薬を使う。心拍数を抑えるβ遮断薬と、リズムを整える抗不整脈薬の 2 種類がある。

※発作を止めるときに電気ショック（除細動）を行うこともある。

薬以外による治療

- **カテーテルアブレーション**：足の付け根の静脈からカテーテルを入れ、心臓まで進めて、心房細動の原因部位を冷凍または焼却する。
- **ペースメーカー**：徐脈性不整脈で失神などの症状がある場合は、ペースメーカーの適応となる。

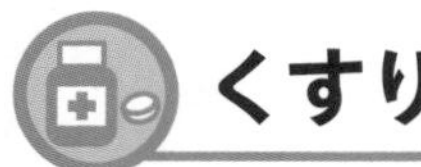

くすり

ワーファリンは、ビタミンKを多く含む納豆、クロレラ、青汁を摂取すると、効き目が低下し、薬の増量につながります。これらの食品を食べないよう注意します。プラザキサは、弁膜症がない心房細動に適応した薬となります。

分類（一般名）	商品名	効果	副作用
抗凝固剤（ワルファリン）	ワーファリン	血液凝固にかかわるビタミンKの産生を抑え、血液を固まりにくくし血栓を予防する	出血傾向、肝機能障害など
抗凝固剤（ダビガトラン）	プラザキサ	血液凝固にかかわるトロンビンを阻害することで、血液を固まりにくくし血栓を予防する	出血傾向、消化不良、肝機能障害など

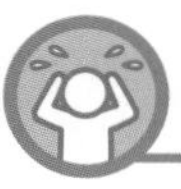

日常生活の注意点

- **浮腫や体重の増加→不整脈の要因である心不全が増悪する場合は、浮腫や体重増加などの前兆があるので、この時点で医療職に知らせましょう**
- **出血が止まらない→抗凝固剤の副作用により少しぶつけただけで出血やあざができます。抜歯などするときは、血が止まりません。主治医に事前に相談して抗凝固剤をいつから中止するのか確認しましょう。**

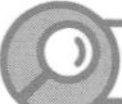

検査データの見方

心電図

- 脈の乱れを確認する。持続性の心房細動は通常の心電図検査で見つかる。
- 短時間の心電図では見つけられないことも多く、24時間ホルター心電図によって脈の乱れが発見されることが多い。

心臓超音波検査

- 弁膜症の有無と血流の流れが確認できる。

豆知識

- 心不全合併時やペースメーカーを設置した場合は、心臓機能障害で身体障害者手帳の対象。脳梗塞合併時は、介護保険は第2号被保険者（40歳～64歳）も適用。障害者総合支援法の対象。

医療職への上手な伝え方

閉塞性動脈硬化症の悪化が疑われる場合

〈会話例〉

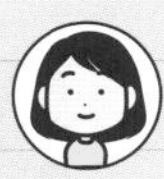
支援者

今井さんのお宅に来ているのですが、先月と違って、**右足の薬指と小指、その根本あたりが紫色になっていて**冷たいんですよ。痛みもあるようです

医師

なるほど、そうですか。ASO が悪くなってきたかもしれませんね。訪問診療の日程は早めにしますね

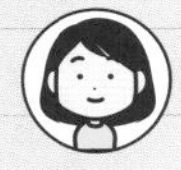
支援者

よろしくお願いします

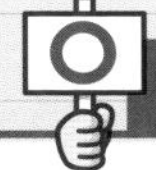

上手な伝え方のコツ

歩行の様子や足の状態を的確に伝える

足の状態については、皮膚の色、冷感の有無、傷の有無などを伝えるだけで、医療職とのコミュニケーションは円滑になります。

こんな伝え方はダメ

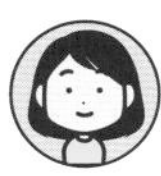

今井さんですが、薬があと 8 日分しかないので、訪問診療を早めていただけますか？　あっ、**最近、足が冷えるというので、湯たんぽを勧めました**

循環障害で足の冷感があり、チアノーゼもあるような場合は、湯たんぽから低温やけどをきたします。気がつかないうちに潰瘍を形成することがあるため、まずは医療職に状態を報告しましょう。

4 心不全

おさえておきたい症状

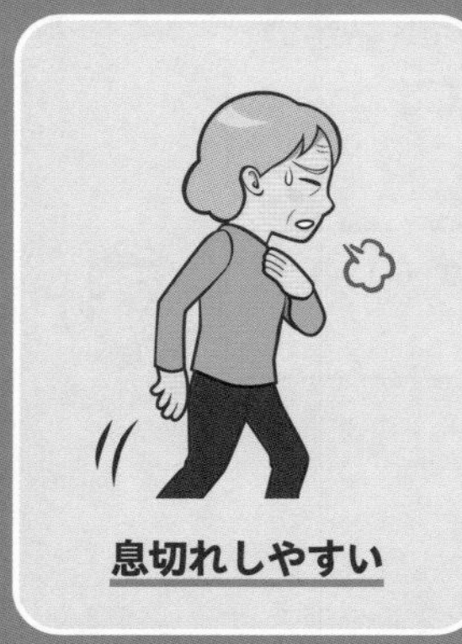

息切れしやすい

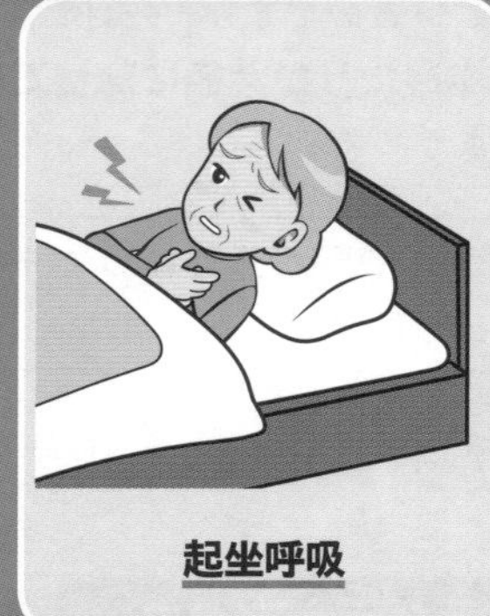

起坐呼吸

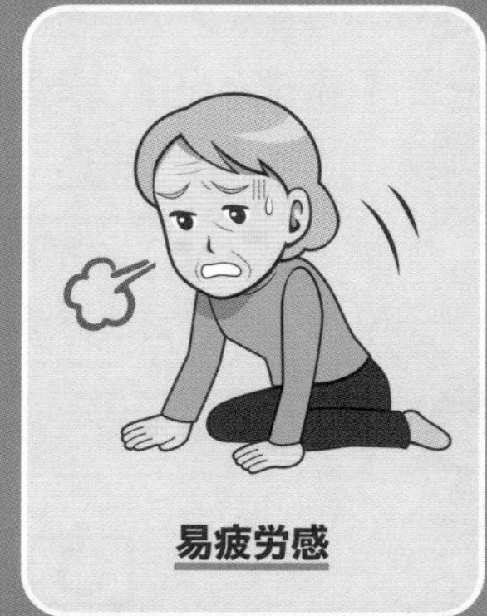

易疲労感

その他…動悸、呼吸困難、体重増加、浮腫、倦怠感、夜間頻尿など。階段や坂道を上ると息切れや咳が出たり、からだを起こさないと呼吸が苦しくなる。

原因・特徴

心不全は病名ではなく、心臓のポンプ機能が低下して、全身の臓器に血液を送り出せなくなった状態をいいます。あらゆる心疾患の終末期像といえます。心筋梗塞、不整脈、弁膜症、高血圧、心筋症など、あらゆる心疾患が心不全の原因となります。

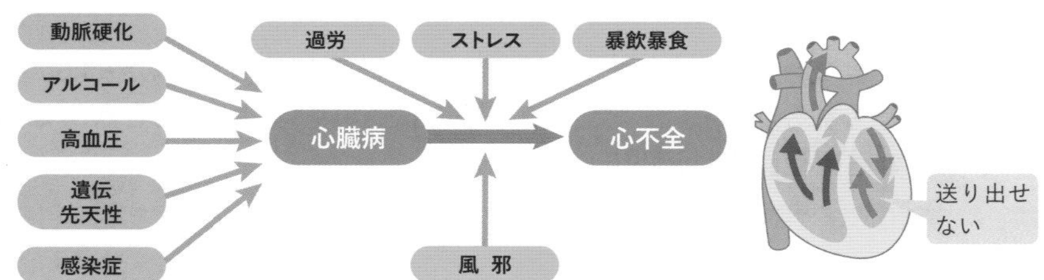

- **心不全の急性増悪の原因**：**風邪などの感染症、ストレス、暴飲暴食、過労、服薬や通院の中断など。**

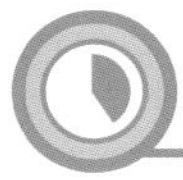

病気の進行

心不全は進行してくると急性増悪を繰り返し、何度目かの増悪で死にいたります。また、突然死も多いです。起坐呼吸は、臥位で呼吸困難が増強し、起座位または半座位で軽減する状態です。心不全としてはかなり苦しい状態なので、臥位にしてはいけません。

近年、心不全の終末期に緩和ケアの考え方が取り入れられ、病院とうまく連携しながら自宅で看取るという実践が行われています。

暴飲暴食(体重増加)、過労、浮腫の出現など ⇒ 心疾患(心筋梗塞、不整脈、弁膜症、高血圧、心筋症など)が起こる ⇒ 心不全の症状

呼吸が苦しくなる

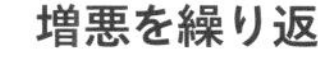
増悪を繰り返す

⇒

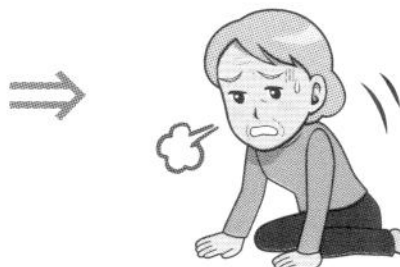

⇒

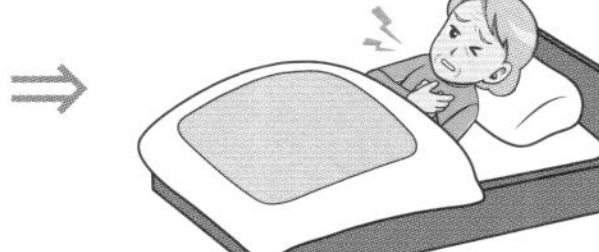

＊在宅酸素療法をしている人の一部は末期の慢性心不全になります。

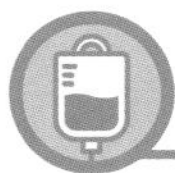

治療法

生活習慣の指導

- 減塩と飲水制限が中心。
- 心不全がある人の多くは基礎疾患に生活習慣病があるため、高血圧、糖尿病などに対する食事療法を継続する。禁煙、禁酒も大事。

薬による治療

- 下記の①②③は降圧剤としても知られており、血圧を下げ、心不全にも効果的である(p.164 参照)。
  - ① ACE (アンジオテンシン変換酵素) 阻害薬・ARB (アンジオテンシンⅡ受容体拮抗薬)
  - ②β遮断薬、③利尿剤
  - ④強心剤
- 心不全の呼吸苦に対して医療用麻薬(モルヒネ)を使う場合がある。増悪時は酸素を投与する場合もある。

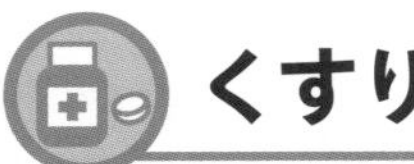

くすり

目的ごとに薬は変わりますが、心不全の悪化を遅らせる目的では ACE 阻害薬、ARB、β遮断薬を使います。

分類(一般名)	商品名	効果	副作用
ACE阻害薬、ARB(エナラプリル、カンデサルタン)	レニベース、ブロプレス	血圧を上げるホルモンの働きを妨げることで、心臓を保護。初期段階から使う	咳、喉の違和感、倦怠感、吐き気、腹痛、下痢、腎機能障害など
β遮断薬(カルベジロール)	アーチスト	交感神経をブロックし、心臓を休ませる。初期段階から使う	倦怠感、めまい、動悸、徐脈、低血圧、眼の乾燥、眠気など
利尿剤(フロセミド)	ラシックス	心臓を楽にする。余分な水分を尿として排出しむくみを改善する。排尿回数は頻回になる	出血傾向、吐き気、食欲不振、発疹など
強心剤(ジゴキシン)	ジゴシン	心臓のポンプ機能を強める	ジギタリス中毒(吐き気や視覚異常)など

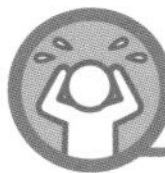

日常生活の注意点

- **浮腫がみられる**→心不全の増悪の前兆として出現するのは、体重増加と浮腫です。これらがみられた時点で医療職につなげましょう。
- **心不全の悪化**→風邪などの感染症のほか、現場で意外と知られていないのが、食事量や飲水量が増えたことによる心不全の悪化です。暴飲暴食していなくても、摂取量には十分に注意します。

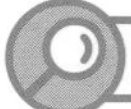

検査データの見方

胸部X線検査

- **心陰影の拡大**:心胸郭比(CTR)が正常 50%未満のところ、50%を超える。
- **肺門部のうっ血**:肺門部の血管が拡張し、蝶のような陰影の所見。
- **胸水の貯留**

豆知識

- 心臓機能障害で身体障害者手帳の対象。心不全の原因疾患が指定難病であれば難病医療費助成制度の適用。

医療職への上手な伝え方

心不全の増悪があるかを伝える場合

〈会話例〉

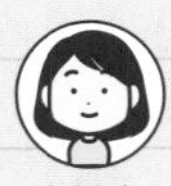
支援者

心不全のある山田さんですが、**体重が1週間で2キロ増えました**。足がむくんでいると思って、体重をはかってもらったんですよ。先週、計測したばかりだったのですが……

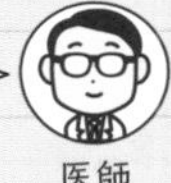
医師

そうですか、それは心配ですね。明日、訪問しますね。息苦しさはなさそうですか？

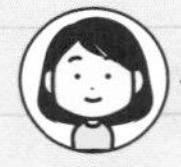
支援者

はい、生活はいつも通りです

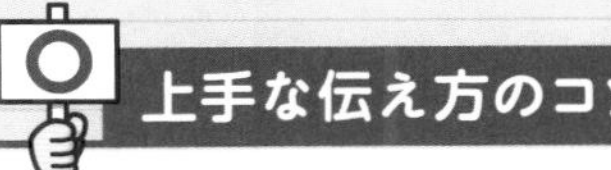

上手な伝え方のコツ

心不全の増悪の判断につながる情報を伝える

平常時より何キロほど体重が増えたのか、浮腫はどんな様子か、苦しくて横になれないような状態（起坐呼吸）なのかなど、心不全の増悪の判断につながる情報を忘れずに伝えます。

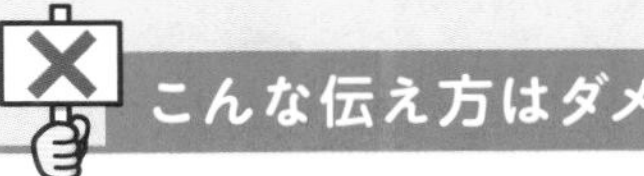

こんな伝え方はダメ

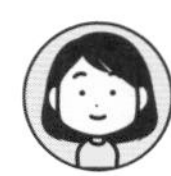

心不全のある山田さんですけど、**ソファに座ったまま何かつらいと言っているんですよ**。ベッドに寝てくださいと言っているんですけど、言うこと聞いてくれなくて……

心不全の増悪によるものなのか情報が曖昧なところがあります。ソファに座らせたままにするか、ベッドに移動させるのであれば、上半身を上げた姿勢をとる必要があります。

3 循環器

4 消化器

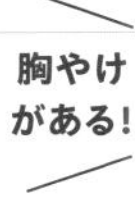

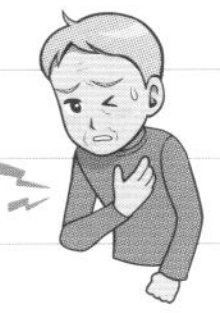

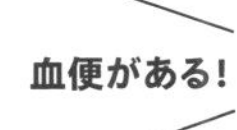

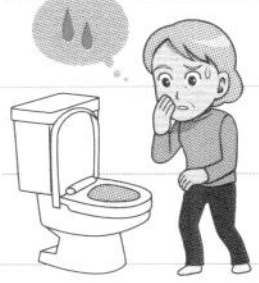

黄疸がある!

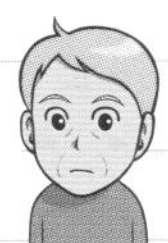

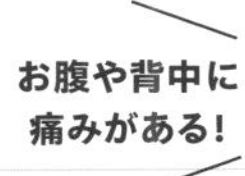

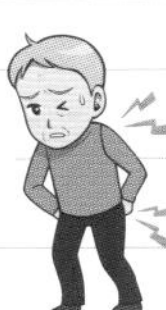

1 胃潰瘍・十二指腸潰瘍

おさえておきたい症状

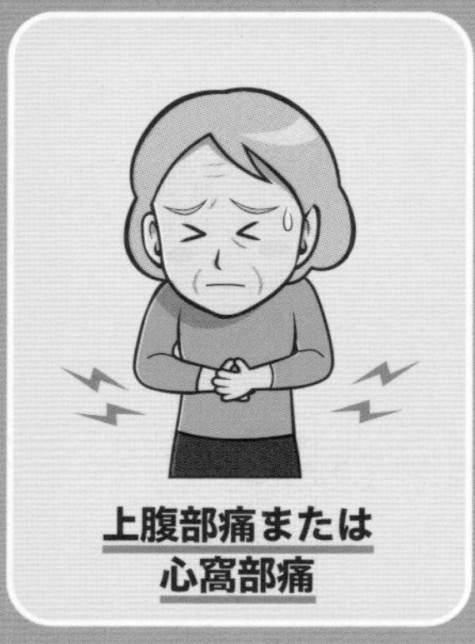

上腹部痛または心窩部痛

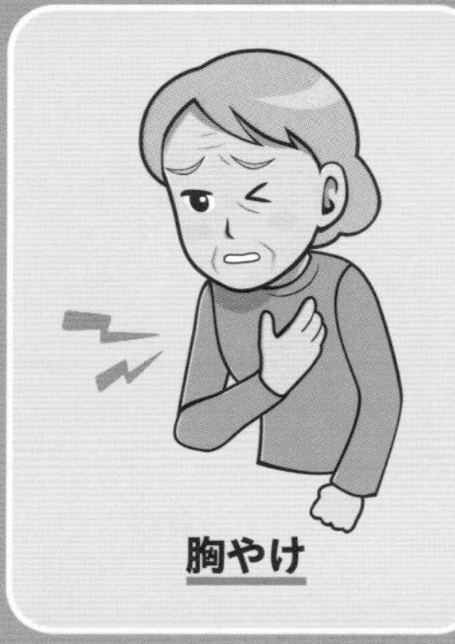

胸やけ

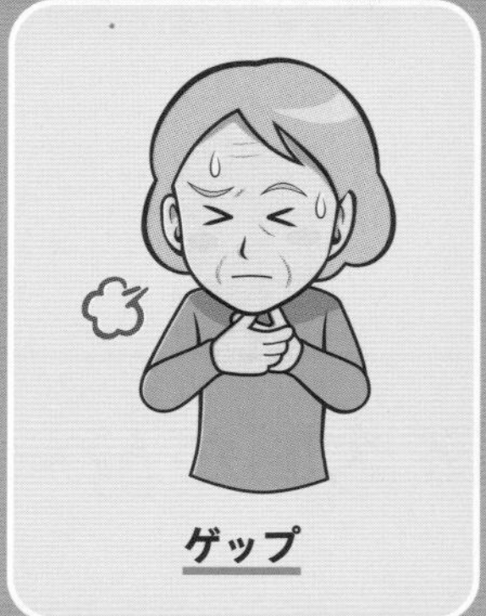

ゲップ

その他…胃もたれ、吐き気、嘔吐、黒色便、吐血、貧血、酸っぱいものがこみ上げるなど。

＊胃潰瘍は食後、十二指腸潰瘍は空腹時に症状が出る。

原因・特徴

胃潰瘍とは、胃粘膜がただれて傷ついた状態をいいます。十二指腸がただれて傷ついた状態は十二指腸潰瘍となります。胃潰瘍と十二指腸潰瘍を合わせて、消化性潰瘍と呼びます。

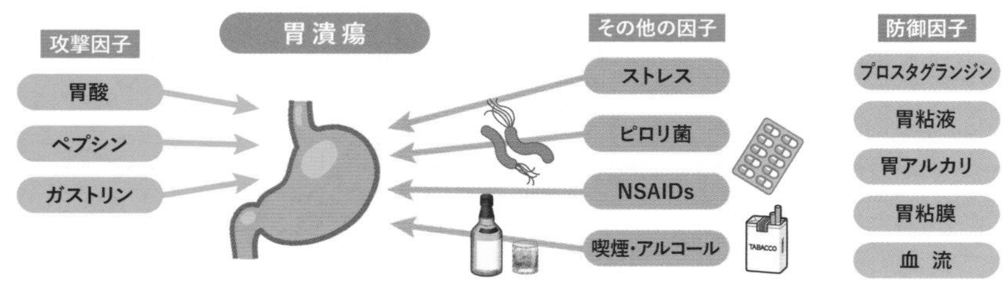

- **防御因子と攻撃因子のバランスが崩れて発症する以外に、最近では、ヘリコバクター・ピロリ菌感染、非ステロイド性消炎鎮痛剤（NSAIDs）が2大要因とされている。**

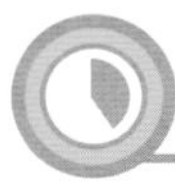

病気の進行

症状の多くは薬で改善し、予後は良好となります。ピロリ菌陽性者は除菌により、再発は激減しています。喫煙している人は再発が多く、出血性胃潰瘍、穿孔、幽門狭窄など重症の合併症を併発すると外科的手術となることがあります。

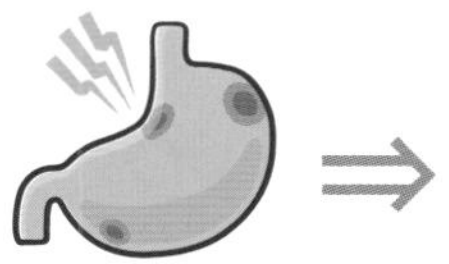
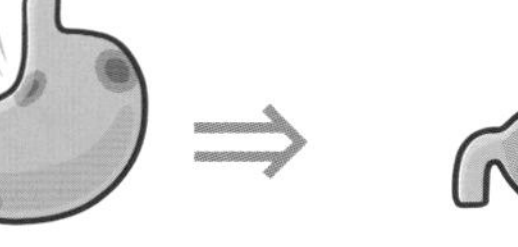
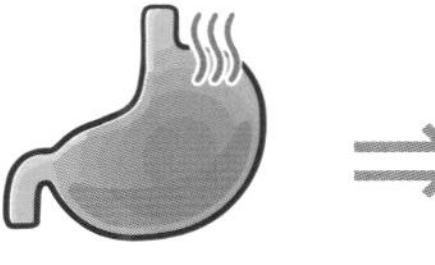
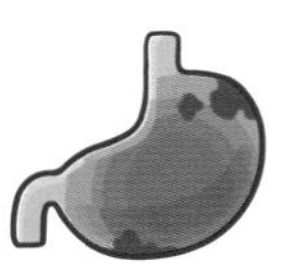

粘膜が傷つく

ピロリ菌感染やストレス、喫煙などで粘膜が傷つく

⇒

合併症を引き起こす

重症化すると、出血性胃潰瘍、穿孔、幽門狭窄などを併発する

⇒

胃潰瘍、胃がん

ピロリ菌陽性者は胃がんを発症することがある

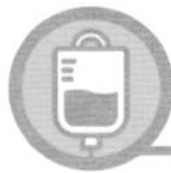

治療法

胃にストレスをかけない

喫煙、飲酒、暴飲暴食を避け、十分な休養をとって胃にストレスをかけない生活を心がける。

胃粘膜を保護する

- 生活習慣のほか、NSAIDsの長期服用により胃粘膜が傷ついている場合、内服薬で胃粘膜の保護や、胃粘膜の血流を増加させ血流をよくする。
- **内服薬**
  プロトンポンプ阻害薬(PPI)、ヒスタミンH_2受容体拮抗薬(H_2拮抗薬)、粘膜抵抗強化薬、粘液産生・分泌促進薬、プロスタグランジン製剤など。

ピロリ菌陽性の場合

通常、PPIと抗生物質の2剤を併用して、除菌療法を実施する。

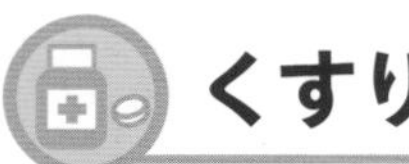

くすり

胃粘膜の保護や、胃粘膜の血流を増加させる薬を紹介します。

分類(一般名)	商品名	効果	副作用
プロトンポンプ阻害薬(PPI)(オメプラゾール)	オメプラール	胃酸の分泌を強力に抑え、胃への負担をなくし、症状を軽減させる	軟便、下痢、便秘、味覚異常、発疹、肝機能障害、頭痛など
H_2受容体拮抗薬(ファモチジン)	ガスター	胃酸の分泌を抑え、胃痛などの症状を軽減させる	便秘、発疹、肝機能異常、女性化乳房など
粘膜抵抗強化薬(スクラルファート)	アルサルミン	胃粘膜に付着し、粘膜を守る。傷ついた組織の修復や、胃液のペプシンを抑える作用もある	便秘、口渇、吐き気、アルミニウム脳症など
粘液産生分泌促進薬(レバミピド)	ムコスタ	胃を守る粘液を増やし、血流をよくすることで、胃酸に対する防御機能を高める	便秘、腹部膨満、下痢、味覚異常、発疹など

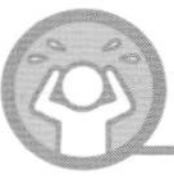

日常生活の注意点

- **胃の痛みがある→暴飲暴食をしないようにします。刺激の強い食事は控えたり、喫煙やストレスを抱えるのを避けるようにします。**
- **黒色の便が出る→黒色便は血液と胃酸が混じって黒色となるので、胃での出血を意味します。主治医に相談しましょう。**

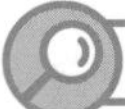

検査データの見方

内視鏡検査

- 白苔をともなう辺縁平滑な円形もしくは楕円形の粘膜欠損、時に出血、浮腫がみられる。
- 採取した胃粘膜からピロリ菌の有無を確認する。

上部消化管造影検査

- 粘膜欠損部に造影剤が貯留(ニッシェと呼ばれる像)している。

血液検査

- **ヘリコバクター・ピロリ菌抗体(HplgG)**

医療職への上手な伝え方

黒色便が出たことを伝える場合

〈会話例〉

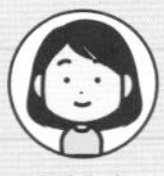
支援者

一人暮らしの三木さんですが、**真っ黒な便が昨日出て、**胃のあたりも痛くて、**食事量も減っている**ようです。先月から、腰痛のため整形外科で出された**痛み止めを飲んでいます**

なるほど、胃潰瘍かもしれませんね。すぐに受診してもらってもいいですか？

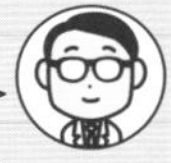
医師

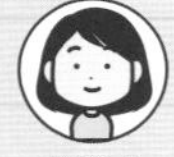
支援者

承知しました

上手な伝え方のコツ

症状と便の色をしっかりと伝える

心窩部痛、吐き気、胸やけなどの症状を伝えます。便の色は見ることができれば観察するほうがよいでしょう。黒色便は、イカ墨や墨汁のような黒さを指します。

服用している薬の情報も伝える

脳血管疾患や心疾患の人が血栓予防に服用するアスピリンや、腰痛などで整形外科から処方されるNSAIDsは胃潰瘍の原因となるので、把握している薬の情報を伝えるようにしましょう。鉄剤の副作用に黒色便があるので、こちらも注意します。

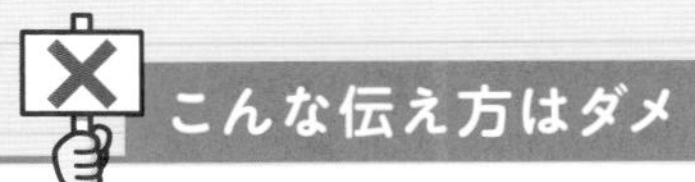

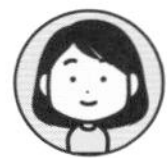

一人暮らしの三木さんですが、**食欲がここのところないようで**

胃のあたりが痛み、黒色便が出ている場合などは、胃出血と直結する症状になるため早めに伝えましょう。

4 消化器

2 胃食道逆流症（GERD）・逆流性食道炎

おさえておきたい症状

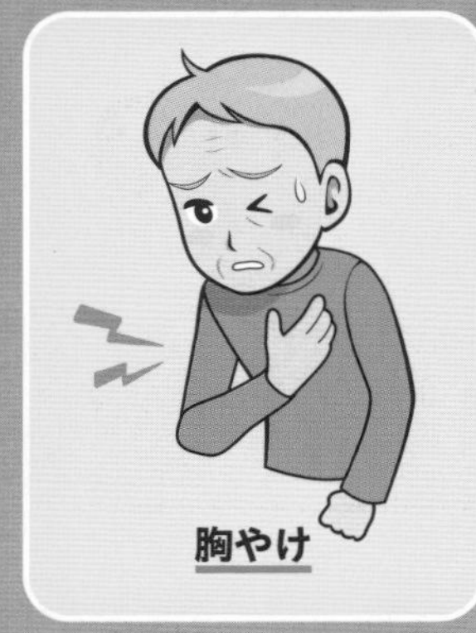

胸やけ

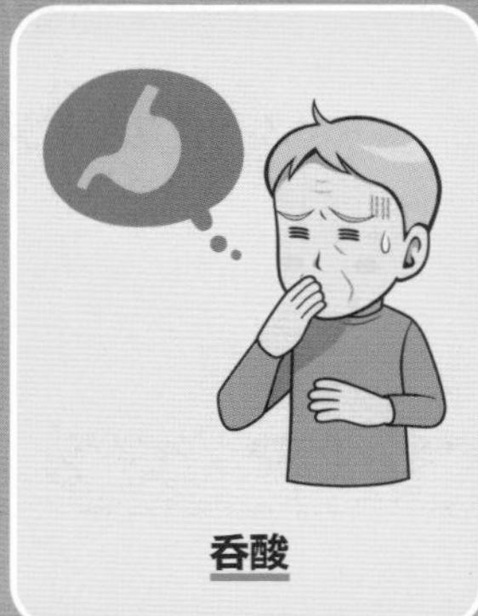

呑酸

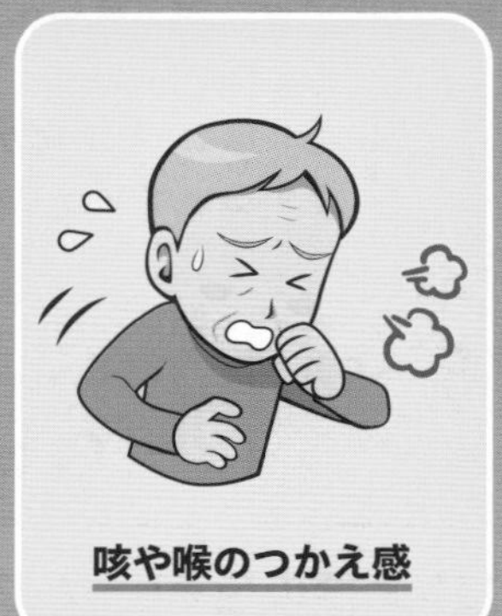

咳や喉のつかえ感

＊呑酸は酸っぱさがこみ上げる症状。食後や夜間に多い。

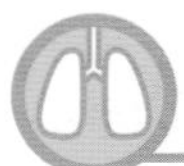

原因・特徴

胃食道逆流症（GERD）とは、胃の内容物が食道へ逆流し、不快な症状や合併症をきたす病態の総称です。①びらん性 GERD（食道粘膜にびらんや潰瘍ができる）、②非びらん性 GERD（症状はあるが食道粘膜に損傷なし）に分類されます。①がいわゆる逆流性食道炎。

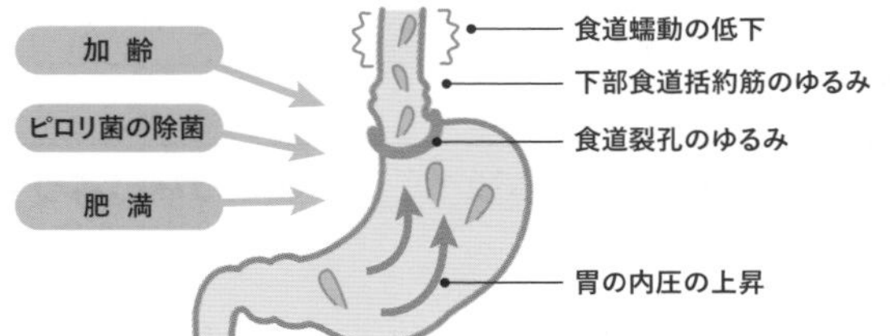

食道粘膜は胃酸に弱く、胃酸の逆流によって粘膜が傷つき逆流性食道炎が起こる

- **GERD の原因**：下部食道括約筋のゆるみ、胃酸の分泌過多、食道クリアランス不全

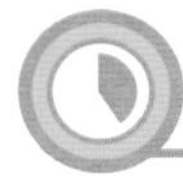

病気の進行

基本的には良性の病気です。下部食道括約筋は、肥満の人や妊婦も腹圧がかかりゆるみやすいです。また、食道クリアランス不全は加齢、糖尿病、膠原病などが原因で起こりやすいです。

食道炎が長期間続くと、食道炎から食道潰瘍、あるいは食道が引きつれて食道狭窄やバレット食道（食道炎が修復する際に、食道の細胞ではなく胃の細胞で覆われること）になります。バレット食道から食道がんが発生することもあります。

下部食道括約筋のゆるみ

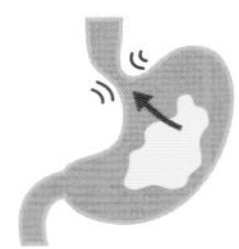

食道裂孔ヘルニアがある場合や、高脂肪食を摂取したときに出されるホルモンにより起こる

胃酸過多や食道クリアランス不全

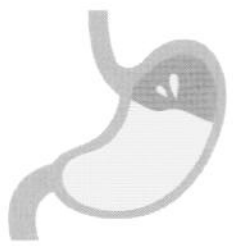

ピロリ菌の除菌後に胃酸過多となることが多い。食道クリアランス不全は、食道の蠕動運動障害

⇒

食道へ逆流　⇒　**バレット食道**

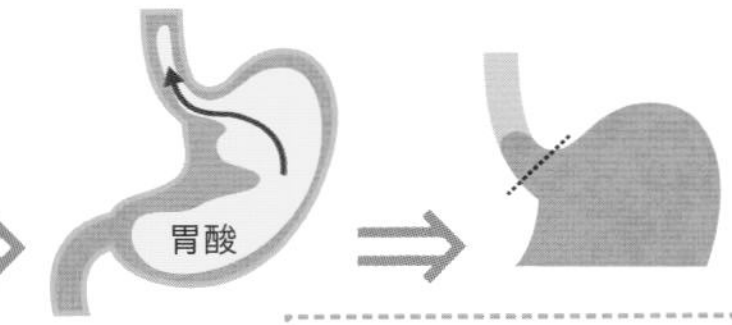

バレット食道という慢性的な炎症が生じる

治療法

生活指導

禁煙、肥満の是正、就寝時にファーラー位の体勢になる、食事直後の前屈位の回避、就寝前の食事や高脂肪食、アルコール、過食などの回避。

薬による治療

- 胃酸分泌を抑制させるプロトンポンプ阻害薬（PPI）やヒスタミン H_2 受容体拮抗薬（H_2 拮抗薬）、カリウムイオン競合型アシッドブロッカー（P-CAB）などがある。その他、消化機能改善薬や漢方薬を使うこともある。
- 薬による治療で改善しない場合、腹腔鏡下噴門形成術、腹腔鏡下食道裂孔ヘルニア手術など外科的治療を考慮する。

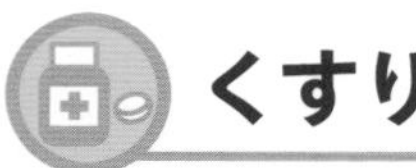

くすり

胃酸の分泌を抑える薬を紹介します。

分類(一般名)	商品名	効果	副作用
プロトンポンプ阻害薬(PPI)(ランソプラゾール)	タケプロン	胃酸の分泌を強力に抑え、胃への負担をなくし、症状を軽減させる	軟便、下痢、便秘、味覚異常、発疹、肝機能障害、頭痛など
H_2受容体拮抗薬(ラニチジン)	ザンタック	胃酸の分泌を抑え、胃痛などの症状を軽減させる	便秘、発疹、肝機能異常、女性化乳房など
カリウムイオン競合型アシッドブロッカー(P-CAB)(ボノプラザンフマル酸塩)	タケキャブ	プロトンポンプ阻害薬よりも強力に胃酸分泌を抑える	軟便、下痢、便秘、味覚異常、発疹、肝機能障害、頭痛など

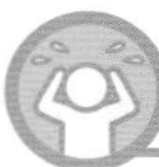

日常生活の注意点

- **食後のゲップや嘔吐**→食後すぐに横にならないよう気をつけましょう。また、就寝の２時間～４時間前の食事は控えましょう。夜寝るときも頭を高くすると逆流予防につながります。ふだんの服装はお腹や胸を締めつけないものが好ましいです。

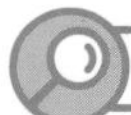

検査データの見方

内視鏡検査

- 食道粘膜に炎症が生じているのか、食道裂孔ヘルニアがあるのかなどを確認できる。
- バレット食道も確認できる。

上部消化管造影検査

- 逆流の有無、食道裂孔ヘルニアなどを確認できる。

豆知識

- 胃食道逆流症のことを、GERD（Gastro Esophageal Reflux Disease）と表記し「ガード」と呼ぶ。

医療職への上手な伝え方

呑酸や嘔吐の症状を伝える場合

〈会話例〉

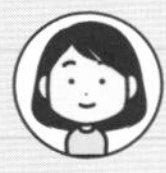
支援者

橋本さんですが、ここのところ、**酸っぱいものがこみ上げたり、食後にゲップと一緒に戻したりする**ことがあるみたいです

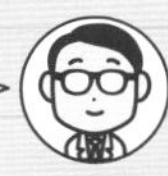
医師

なるほど、橋本さん腰も曲がっていますし、ガードかもしれませんね

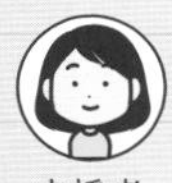
支援者

次の外来で胃カメラの予約をしておきます。**食後、座位を保つ**よう指導してみます

上手な伝え方のコツ

症状のほか、食後の体位なども観察して伝える

酸っぱいものがこみ上げる、ゲップ、嘔吐など特徴的な症状を伝えます。前屈位や仰臥位になると症状が出やすくなるのがポイントです。

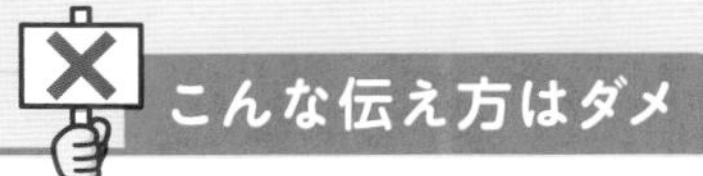

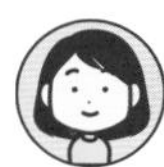

橋本さん、**昨日は吐いたみたい**です。今日は元気で食事も完食ですが、何か気をつけることはありますか？

嘔吐する病気は消化器系だけでなくたくさんあります。呑酸やゲップがあることや、食後の状態などを伝えないと逆流しているかどうかの特徴が伝わりづらいです。

3 急性胃腸炎

おさえておきたい症状

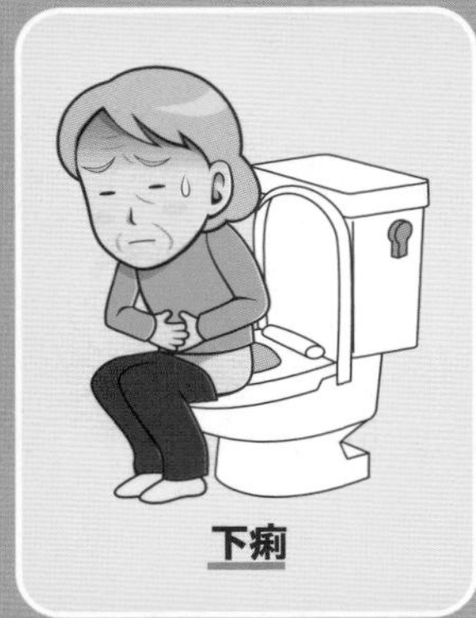

下痢

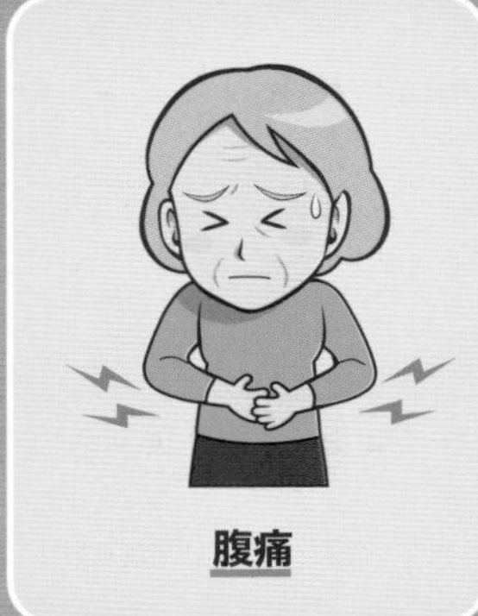

腹痛

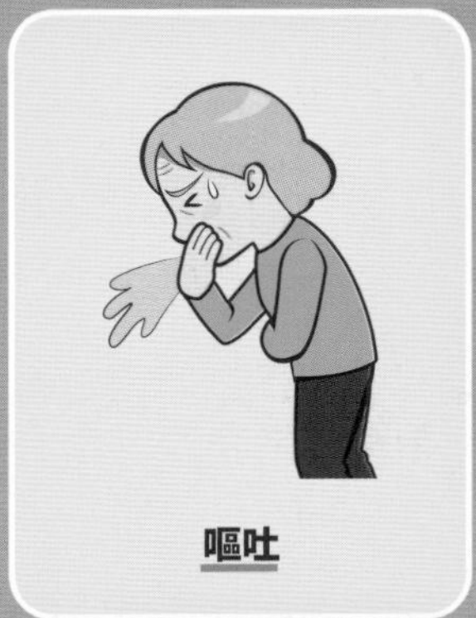

嘔吐

その他…吐き気、血便、発熱など。

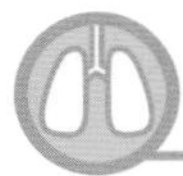

原因・特徴

急性胃腸炎とは、胃粘膜が何らかの原因で障害をきたし、炎症を起こしている状態です。炎症で胃粘膜が腫れ、下痢、腹痛、吐き気、嘔吐などの症状が出ます。

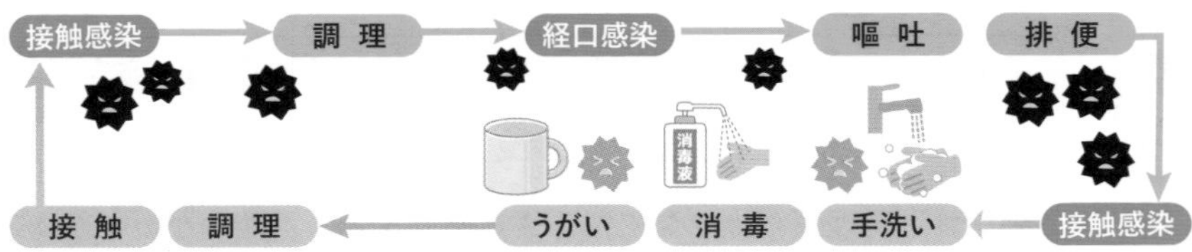

ウイルス性	ノロウイルス、ロタウイルス、アデノウイルスなど。高齢者に多いのはノロウイルスである
細菌性	カンピロバクター、黄色ブドウ球菌、サルモネラ菌、病原性大腸菌など。鶏肉、生卵、生肉、弁当など食べ物から感染することが多い。汚染された食器から接触感染する場合もある。同じものを食べた複数人が同時に急性胃腸炎を発症した場合を食中毒という

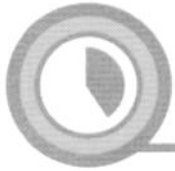

病気の進行

脱水に対する水分摂取や輸液などの適切な対応がとられていれば、基本的には死にいたるような予後となることはありません。ウイルス性の場合、先に嘔吐、次に下痢の症状が出て、数週間のうちにウイルスが排泄されます。消炎鎮痛剤や抗生物質など薬剤の副作用で発症することもあります。

細菌性の場合

生肉、生卵など

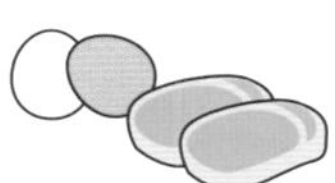

⇒

細菌に感染

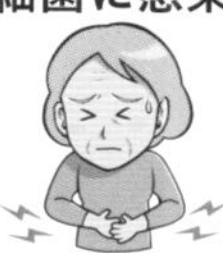

血便の場合はカンピロバクター感染が多い。頻度は少ないが、腸管出血性大腸菌(O-157)に注意

⇒

合併症を引き起こす

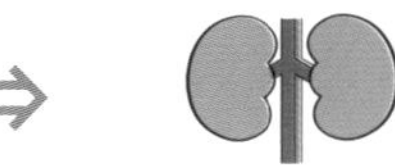

O-157の場合は、ベロ毒素を産生するので溶血性尿毒症症候群(HUS)を合併することがある。急性腎不全となり命にかかわる

*溶血性尿毒症症候群(HUS)は、下痢や発熱があった4~10日後に、元気がない、尿が少ない、むくみ、皮下出血、頭痛、傾眠、痙攣などの症状が出現します。

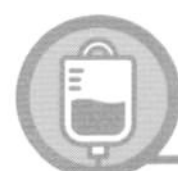

治療法

水分摂取や輸液

- 下痢や嘔吐による脱水症状に対しては、水分摂取で対応する。
- 嘔吐や下痢がひどくて経口摂取できない場合は、絶食して輸液(点滴)で水分や電解質を補う。

薬による治療

細菌性の場合は、抗生剤を投与する。薬剤性の場合は、原因と思われる薬剤の服用を中止する。また、吐き気止めや整腸剤などで症状をやわらげる。

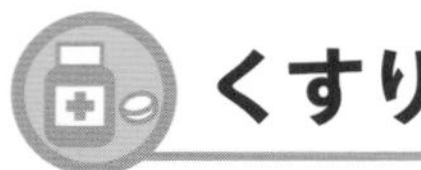

くすり

腸内環境を整え、胃腸炎の症状を改善する薬を紹介します。

分類(一般名)	商品名	効果	副作用
消化器機能異常改善剤(メトクロプラミド)	プリンペラン	胃腸の動きを活発にし、吐き気、嘔吐、食欲不振、膨満感、胸やけなどの症状を改善する	腹痛、下痢、めまい、眠気、手足のふるえなど
整腸剤(ビフィズス菌)	ビオフェルミン	腸内に乳酸菌などを補い、腸内環境を整えることで、下痢、便秘、腹部膨満感などを改善する	特になし

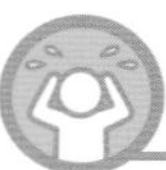

日常生活の注意点

- **脱水症状**→急性胃腸炎では脱水症状の改善が治療の目的となります。水分補給に重点をおきましょう。夏に多く発症するので、氷をなめるだけでも水分補給になります。
- **食欲低下**→急性胃腸炎になると、食事が進まなくなる人が多くなります。そのような場合は無理に食べず、水分を摂るようにします。食べてもらうときは、1回の量を減らして、食事回数を増やすという方法もあります。

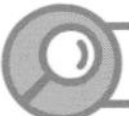

検査データの見方

血液検査

- **脱水の確認**：ヘマトクリット(赤血球)値が高い、または尿素窒素／クレアチニン比(腎機能の指数)25以上など。
- 電解質(ナトリウム、カリウム、クロール)のバランスの確認。

便培養

- カンピロバクター、腸管出血性大腸菌(O-157)、サルモネラなどの細菌性胃腸炎の確定診断。

糞便迅速検査

- ノロウイルス、ロタウイルス、アデノウイルスは糞便で迅速検査ができる。

医療職への上手な伝え方

施設で嘔吐や下痢症状が複数発生した場合

〈会話例〉

昨日から当施設で、**4名の入居者から嘔吐や下痢などの症状**がみられています。うち1名は血便が出ています。**朝昼晩と施設で同じ食事**を召し上がっています

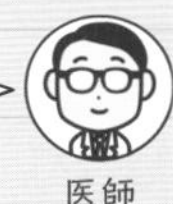

胃腸炎の症状が同時に複数の人から起こっているとなると食中毒かもしれません。外来が終わったら、施設に伺いますね。皆さんには手洗いを徹底するよう伝えてください

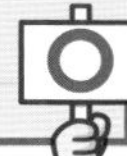

上手な伝え方のコツ

観察した症状を的確に伝える

下痢や嘔吐だけでなく、血便の有無にも注意を払いましょう。

複数の人から発生しているのか情報提供する

複数の人から症状が発生した場合、施設ではわかりやすいですが、在宅の場合はわかりにくいです。デイサービスや配食サービスの利用で発症することもあります。同じ物を食べていないかを確認し、情報提供しましょう。

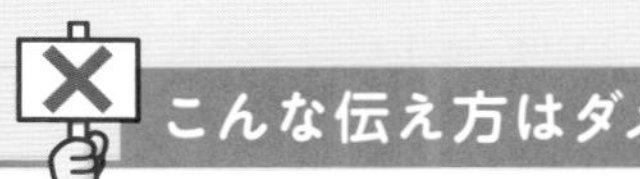

こんな伝え方はダメ

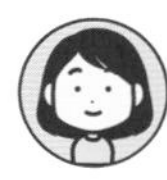

いま施設で**下痢をしている人が何人かいます**。昨日レクリエーションでスイカ割りをして、それを食べたからだと思っています

食中毒の場合は保健所が介入します。今後発症する人や、現在症状のある人の悪化を防ぐためにも、今起きていることを的確に伝え、早めの対応が望まれます。

4 イレウス（腸閉塞）

おさえておきたい症状

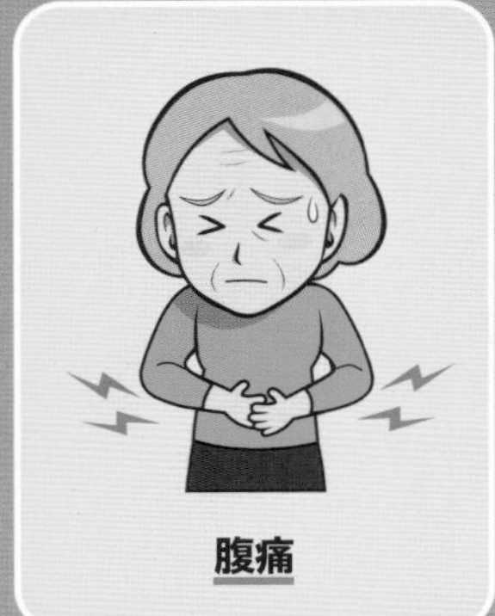
腹痛

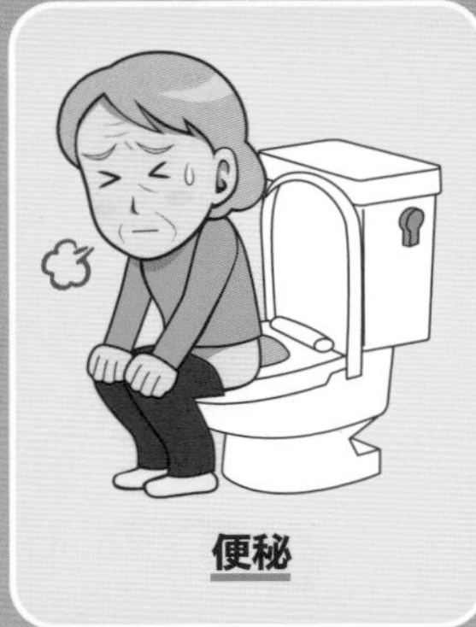
便秘

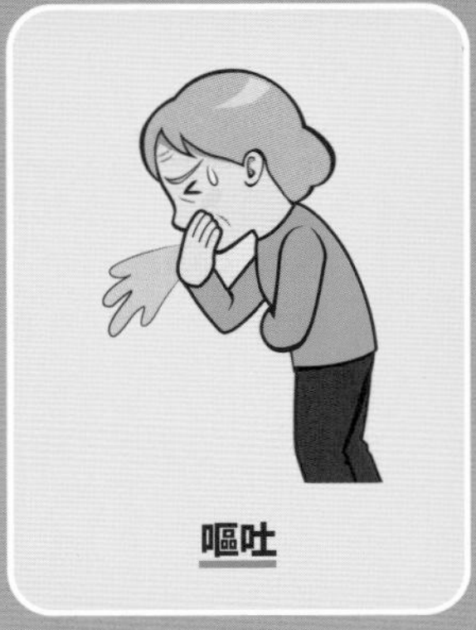
嘔吐

＊腹痛はゆっくりとはじまり、周期的に疝痛（せんつう）（キリキリ痛む）がある。便秘は排便だけでなく、排ガスもない状態であり、腹部膨満の症状もみられる。

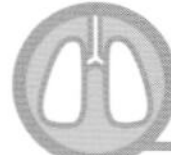

原因・特徴

イレウス（腸閉塞）とは、腸の内容物の肛門側への輸送が障害された状態です。機械的イレウスと機能的イレウスに大別されます。機械的イレウスが９割を占めます。

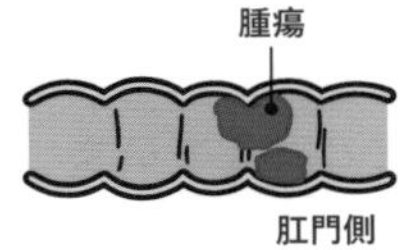

腫 瘍

術後の癒着

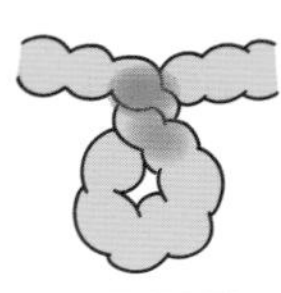
腸捻転

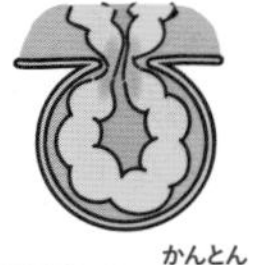
ヘルニア嵌頓（かんとん）

機械的イレウス	腸管の狭窄や屈曲など器質的な病変によるもの。血流障害のないものは閉塞性イレウス、血流障害のあるものは絞扼性イレウス
機能的イレウス	腸管の麻痺や痙攣によって腸が動かない状態

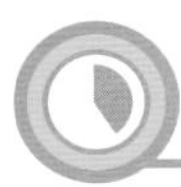

病気の進行

一般的に予後は良好です。閉塞性イレウスの中でも最も多いとされる、開腹手術をした後の癒着性イレウスは、高頻度で再発を繰り返します。また、開腹手術後や腹部の炎症があるときに、腸管がむくんだり動きが悪くなったりすることで、機能的イレウスの一つである麻痺性イレウスになることが多いです。

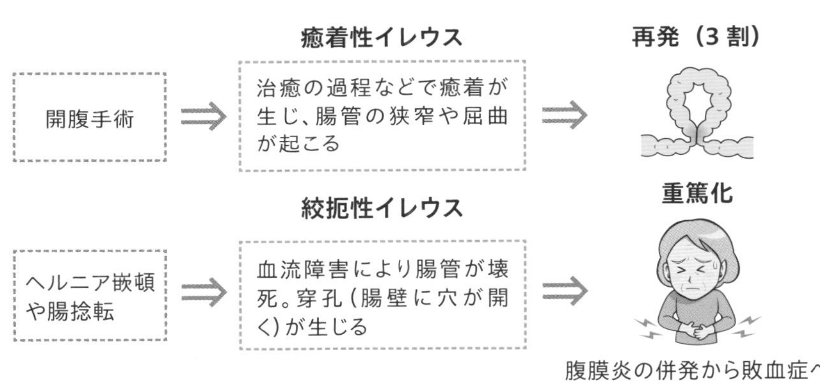

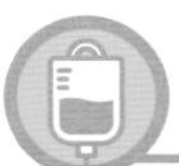

治療法

絶飲食と輸液

嘔吐で経口摂取もできない状態になる。絶飲食で腸管を休めながら、輸液によって高度の脱水を補正する。

イレウスチューブの挿入

長いチューブを鼻から腸まで挿入し、腸内にたまった大量の貯留物を排出し、腸管内で高まった圧を下げる。

改善しない場合

手術療法

- 癒着性イレウス：癒着を剥離する手術または腸管に炎症や狭窄がある場合は腸管の一部を切除する。
- 絞扼性イレウス：捻じれた腸管を戻したり、腸管を締めている組織や壊死した腸管を切除したりする。

4 消化器

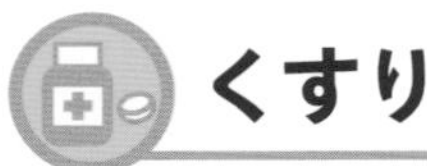

くすり

再発予防の目的で、緩下剤（酸化マグネシウム）や腸管蠕動運動促進薬、漢方薬、パントテン酸を服用します。

分類（一般名）	商品名	効果	副作用
緩下剤（酸化マグネシウム）	マグラックス、マグミット	腸内に水分を引き寄せ、便を軟化し増大させる。便の増大により腸が刺激され、動きが活発となる	軟便、下痢、腹痛など
漢方薬	大建中湯	胃腸を温めて機能を高めることで、消化管の蠕動を整える。消化吸収を促進し、腹部膨満や便秘を解消する	肝機能異常、吐き気、下痢、間質性肺炎、咳嗽など

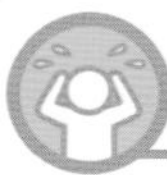

日常生活の注意点

- **お腹が張る**→食事を気をつけるようにしてみましょう。食べ過ぎないようご飯は腹７～８分目で、よく噛んでゆっくり食べます。お腹が張ったら休み、海藻やきのこ、こんにゃくなど不溶性食物繊維は控えるようにします。

検査データの見方

腹部レントゲン、腹部 CT 検査

- **腹部レントゲン**：ニボー像と呼ばれる特徴的なガス像がみられる。
- **腹部 CT 検査**：イレウスの原因として大腸がんなどないかを確認する。

豆知識

- 大腸のイレウスの場合、大腸内視鏡の減圧で改善することがある。
- 大腸がんなど悪性腫瘍が原因であった場合は、発見された時点の病期で予後を推測する。イレウスで見つかる場合は進行がんのことが多い。

医療職への上手な伝え方

便秘がちで嘔吐もみられる場合

〈会話例〉

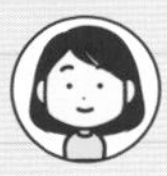
支援者

森田さんですが、**5日間便が出ないうえに、昨夜から嘔吐がありつ**らそうです。どうしましょう

イレウスの再発かもしれませんから、病院を受診してもらいましょう

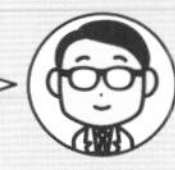
医師

上手な伝え方のコツ

便秘と嘔吐が同時に起きていることを伝える

便秘と嘔吐が同時に起きていたら、まずイレウスを疑うので、2つ一緒に伝えるようにします。イレウスは入院治療が基本となります。術後による癒着性イレウスが最も多く再発を繰り返します。症状をしっかりとおさえ、的確に伝えられるようにしましょう。

こんな伝え方はダメ

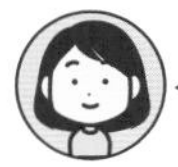

山田さん、**嘔吐があるみたい**なんですけど……

嘔吐のみ伝えていることになり、イレウスを疑うまでにはいかないかもしれません。排便がないこと、嘔吐があることをセットで伝えるようにしましょう。

5 鼠径ヘルニア（脱腸）

おさえておきたい症状

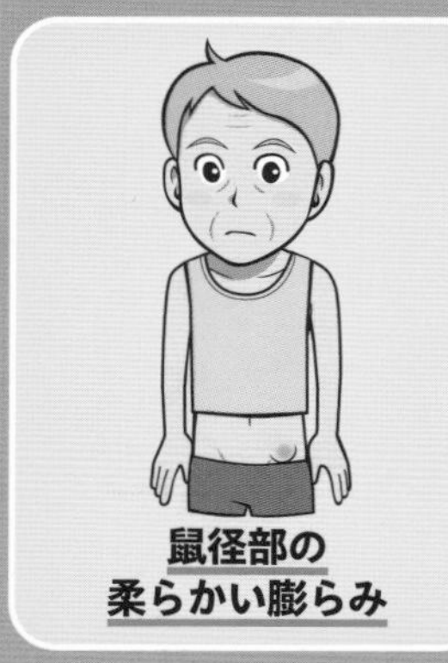
鼠径部の
柔らかい膨らみ

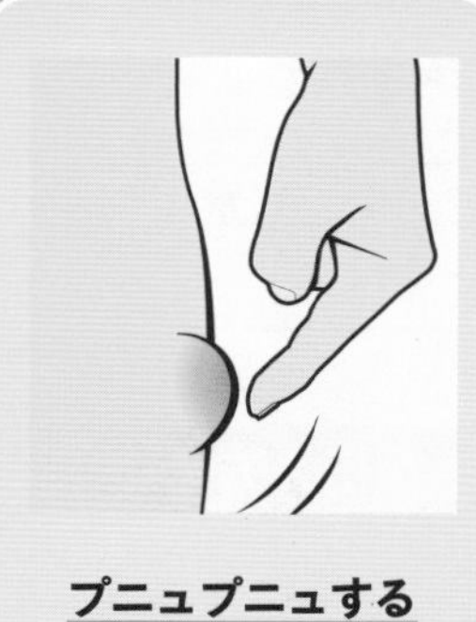
プニュプニュする

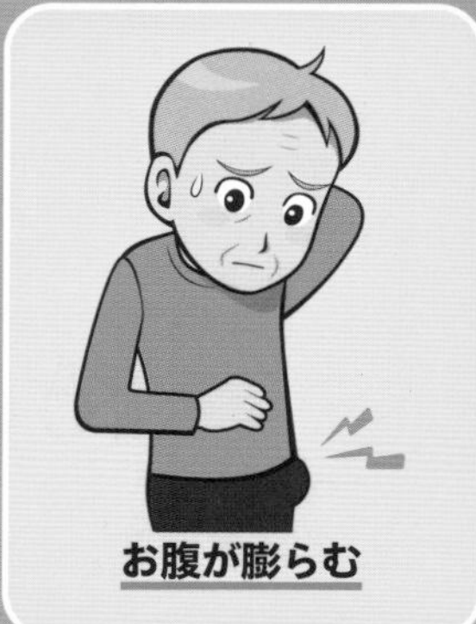
お腹が膨らむ

＊お腹の膨らみは、立ち上がったときやお腹に力を入れたときにみられる。膨らみはプニュプニュしていて、押すと戻る。

原因・特徴

ヘルニアとは、臓器などがからだの本来あるべき部位から飛び出してしまった状態です。鼠径ヘルニアは、足の付け根（鼠径部）から腸の一部が飛び出した状態をいいます。鼠径部にある鼠径管や筋膜が加齢とともに弱まることが原因です。9 割は男性で 50 歳以上に多く、便秘症、肥満、前立腺肥大症、咳をよくする人にみられます。

分 類

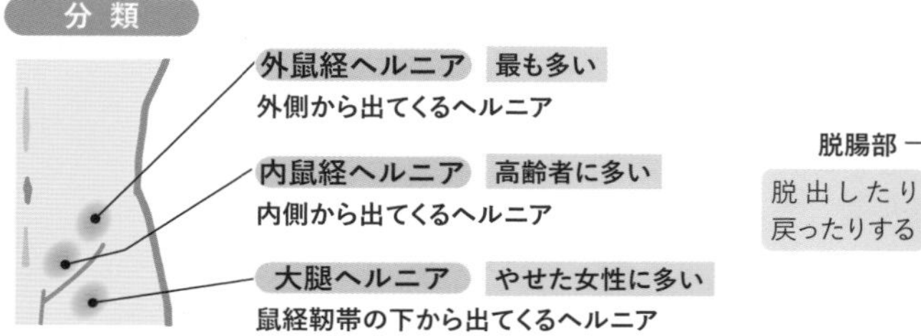

飛び出した部位によって診断がつく

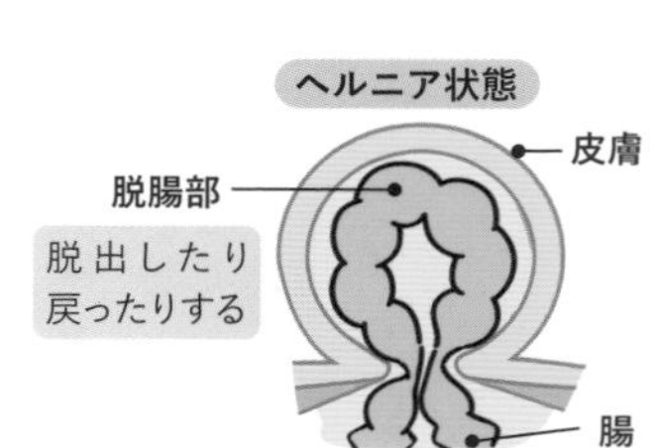

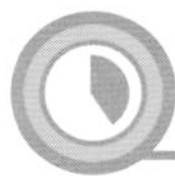

病気の進行

初期の段階では、飛び出した腸を押すと元に戻りますが、再発を繰り返すうちに、腸が周囲の筋肉に締めつけられる状態となり、押しても戻らなくなります。これを嵌頓状態とよび、このようなヘルニアを嵌頓ヘルニアと呼びます。

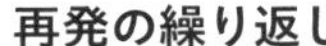

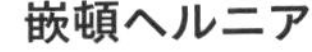

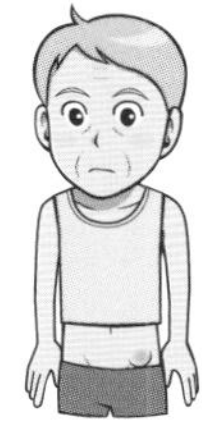

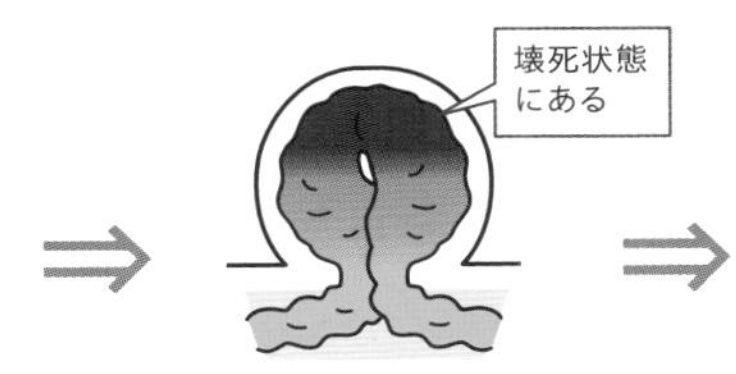

放置すると脱腸部の腸が壊死し、敗血症となり命にかかわってくる。このような場合は緊急手術となる

腸が狭窄し、血流が途絶える。腸閉塞の状態となるため、腹痛、嘔吐、便秘の症状が出る

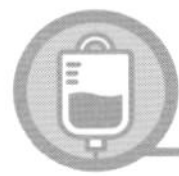

治療法

鼠径ヘルニアは病気というよりも、構造的な問題なので、自然治癒することはまずありません。基本は手術による治療になります。

ヘルニアバンド

腸が飛び出ないように鼠径部を押さえるバンド。押さえているだけなので、治癒するわけではない。

外科的手術

弱っている筋膜の部分をメッシュのシート(人工膜)で塞ぎ、補強する手術を行う。

嵌頓ヘルニア

嵌頓状態では、脱腸部の腸が壊死し、敗血症となり命にかかわってくるため、緊急手術となる。

4 消化器

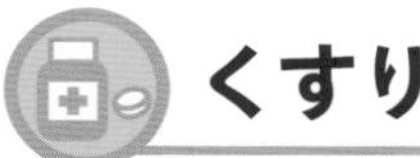

くすり

基本的に薬の治療法はありません。

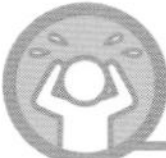

日常生活の注意点

- **生活するなかで脱腸してしまう**→お腹に力が入ると腸が脱出するので、そうならないよう気をつけます。重いものを持ったり、立ちっぱなしの状態になったりするのを避けましょう。トイレでいきんだり、大きなくしゃみをしたりするときにも脱出することがあるので注意しましょう。
- **肥満の傾向がある**→自然にお腹に力が入っている状態なので運動をして、体重管理も意識するようにしましょう。

検査データの見方

基本的には視診と触診で診断されます。診断されたら、腹部超音波検査や腹部CT 検査でヘルニアの部位の詳細を確認します。

- **腹部超音波検査**：腹腔内から連続する腫瘤、腸管の嵌頓の所見を確認する。
- **腹部 CT 検査**：腸管や脂肪組織の脱出の所見を確認する。

豆知識

- 使える制度として、医療保険がある。

医療職への上手な伝え方

柔らかい膨らみがあることを医師に伝える場合

〈会話例〉

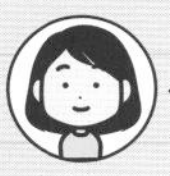

武田さんですが、デイサービスの介護職からの情報によると**足の付け根がポコッと膨らんでいた**そうです。介護職が触ったら柔らかかったそうで、押したらへこんで元に戻りました

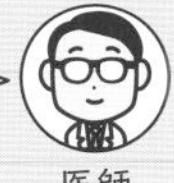

脱腸ですね。今度、外来で診ますね

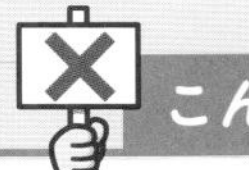

上手な伝え方のコツ

触ると柔らかいという特徴をおさえる

触ると柔らかいことが特徴です。緊急ではありませんが、デイサービスや訪問介護を利用している場合、着替えやおむつ交換時に介護職が変化に気づくこともあります。そうした状態を適切に医療職に伝えられるようにしましょう。嵌頓状態の場合は緊急対応となるので、腹痛や嘔吐など随伴症状をしっかり伝えましょう。

こんな伝え方はダメ

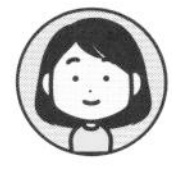

武田さん、**足の付け根にコブ**がありまして……

コブというと腫瘤を連想してしまうおそれがあります。膨らみがあるなど表現を工夫しましょう。

6 胃がん

おさえておきたい症状

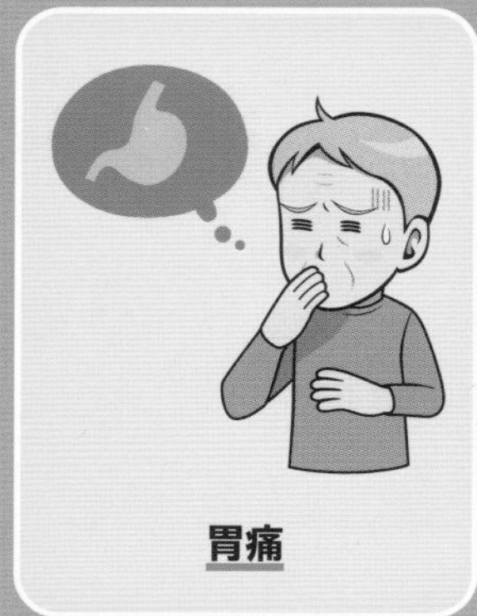
胃痛

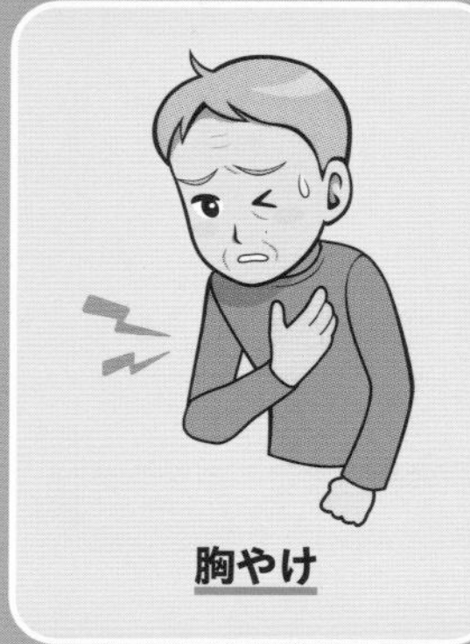
胸やけ

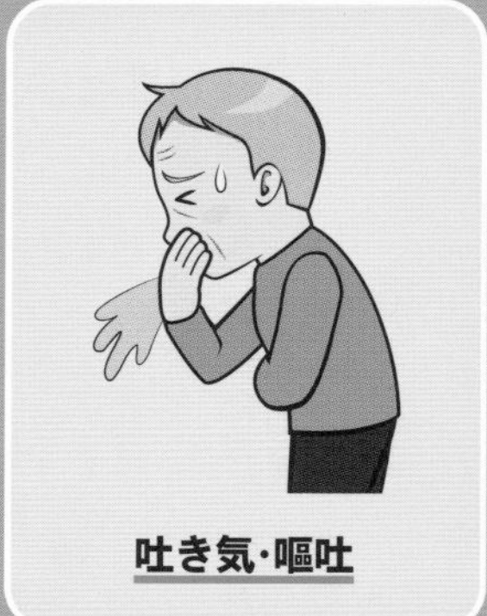
吐き気·嘔吐

その他…胃部不快感、ゲップ、食べ物のつかえ感、食欲不振、体重減少、黒色便、吐血など。初期では無症状が多く、検診で見つかることが多い。

原因·特徴

胃がんは、胃の内側を覆う粘膜（胃粘膜）にできた悪性腫瘍になります。かつては日本人のがんの死因で最も多かったですが、早期診断と治療の進歩により減少傾向にあります。胃粘膜は表面から、粘膜・粘膜下層・筋層・漿(しょう)膜と4層に分かれており、がんがどの層に達しているかで早期がんと進行がんに区別されます。

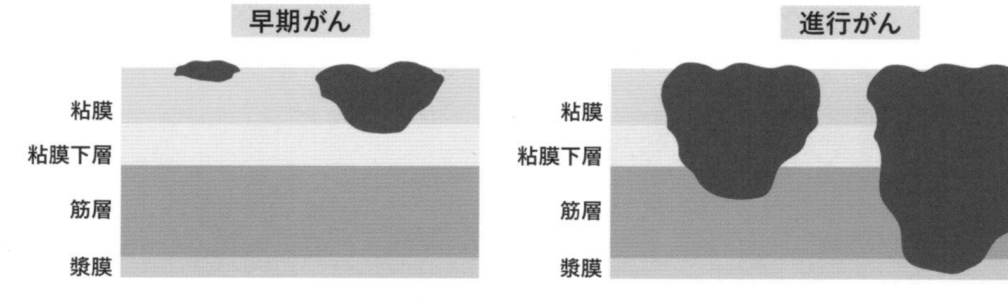

- **原因：喫煙、肉や魚の焦げ、塩分や脂肪分の過剰摂取、過食、過度の飲酒、ヘリコバクター・ピロリ菌の長期にわたる感染。**

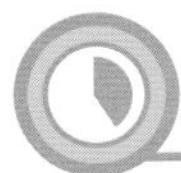

病気の進行

胃がんが進行すると、他の組織に転移していきます。転移には、下記のように3つのルートがあります。スキルス胃がんは、進行が早いタイプの胃がんとして知られています。

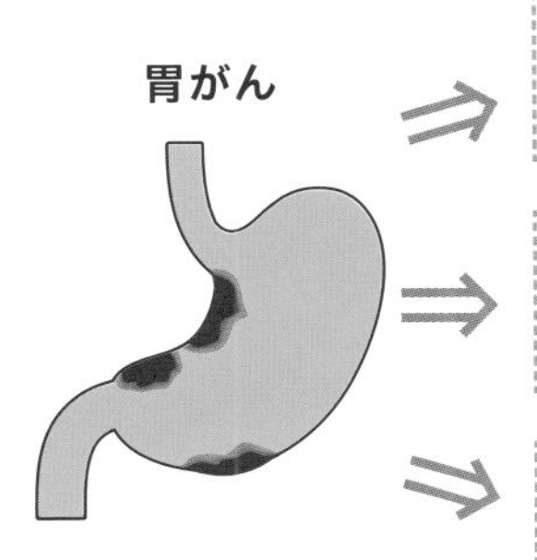

リンパ行性
がんがリンパ管を通って、胃周囲のリンパ節に転移する

血行性
がんが血管を通って、肝臓や肺に転移する

腹膜播種
がんが胃壁を突き破り、腹膜など腹腔内臓器に転移する

治療法

ガイドラインに沿った治療

胃がんの深達度、リンパ節への転移の有無、多臓器への転移の有無などから病期(ⅠA期～Ⅳ期までのステージ)が決まり、胃がん治療ガイドラインに沿って治療が決まる。

手術によるがんの切除

早期の胃がんでは内視鏡を使った切除が行われ、進行がんでは開腹手術となる。侵襲の少ない腹腔鏡手術が実施されることもある。

薬による治療

補助的に薬による治療や、放射線治療を行うことがある。薬による治療は、術後補助化学療法と化学療法の2つがある。

- **術後補助化学療法**：Ⅱ期およびⅢ期の術後に行う。
- **化学療法**：Ⅳ期の切除できない場合や再発の胃がんに行う。

4 消化器

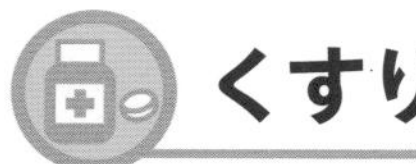

くすり

ここでは、術後補助化学療法によく使われる抗がん剤を紹介します。

分類（一般名）	商品名	効果	副作用
抗がん剤 **（テガフール・ギメラシル・オテラシルカリウム）**	ティーエスワン	がん細胞の増殖を抑える薬。経口薬で、従来の抗がん剤よりも副作用が少ないことで知られている	白血球減少、血小板減少、下痢、口内炎、肝機能障害、色素沈着など

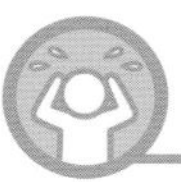

日常生活の注意点

- **胃の切除による影響→胃の切除後は、食事を摂ると動悸やめまいなどの症状が出るダンピング症候群が起こります。食事は消化のいいものを少しずつ、複数回に分けてゆっくりと食べるようにします。**

＊早期ダンピング症候群は、食べ物がすぐに小腸に移行することで起こります。

＊晩期ダンピング症候群は、食後 2 時間～3 時間後にホルモンの乱れにより低血糖状態を発症します。

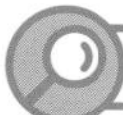

検査データの見方

X 線造影検査

- バリウムを飲むことで、胃部の陥凹性（へっこんだ状態）病変や隆起性病変がわかる。

内視鏡検査

- 胃カメラで、がん病変を確認し生検する。生検によって病理診断がつく。

血液検査

- **腫瘍マーカー**：CEA（基準値 5.0ng/ml 以下）が基準値を超える。
  CA19-9（基準値 37.0U/ml 以下）が基準値を超える。

CT 検査、超音波検査

- 多臓器への転移やリンパ節への転移、腹水の有無などを評価する。

豆知識

- 使える制度として、医療保険がある。

医療職への上手な伝え方

胃を切除した人の嘔吐を伝える場合

〈会話例〉

支援者

胃の切除をされて退院してきた中野さんですが、**食後に動悸やめまい**があるそうです。パクパクッと、**一気に食べてしまう方で**……

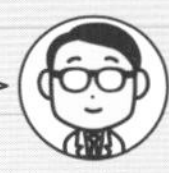
医師

術後のダンピング症候群かもしれませんね。1回の食事量を減らして、回数を増やすようにしてみましょうか。ゆっくり食べるように伝えてください

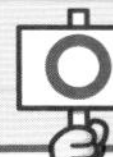
上手な伝え方のコツ

ダンピング症候群の症状を押さえる

胃がんは早期発見・早期治療によって、回復する人が増えてきました。術後のダンピング症候群では、動悸、めまい、冷や汗、顔面紅潮、倦怠感、腹痛、吐き気、嘔吐、手のふるえなどの症状が出ます。こうした症状が出ることを気に留めておくようにしましょう。

こんな伝え方はダメ

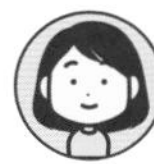

中野さん、**食後にドキドキする**って言っているんですけど……

動悸があることはわかりますが、胃の切除をした術後であることを伝えることで、医療職の受け止め方は変わってきます。

7 大腸がん

おさえておきたい症状

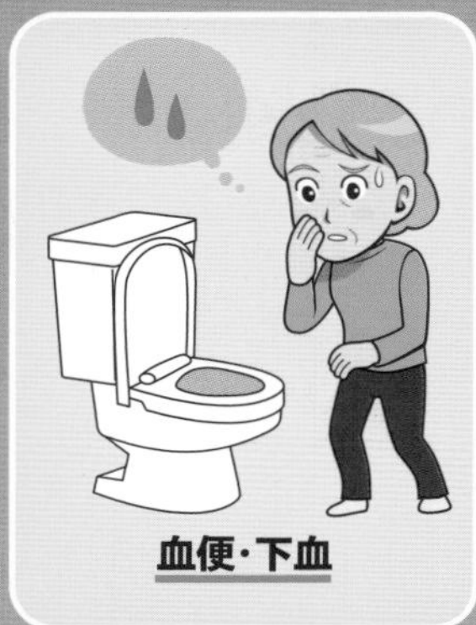

血便・下血

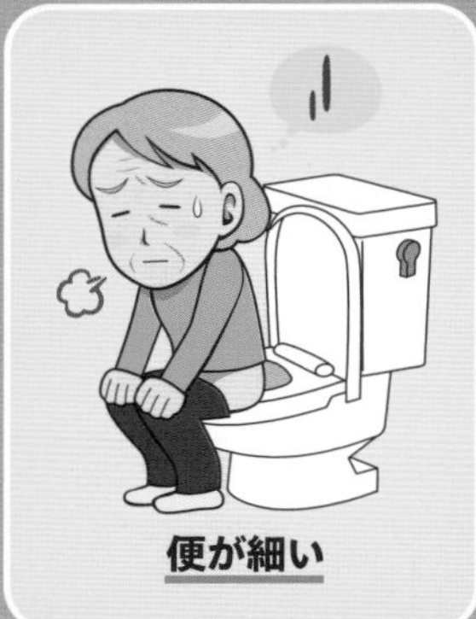

便が細い

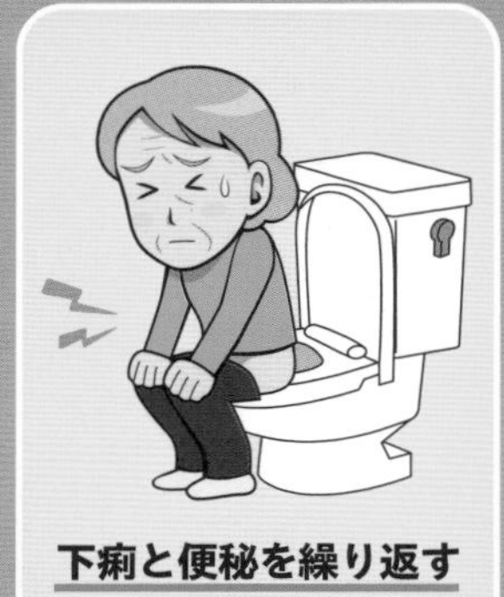

下痢と便秘を繰り返す

その他…便感、腹痛、腹部膨満感、体重減少。
＊初期は無症状が多く、検診などで見つかることが多い。

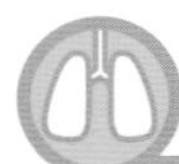 原因・特徴

大腸がんは、大腸（盲腸、上行結腸、横行結腸、下行結腸、S 状結腸、直腸、肛門）に発生するがんの総称です。日本人はS 状結腸と直腸にがんができやすいといわれています。食生活の欧米化により増加傾向にあり、50 歳を過ぎると罹患率が高くなります。

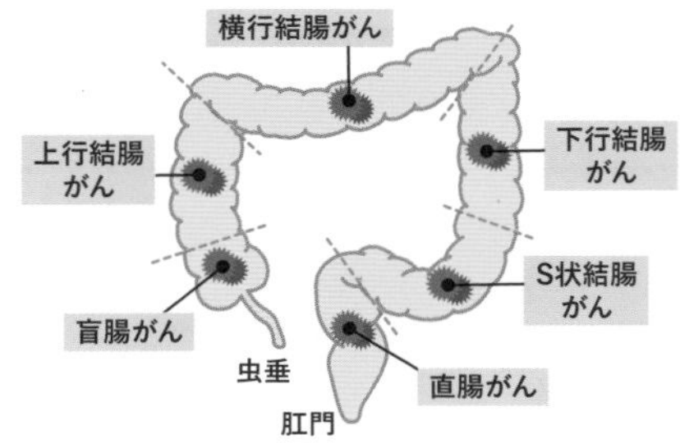

- **原因**：喫煙、飲酒、肥満、脂肪分の多い食事、加工肉、赤肉（牛、豚、羊などの肉）など。

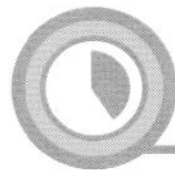

病気の進行

大腸がんが進行すると、他の組織に転移していきます。転移には、下記のように３つのルートがあります。大腸がんは特に、肝臓に転移することが多いです。

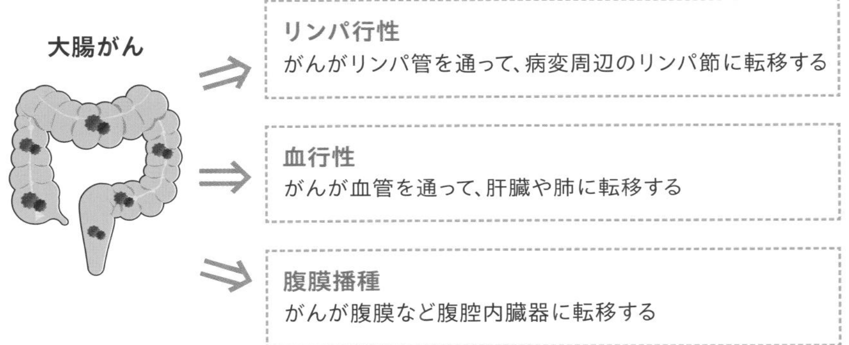

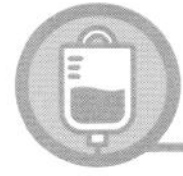

治療法

ガイドラインに沿った治療

大腸がんの深達度、リンパ節への転移の有無、多臓器への転移の有無などから病期(0期〜Ⅳ期までのステージ)が決まり、大腸がん治療ガイドラインに沿って治療が決まる。

手術によるがんの切除

- 早期の大腸がんでは内視鏡を使った切除が行われ、進行がんでは開腹手術や侵襲の少ない腹腔鏡手術が実施される。
- 直腸がんでは、がんの部位によって人工肛門(ストーマ)となる場合がある。

薬による治療

補助的に薬による治療や、放射線治療を行うことがある。薬による治療は、術後補助化学療法と化学療法の2つがある。

- **術後補助化学療法**：Ⅱ期およびⅢ期の術後に行う。
- **化学療法**：Ⅳ期の切除できない場合や再発の大腸がんに行う。

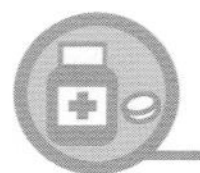

くすり

大腸がんの薬による治療は近年目覚ましく発展しています。従来からの抗がん剤と、がんの特徴を狙い撃ちする分子標的薬があり、1種類あるいは組み合わせて使います。ここでは、術後補助化学療法によく使われる抗がん剤を紹介します。

分類(一般名)	商品名	効果	副作用
抗がん剤(テガフール・ギメラシル・オテラシルカリウム)	ティーエスワン	がん細胞の増殖を抑える薬。経口薬で、従来の抗がん剤よりも副作用が少ないことで知られている	白血球減少、血小板減少、下痢、口内炎、肝機能障害、色素沈着など

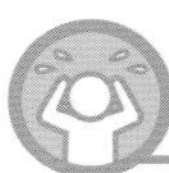

日常生活の注意点

- **ストーマのケア→人工肛門(ストーマ)があるかないかで術後のケアは大きく変わってきますが、適切なケアを覚えれば日常生活を送ることができます。パウチ(排泄物などをためる袋)を装着していれば入浴も可能で、旅行にも行けます。**

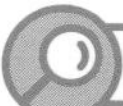

検査データの見方

注腸検査

- 大腸のX線造影検査のこと。陥凹性(かんおうせい)(へっこんだ状態)病変や隆起性病変がわかる。

内視鏡検査

- 大腸カメラで、がん病変を確認し生検する。生検によって病理診断がつく。

血液検査

- **腫瘍マーカー**:CEA (基準値5.0ng/ml以下)が基準値を超える。
  CA19-9 (基準値37.0U/ml以下)が基準値を超える。

CT検査、超音波検査

- 多臓器への転移やリンパ節への転移、腹水の有無などを評価する。

豆知識

- 人工肛門(ストーマ)を造設した場合は、身体障害者手帳の対象となる。

医療職への上手な伝え方

異変がみられる便の性状を伝える場合

〈会話例〉

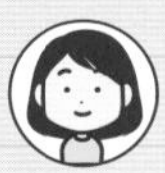
支援者

三沢さんですが、ここのところ便が細くて、**2、3日前には血も混じっていた**みたいです

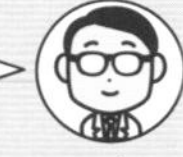
医師

そうですか。では、次の予約を待たないで、早めに外来を受診するよう伝えてください

上手な伝え方のコツ

便の変化は1つのサイン

大腸がんは、便に変化がでてくることが1つのサインとなります。便の情報をしっかり伝えられるようにしましょう。

便の性状を伝える

胃潰瘍や胃がんが黒色便だったのに対し、大腸がんでは赤色の血便が出ます。細い便になる理由は、がんによって狭くなった腸を通過するためです。

こんな伝え方はダメ

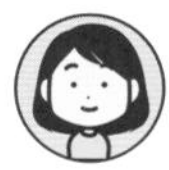

三沢さん、便秘みたいで。**力んでも少ししか出ないみたいで**……

便秘があることしか伝わらないため、便が細いことや、便の色を伝えることが大事です。

4 消化器

8 慢性肝炎・肝硬変・肝がん

おさえておきたい症状

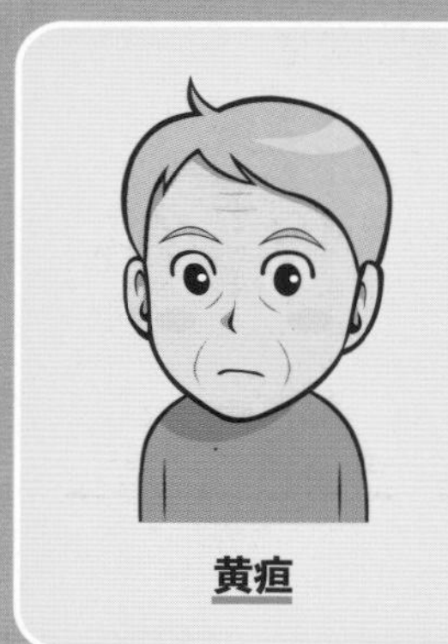
黄疸

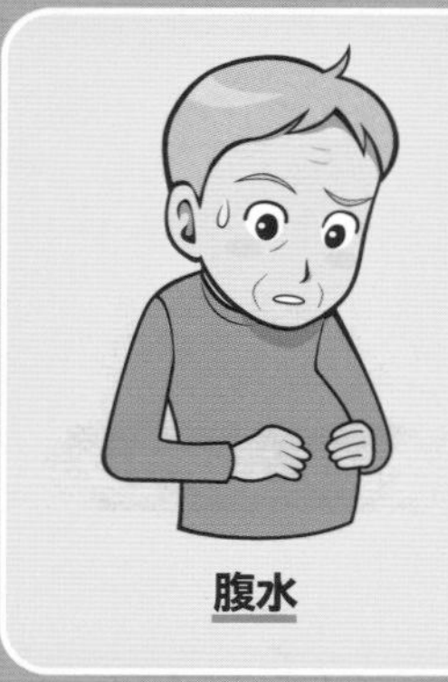
腹水

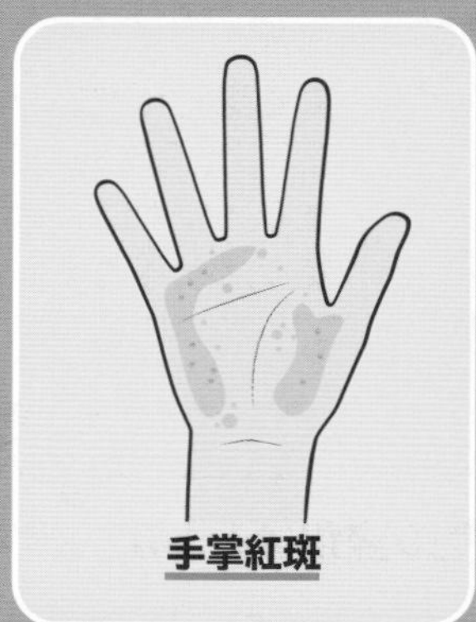
手掌紅斑

＊慢性肝炎：倦怠感、易疲労感、食欲不振、吐き気など。
＊肝硬変：倦怠感、女性化乳房、クモ状血管腫、歯肉出血、吐血、浮腫、振戦など。
＊肝がん：倦怠感、食欲不振、吐き気、黄疸、右上腹部のしこり、腹痛など。

原因・特徴

ウイルス、アルコール、自己免疫疾患、薬剤などが原因で肝臓に炎症が起こり、急性肝炎または慢性肝炎が発症します（ウイルス性が８割を占める）。慢性肝炎から肝硬変や肝がんが起こります。肝臓は止血作用の凝固因子をつくっており、肝障害になるとこの機能が低下し、出血傾向となります。

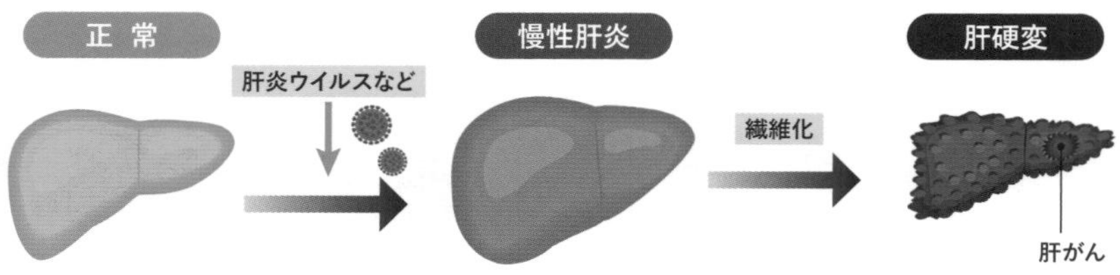

- **ウイルス性肝炎**は、ウイルスの種類によってＡ型〜Ｅ型に分かれる。**慢性肝炎**はＢ型、Ｃ型（血液や性交渉から感染）。**急性肝炎**は、Ａ型（経口感染）。

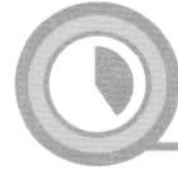

病気の進行

肝臓は沈黙の臓器といわれ、症状がなかなか出ないことが多いです。進行した症状（黄疸、腹水、腹壁静脈怒張、食道静脈瘤など）が、肝硬変の諸症状と考えてよいです。黄疸は血液のビリルビン（赤血球にある黄色い色素）が増えることで、処理ができなくなってからだが黄色くなります。

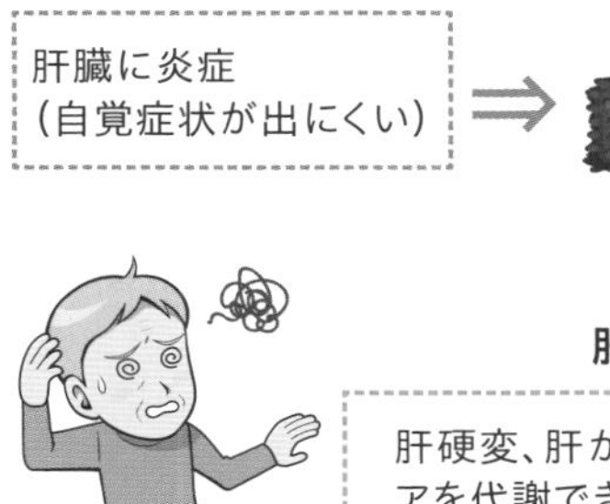

肝硬変

肝臓を通って血液が心臓に戻りにくくなる。食道静脈が使われ、食道静脈瘤が発生し、吐血につながる。腹壁静脈が使われ怒張する

肝性脳症

肝硬変、肝がんなどの進行で肝性脳症となる。肝臓でアンモニアを代謝できなくなることで起こり、錯乱や昏睡状態に陥る

＊まれにがんが破裂して、腹腔内出血となり出血性ショックを起こします。
＊肝がんは、肝臓内で再発することが多く、肺、リンパ節、副腎、脳、骨などに転移します。

治療法

肝炎の治療

- 安静(臥位で休む)にし、肝臓の血流を増やす。
- B 型および C 型肝炎は抗ウイルス剤の服用とインターフェロン注射を行う。ワクチンは B 型肝炎のみ。

肝硬変や末期がんの治療

肝臓そのものへの治療薬はなく対症療法となる。

- 出血傾向の場合：ビタミン K の補給、輸血。
- 腹水や浮腫の場合：利尿剤、腹水穿刺(腹水を抜く)、アルブミン補充。
- 肝性脳症の場合：高アンモニア血症用剤。

肝がんの治療

①切除手術、②焼しゃく療法、③冠動脈塞栓療法、④分子標的薬、⑤肝移植

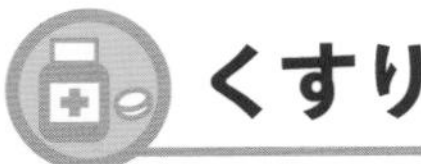

くすり

慢性肝炎、肝硬変、肝がんすべてで使用される肝機能改善薬と、肝性脳症で使用する高アンモニア血症用剤を紹介します。

分類（一般名）	商品名	効果	副作用
肝機能改善薬（ウルソデオキシコール酸）	ウルソ	肝臓の血流を増やし、肝細胞を守る。胆汁の流れもよくし、肝機能を改善する	軟便、下痢、食欲不振、吐き気など
肝機能改善薬（グリチルリチン酸）	グリチロン配合錠	グリチルリチンは甘草にある成分。肝臓を守り、炎症を抑える	腹痛、低カリウム血症、頭痛、血圧上昇、偽アルドステロン症など
高アンモニア血症用剤（ラクツロース）	モニラック	便通をよくし、血中のアンモニアを減らす。シロップ、ゼリー、散剤などの形態がある	下痢、腹部膨満感、お腹のゴロゴロなど

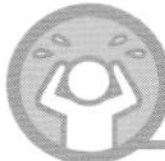

日常生活の注意点

- **家族に感染するか心配→注意すべき事項を守って日常生活を送れば感染することはありません。歯ブラシ、カミソリ、ピアスなど血液がつく可能性のあるものを家族と共用しない。血液や分泌物がついたものはむき出しにしない。傷、皮膚炎、鼻血、月経血などはできるだけ自分で手当てするようにします。**

検査データの見方

血液検査のほかに、腹部超音波検査や腹部 CT 検査で状態を確認します。

AST(GOT)、ALT(GPT)、γGTP	AST（基準値 7 ～ 38U/L）、ALT（基準値 4 ～ 44U/L）：慢性肝炎では 3 桁。γ GTP（基準値：男性 50 以下 IU/L、女性 30 以下 U/L）：脂肪肝などで特に上昇。アルコール多飲者は高い。
総ビリルビン	基準値 0.2 ～ 1.2mg/dl より上昇の場合、黄疸の可能性。
アルブミン	基準値 3.9 ～ 4.9g/dl を低下すると、肝硬変が疑われる。
アンモニア	基準値 30 ～ 80 μ g/dl より上昇の場合、肝性脳症の可能性。
腫瘍マーカー	AFP、PIVKA- IIで、肝がんでは基準値の上昇がみられる。

豆知識

- B 型肝炎や C 型肝炎は医療費助成制度がある。B 型肝炎や C 型肝炎が原因の肝がん、重度の肝硬変にも医療費助成制度がある。

医療職への上手な伝え方

黄疸を見つけたことを伝える場合

〈会話例〉

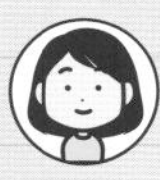
支援者

末期の肝がんの山中さんのお宅に来ています。前回より**目が黄色くなった**感じがします。昨日の訪問看護の記録では**腹囲に変化はありません**。少し心配になったので……

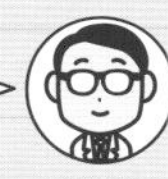
医師

黄疸がはじまったのかもしれませんね。明日、訪問するので血液検査してみます

上手な伝え方のコツ

肝硬変の多彩な症状を知っておく

肝障害の最終段階が肝硬変です。肝硬変の多彩な症状を知っておきましょう。例えば、黄疸はまずは眼球結膜が黄色くなり、次第に全身の皮膚が黄色くなります。尿も茶色っぽくなります。

腹水が増えてきたことを腹囲で医師や看護師が評価していることも知っておきましょう。

こんな伝え方はダメ

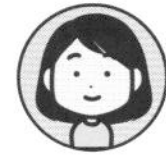

山中さん、**変わりないです**。腹囲も同じです。

末期の肝がんでは黄疸はいずれみられる症状なので、肝硬変の症状を意識して、変化がないか気づけるとよいでしょう。

9 膵臓がん

おさえておきたい症状

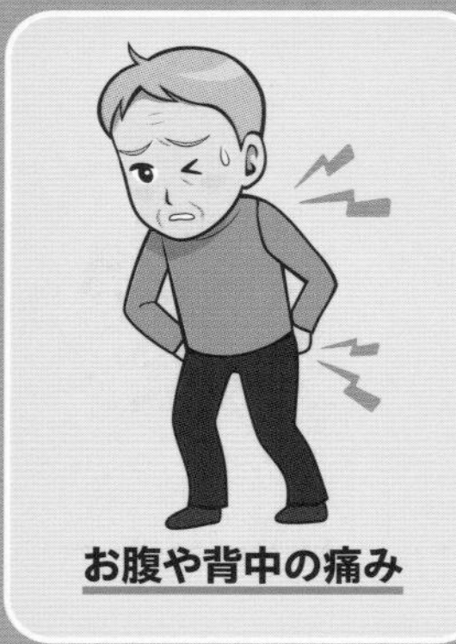

お腹や背中の痛み

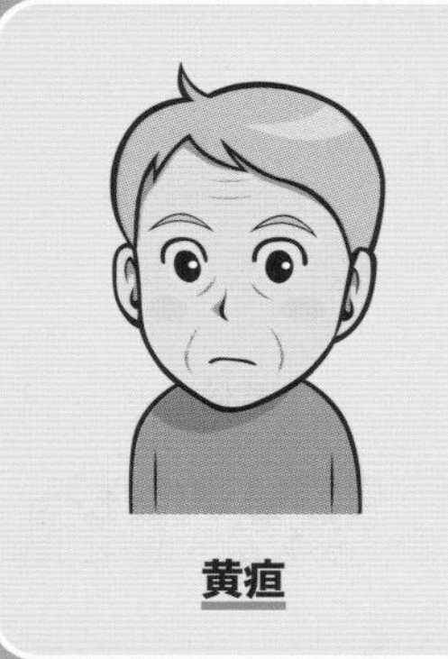

黄疸

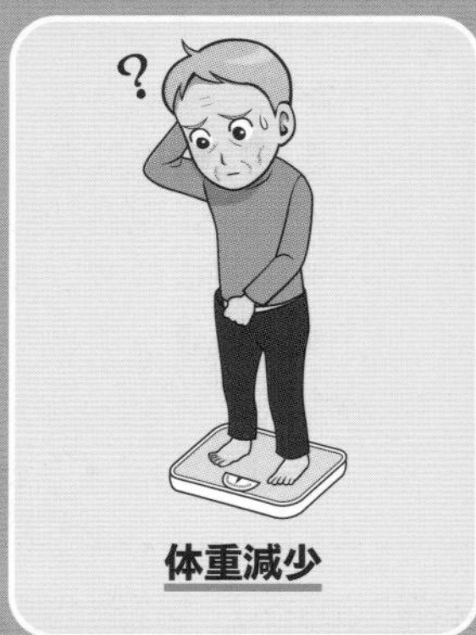

体重減少

その他… 吐き気、食欲不振、白色便、皮膚掻痒。症状に乏しく、がんが進行するまで無症状のことが多い。

原因・特徴

膵臓は胃の後ろ、つまり背中側にあります。消化液の膵液や、血糖値を調整するグルカゴンやインスリン等のホルモンをつくる臓器になります。

膵がんの9割は膵管でできた腫瘍で、糖尿病の急激な悪化から膵がんが見つかることもあります。

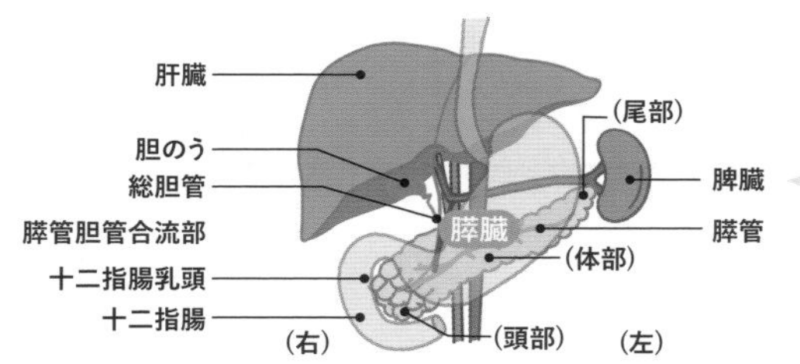

肝臓でつくられた消化液の胆汁は胆管を通り、途中で膵臓の膵管と合流して、十二指腸に開口する

- **膵臓の頭部にがんができた場合、胆管を流れる胆汁を止めてしまうため、皮膚には黄疸が生じる。便の色をつけている胆汁が出ないため、白色便となる。**

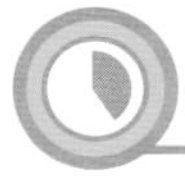

病気の進行

膵臓は検査もしづらく早期の発見が難しいです。進行も早く、発見時はすでに進行していたり、末期で発見される場合もあり、予後不良のがんの 1 つになります。膵臓がんが進行すると、他の組織に転移し、腹水や消化管出血が生じます。

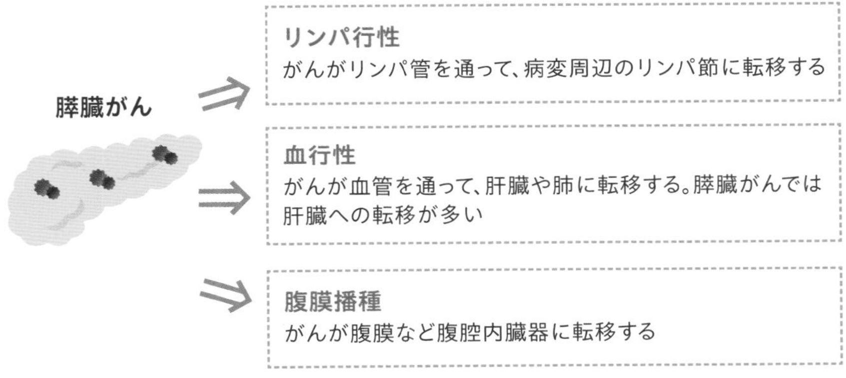

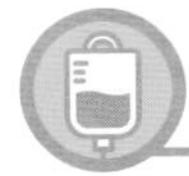

治療法

ガイドラインに沿った治療

膵臓がんの大きさ、リンパ節への転移の有無、多臓器への転移の有無などから病期（I期～Ⅳ期までのステージ）が決まり、膵がん診療ガイドラインに沿って治療が決まる。

手術によるがんの切除

がんの部位や病期により、膵頭十二指腸切除術、膵体尾部切除術、膵全摘術がある。

薬による治療

補助的に薬による治療や、放射線治療を行うことがある。抗がん剤による治療を行うことが多く、複数の薬が存在する。病期によって 1 種類または組み合わせたりして使う。

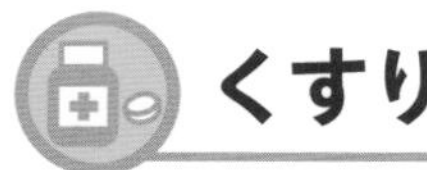

くすり

ここでは1種類のみで使う内服薬を紹介します。

分類（一般名）	商品名	効果	副作用
抗がん剤（テガフール・ギメラシル・オテラシルカリウム）	ティーエスワン	がん細胞の増殖を抑える薬。経口薬で、従来の抗がん剤よりも副作用が少ないことで知られている	白血球減少、血小板減少、下痢、口内炎、肝機能障害、色素沈着など
抗がん剤（エヌトレクチニブ）	ロズリートレク	分子標的薬として特定のたんぱくに結合して、がん細胞の増殖を抑える	味覚異常、めまい、便秘、下痢、疲労、浮腫、体重増加など

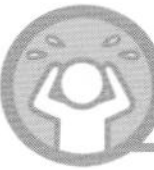

日常生活の注意点

- **吐き気や嘔吐**→膵臓がんでは消化不良によって、吐き気や嘔吐の症状があります。1回の食事量を減らし、食事の回数を増やしてみましょう。
- **インスリン治療**→膵臓全摘の手術を受けた場合は、体内でインスリンをつくれなくなります。よって、インスリン補充のために生涯、インスリン治療が必要となることを知っておきましょう。

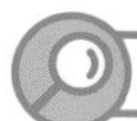

検査データの見方

血液検査

アミラーゼ	基準値4～122U/Lの上昇は、膵炎、膵がんを疑う。
直接ビリルビン	基準値0.03～0.4mg/dlの上昇は、胆管がつまり黄疸が出現する。
血糖値	膵臓がんでインスリンなどのホルモン異常が生じたときに上昇する。
腫瘍マーカー	CA19-9（基準値37.0U/ml以下）：膵臓がんの8割が上昇。 CEA（基準値5.0ng/ml以下）の上昇。

腹部超音波検査、腹部CT検査

- 腫瘍の存在のほか、膵管拡張、腹水の有無や転移を確認する。

内視鏡的逆行性胆管膵管造影検査（ERCP）

- 胃カメラを十二指腸の奥まで進めて、X線も使って胆管膵管を造影する。同時に細胞診、生検を実施し、病理的な確定診断を得る。

医療職への上手な伝え方

便が白っぽいと本人が言っていた場合

〈会話例〉

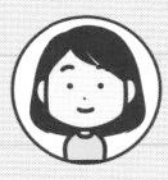
支援者

一人暮らしの野田さん、とても元気なのですが、ここのところ**便が白っぽい**みたいです。体重もこの２か月で５キロ減少しています

それは心配ですね。明日、外来に来てもらいましょうかね

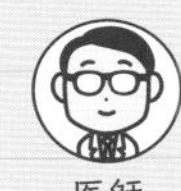
医師

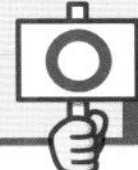

上手な伝え方のコツ

便が白いという特徴をおさえる

白色便は特徴的です。胆管系や膵臓の病気を疑います。アンテナを張り、本人が言っていたことを上手に伝えるようにしましょう。バリウム検査の直後も白色便になるので、覚えておきましょう。

こんな伝え方はダメ

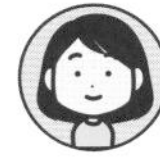

一人暮らしの野田さんですが、**便が白いって言っているんですよ**。認知機能が低下したのでしょうか？

白色便はありえないという先入観でいると、認知機能が低下したという認識と伝え方になってしまいます。便の色や性状は、病気を見つける手がかりになることを知っておきましょう。

4 消化器

5 泌尿器

慢性腎臓病（CKD）

p.118

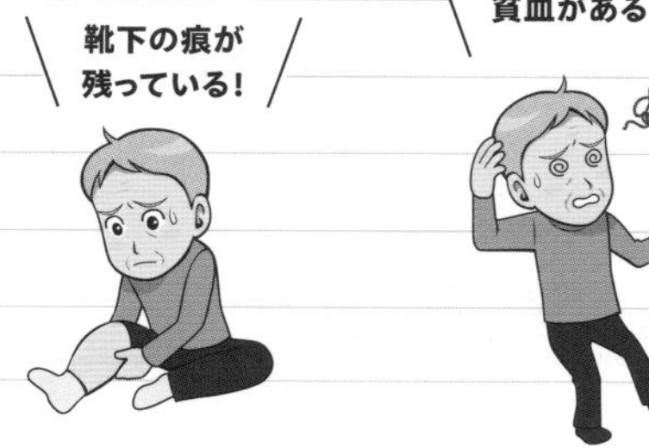

尿路結石

p.122

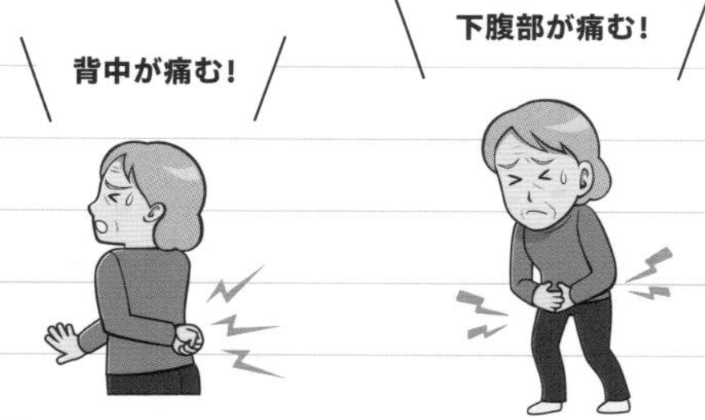

前立腺肥大症

p.126

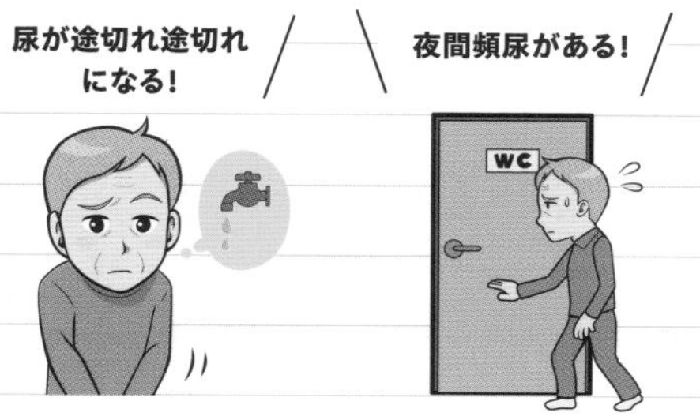

☑ 膀胱炎・腎盂腎炎（尿路感染症）―― p.130

排尿時や排尿後に
痛みがある！

尿の混濁がある！

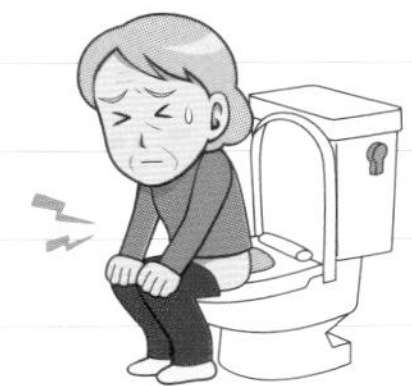

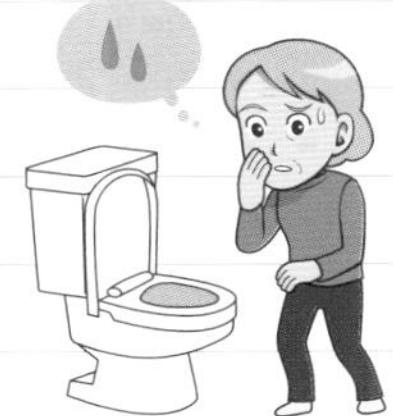

☑ 慢性腎不全 ―― p.134

ふらつきがみられる！

倦怠感がある！

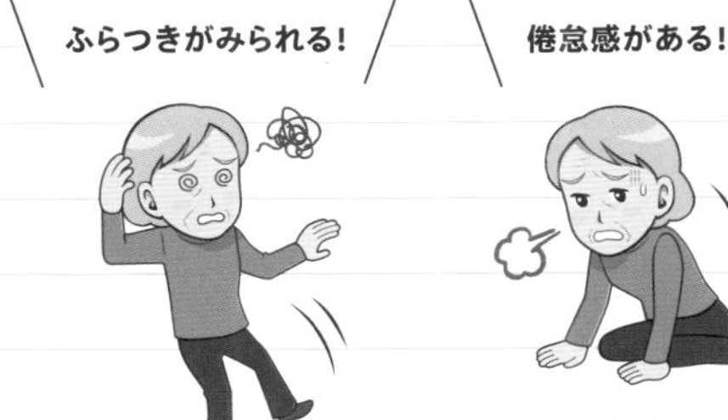

☑ 膀胱がん ―― p.138

排尿痛がある！

残尿感がある！

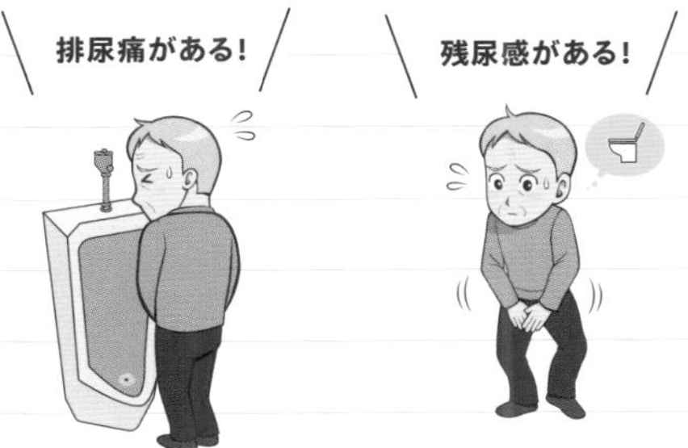

1 慢性腎臓病（CKD）

おさえておきたい症状

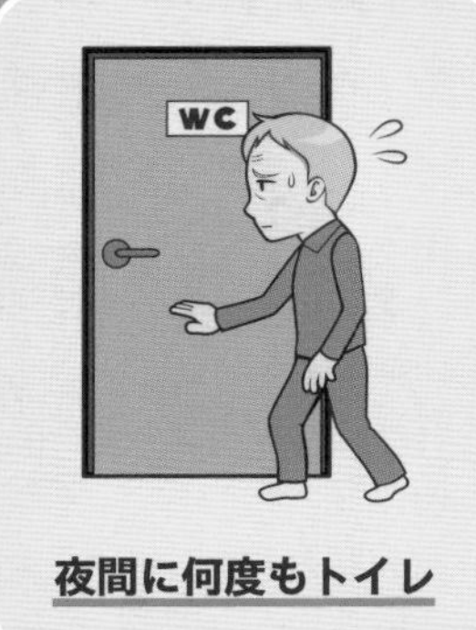

夜間に何度もトイレ

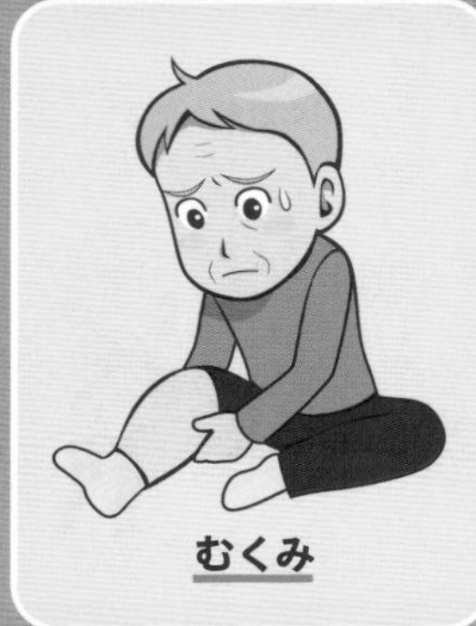

むくみ

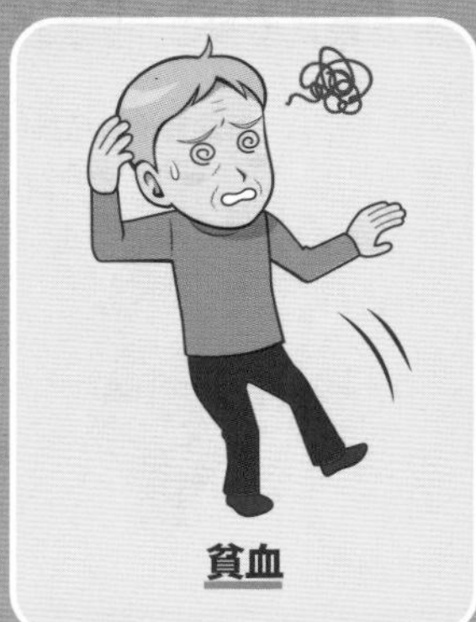

貧血

＊初期は、自覚症状はない。

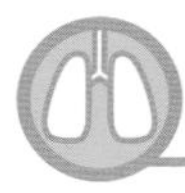

原因・特徴

慢性腎臓病（Chronic Kidney Disease: CKD）は、慢性的に腎臓が障害されている病態を広く包括する概念です。日本での罹患者も多く、生活習慣病の一つと考えられようになりました。定義は、尿たんぱく（アルブミン尿）陽性または腎機能低下（GFR ＜ 60ml/ 分 /1.73m^2）のどちらか、あるいは、両方を満たす状態が 3 か月以上持続している場合を指します。

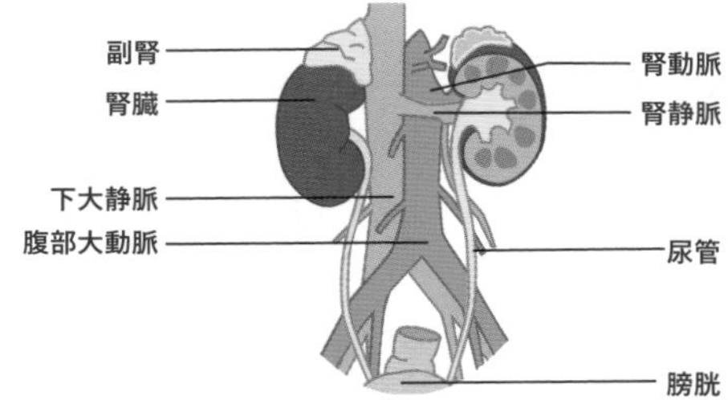

- **リスク要因：男性、加齢、喫煙、高血圧、肥満、脂質異常症、糖尿病、高尿酸血症、メタボリックシンドローム。**

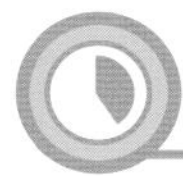

病気の進行

慢性腎臓病を放置したまま進行すると慢性腎不全となり、透析および腎移植の検討が必要となります。高血圧や糖尿病などの生活習慣病からの発症が多く、心筋梗塞や脳梗塞を発症する頻度も高くなります。

eGFR	ステージG1 90以上	ステージG2 60〜89	ステージG3a、b 30〜59	ステージG4 15〜29	ステージG5 15未満
腎臓機能	正常 ⇒	軽度低下 ⇒	中等度 〜	高度低下 ⇒	腎不全
症状	自覚症状なし ⇒	むくみ、倦怠感など ⇒	透析、腎移植の準備		

治療法

生活習慣の改善

禁煙、定期的な運動、大量の飲酒を回避する。

食事療法

十分なエネルギー摂取量を確保しつつ、たんぱく質、塩分、リンの摂取を制限する。ステージ G3b 以上ではカリウムの制限を要する場合がある。

薬による治療

①原因疾患の治療：糸球体腎炎であれば、その治療を行う。
②生活習慣病の治療

- **高血圧**:ACE（アンジオテンシン変換酵素）阻害薬、ARB（アンジオテンシンⅡ受容体拮抗薬）
- **脂質異常症**：スタチン
- **高尿酸血症**：尿酸生成抑制薬
- **貧血**：鉄剤、エリスロポエチン製剤
- **むくみ**：利尿剤
- **高リン血症**：リン吸着薬

⇒ステージ G3b 以降から透析や腎移植の検討や準備をはじめ、ステージ G4 の腎不全の段階で導入する。

5 泌尿器

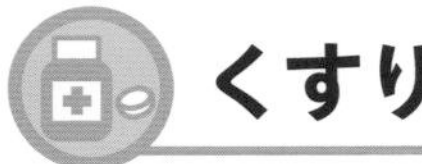

くすり

ここでは、生活習慣病の治療薬を紹介します。

分類(一般名)	商品名	効果	副作用
降圧剤(ACE阻害剤)(エナラプリル)	レニベース	腎臓を保護し、血圧を下げる	クレアチニン上昇、貧血、白血球減少、発疹、めまい、頭痛、咳など
降圧剤(ARB)(アジルサルタン)	アジルバ	腎臓を保護し、尿たんぱくを減少させ、血圧を下げる	めまい、頭痛、カリウム上昇、尿酸上昇、下痢、発疹など
高尿酸血症治療剤(アロプリノール)	ザイロリック	尿酸の生成を抑え、高尿酸血症を改善する。痛風にも使う	発疹、蕁麻疹、かゆみ、食欲不振、下痢、軟便など
利尿剤(フロセミド)	ラシックス	むくみをとり、血圧を抑える	脱力感、めまい、低カリウム、低ナトリウム、尿酸上昇など

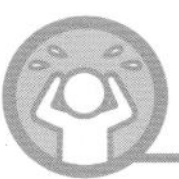

日常生活の注意点

- **むくみが出やすい→慢性腎臓病のむくみは、足や顔に出やすいです。足のむくみの解消には、足を下げたままの姿勢をとらない、台の上に足を置く、足首の運動、寝るときに足の下にクッションを入れるなどの対応を行います。**

検査データの見方

尿検査や血液検査のほかに、腹部超音波検査や腹部 CT 検査で萎縮や合併症などを確認します。腎生検は、確定診断に行います。

尿検査	たんぱく尿が１+以上の場合は慢性腎臓病の疑い。
GFR	臨床現場では、クレアチニン値・性別・年齢から計算した推算糸球体濾過量(eGFR)の値で評価することが多い。
尿素窒素(BUN)	基準値 20mg/dl 以下。高い場合は、腎臓機能が低下。
カリウム、リン	カリウム(基準値 3.5～5.0mEq/l)の上昇や、リン(基準値 2.5～4.5mg/dl)の上昇は、電解質異常がみられる。
尿酸値	基準値 7.0mg/dl 以下より高いと、高尿酸血症の疑い。

医療職への上手な伝え方

むくみがあることを伝える場合

〈会話例〉

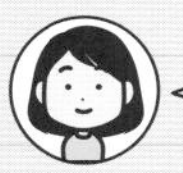

CKD の町田さんなんですけど、**靴下の痕が足にわかるほど残っています**。むくみですかね

浮腫ですね。体重の変化はありそうですか？

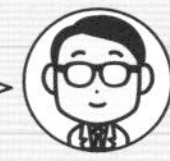

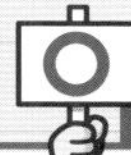

上手な伝え方のコツ

〈靴下の痕=むくみ〉と捉えて伝える

慢性腎臓病は無症状で経過することが多く、むくみなどに気づけるとよいでしょう。足のむくみは、靴下の痕が残っていたり、靴が履けなくなったりすることで気づくことができます。指で押してみると、皮膚がくぼんだまま元に戻らない状態となります。

こんな伝え方はダメ

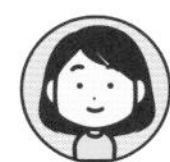

町田さん、靴が履けないとか言っているんですよ。**けがでもしたんですかね〜**

靴が履けない＝むくみというイメージがついていません。この時点で、本人に靴下を脱いでもらい、自分の目で見てから伝えるようにしましょう。

5 泌尿器

2 尿路結石

おさえておきたい症状

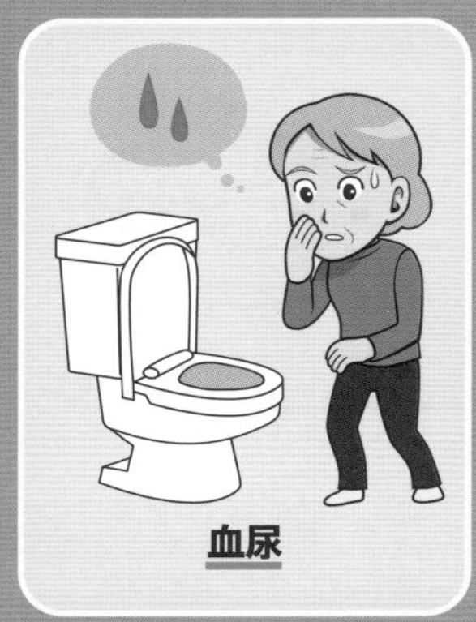

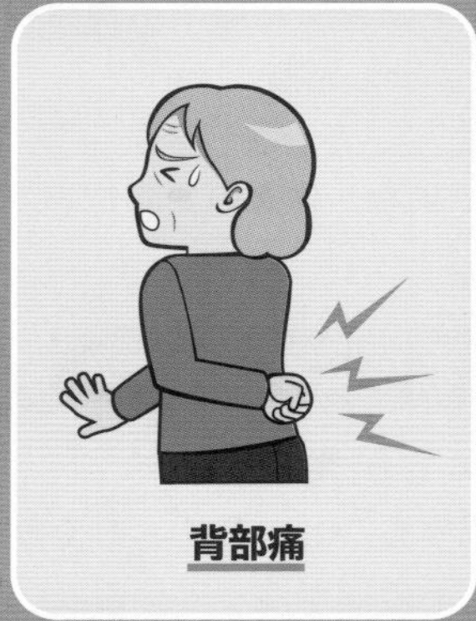

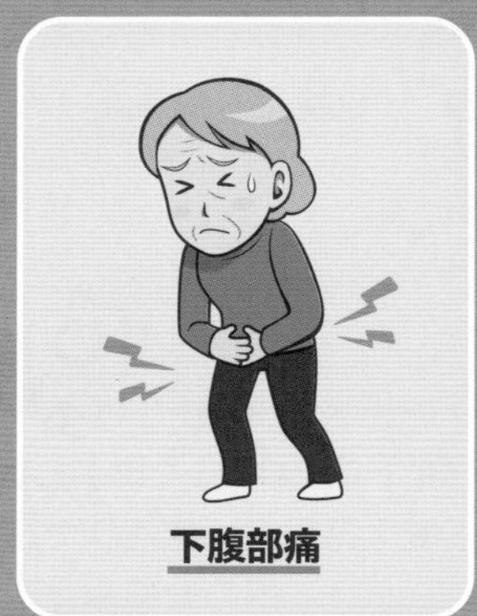

その他…吐き気、嘔吐、残尿感、頻尿。

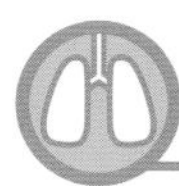

原因・特徴

尿路結石は、尿成分の一部が結晶化し、これらが集まり増大して石を形成し、尿路内に留まった状態をいいます。結石の位置によって、上部尿路結石（腎結石、尿管結石）、下部尿路結石（膀胱結石、尿道結石）と呼びます。

男性に多い。頻度は腎結石が最も多く、成分はシュウ酸カルシウムによる結石が多い

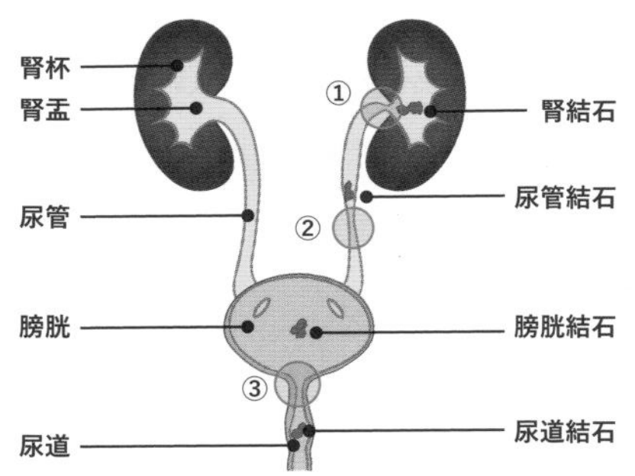

①腎盂尿管移行部　②総腸骨動脈交叉部　③尿管膀胱移行部

尿管には3か所、生理的に狭い部分がある。ここを結石が通過するときに発作が起こる

- **原因**：**動物性たんぱく質や脂肪の多い食事、長期の臥床、神経因性膀胱、膀胱留置カテーテルの長期留置**

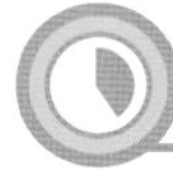

病気の進行

腎臓や尿管上部は背中側にあるので、腰痛や背部痛。尿管は背部から腹側に向かって側腹部を走るので、側腹部痛。膀胱まで結石が下りると、前面の下腹部の痛みとなります。結石により尿がせきとめられる水腎症とは、尿管や腎臓が拡張している状態です。

水腎症は尿路感染症を引き起こしやすい状態で、長期間この状態が続くと腎機能障害を起こします。

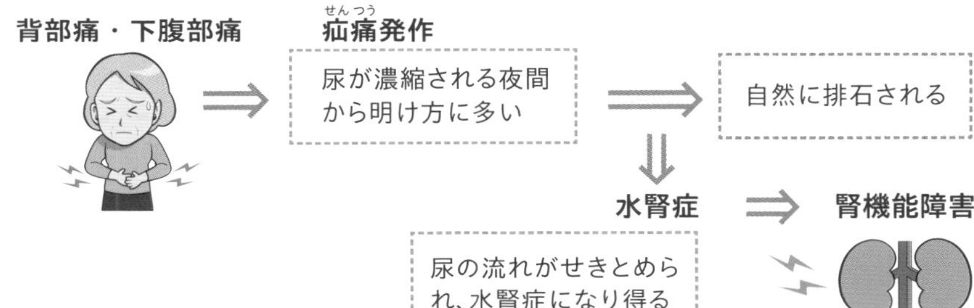

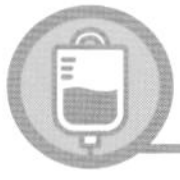

治療法

水分摂取で再発予防

結石をできにくくするために、食事以外に、1日2ℓ以上の水分を摂取することが推奨されている。

薬などで排石を促す

- 疝痛発作に対しては鎮痙薬や鎮痛薬の服用、輸液を行う。
- 尿路結石治療剤で排石促進を促したり、頻度は少ないシスチン結石や尿酸結石といわれる結石に対しては、薬で結石を溶解することがある。

結石粉砕術

体外衝撃波結石破砕術(ESWL)、経尿道的尿管結石砕石術(TUL)、経皮的腎結石砕石術(PNL)など。

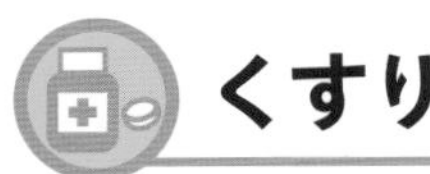

くすり

疝痛発作や排石促進に使用する薬を紹介します。

分類(一般名)	商品名	効果	副作用
鎮痛剤 **(ロキソプロフェンナトリウム)**	ロキソニン	疝痛発作時に痛み止めとして使う	胃部不快、食欲不振、吐き気、腹痛、発疹、浮腫など
尿路結石治療剤 **(ウラジロガシエキス)**	ウロカルン	腎結石、尿管結石の排石を促進する	胃部不快感、胃部膨満感、胃腸障害など
痛風治療剤 **(フェブキソスタット)**	フェブリク	尿酸の生成を減らす。尿酸結石に適している	関節痛、下痢、吐き気、腹痛、肝機能異常、発疹など
尿アルカリ化薬 **(クエン酸カリウム、** **クエン酸ナトリウム)**	ウラリット	酸性尿をアルカリ化する働きをもつ	胃部不快、吐き気、下痢、腹痛、肝機能障害、発疹など

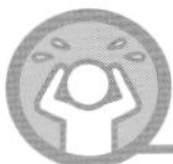

日常生活の注意点

- **痛みの発作**→痛みは重い感じから、キリキリとした痛みまでさまざまです。医療機関から処方されている痛み止め（鎮痛剤や鎮痙剤）を服用しましょう。
- **2ℓ以上の水分摂取**→水分を1日2ℓ以上摂ることは、尿路結石の予防として推奨されています。一度に飲むのが大変な場合は、朝昼夜晩と4回に分けるなど飲み方を工夫するようにします。心不全のある人は、水分制限があるので主治医に相談します。

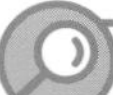

検査データの見方

尿検査

- 血尿に陽性反応がみられる。

腹部X線

- 結石の90%を描出できる。

腹部超音波検査、腹部CT検査

- **腹部超音波検査**：水腎症を評価するのに適していて、結石も確認できる。
- **腹部CT検査**：X線に映らない結石も確認できる。

医療職への上手な伝え方

突然の背中の痛みを伝える場合

〈会話例〉

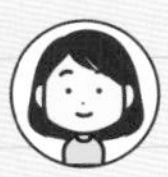

田代さんですが、訪問中に突然、**背中の右側がキリキリ痛む**と言って唸りはじめました。本人は尿路結石の発作だと言っていますが、どうしましょう

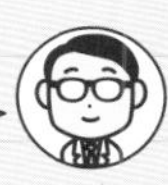

確か、鎮痛剤をお持ちだと思うのですぐに飲ませて、診療所に来てもらえますか？

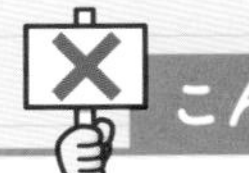

上手な伝え方のコツ

疝痛発作であることを伝える

尿路結石の疝痛発作は大変に苦しい痛みで、救急車で搬送される場合もあります。迅速に的確に伝えましょう。

痛みの特徴を伝える

痛みの部位や性状、痛みの程度などを伝えられるとよいです。冷や汗をかくような痛みはかなりつらい症状です。

こんな伝え方はダメ

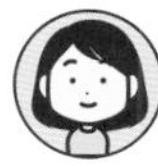

田代さん、**背中が痛い**と言っているんですけど。年のせいでしょうか

背部痛というと、内科的には解離性大動脈瘤、急性膵炎、尿路結石などを疑います。尿路結石は左右の腎臓のあたりが痛みます。一方、膵炎は中央、解離性大動脈瘤は大動脈に沿って痛みます。痛みの部位を具体的に伝えるだけで、だいぶ診断と対処法が絞られます。

5 泌尿器

3 前立腺肥大症

おさえておきたい症状

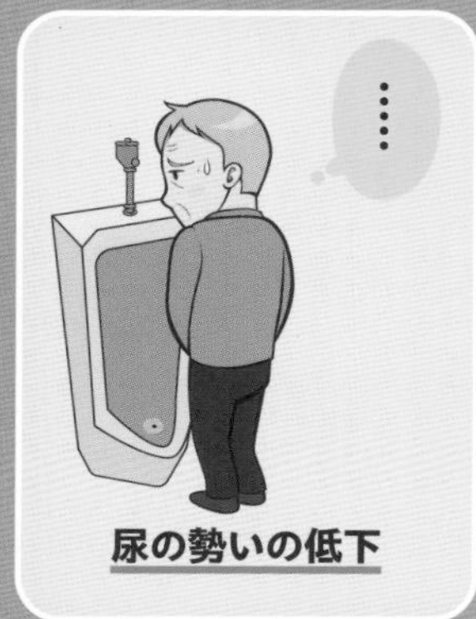

尿の勢いの低下

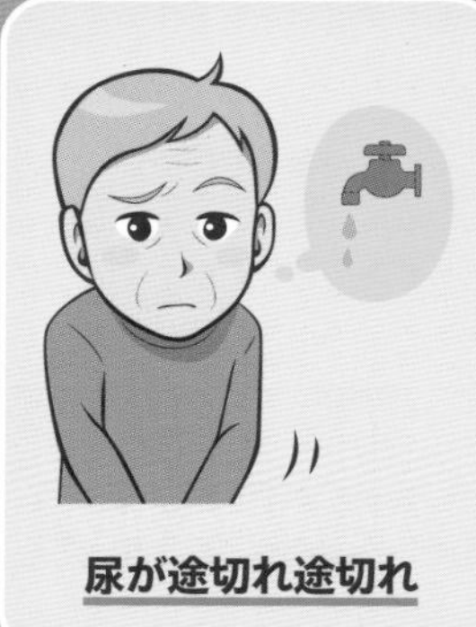

尿が途切れ途切れ

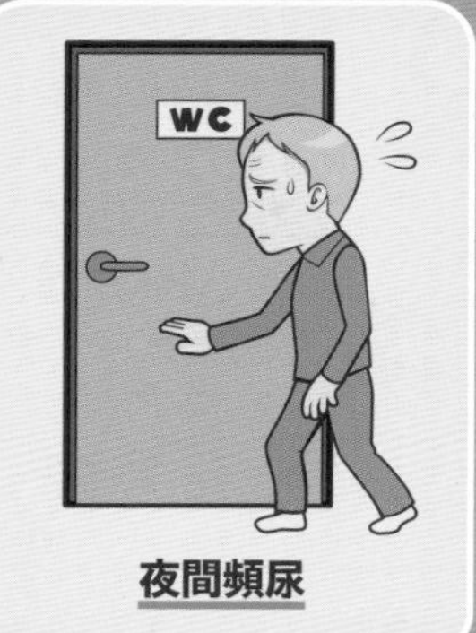

夜間頻尿

その他…頻尿、残尿感、排尿困難など。ひどくなると尿閉にいたる。

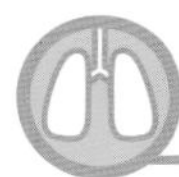

原因・特徴

前立腺肥大症は、加齢にともない前立腺が肥大化し、尿道や膀胱を圧迫して排尿障害をきたす状態をいいます。50 代から患者数が増加し、80 代では 8 割にまで及んでいます。

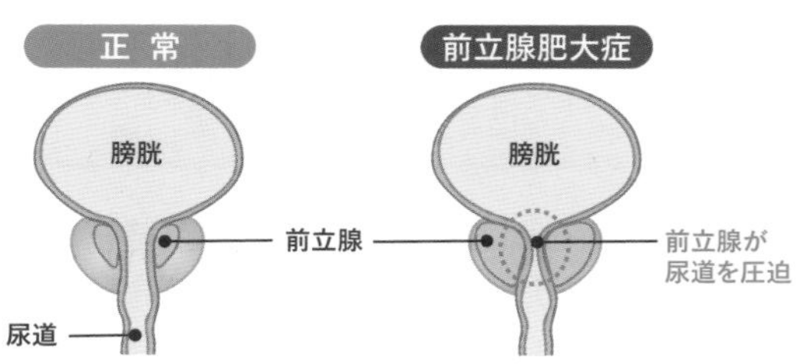

前立腺は男性にしかない臓器。膀胱の出口で尿道を囲むように位置し、クルミ大の大きさである

- **原因**：明らかにはなっていないが、①男性ホルモンの働きの変化、②生活習慣との関連（高血圧、糖尿病、脂質異常症など生活習慣病をもつ人に多い）が指摘されている。

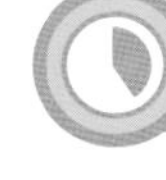

病気の進行

良性疾患で前立腺がんになることはありません。しかし、放置したままにすると尿閉になったり、悪化すると合併症を引き起こしたりします。

排尿障害

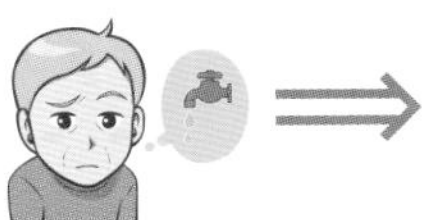

放置すると…

放置すると、尿閉にいたる(膀胱内に貯留した尿を排泄できない状態)

悪化すると合併症が起こる

- ・血尿：前立腺の肥大により、尿道粘膜が充血して出血する。
- ・尿路感染症：排尿障害により、膀胱に残尿が増えると発症しやすい。
- ・膀胱結石：膀胱内に残尿がある状態が長く続くと起こる。
- ・腎機能障害：膀胱内に多量の残尿があると、尿の流れが妨げられ、腎臓が腫れ(水腎症)、腎不全にいたる場合がある。
- ・溢流性失禁：膀胱内に多量の残尿があるときに、尿が溢れ出て、症状としてはいつもチョロチョロと尿が漏れる状態になる。

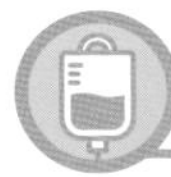

治療法

薬による治療

α1(アドレナリンα1受容体)遮断薬、ホスホジエステラーゼ5阻害薬、抗男性ホルモン剤、漢方薬など。

薬での効果が不十分な場合

- **内視鏡手術**：尿道から内視鏡を挿入して治療する。経尿道的前立腺切除術(TURP)、ホルミウムレーザー前立腺核出術(HoLEP)、光選択的前立腺レーザー蒸散術(PVP)など。
- **経尿道的マイクロ波高温度治療術**：尿道から挿入したカテーテルからマイクロ波を発して治療する。
- 尿道ステント(尿道を広げる)、膀胱留置カテーテル(カテーテルから自己導尿する)の設置。

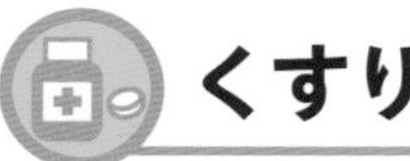

くすり

尿の通りをよくする薬を紹介します。

分類(一般名)	商品名	効果	副作用
α1遮断薬(タムスロシン)	ハルナール	前立腺に存在する交感神経の緊張をとり、尿の通りをよくする	めまい、ふらつき、頻脈、発疹、胃部不快、食欲不振など
ホスホジエステラーゼ5阻害薬(タダラフィル)	ザルティア	尿が出にくいときに、尿の通りをよくする	頭痛、ほてり、紅潮、消化不良、低血圧、勃起増強など
抗男性ホルモン剤(デュタステリド)	アボルブ	前立腺への男性ホルモンの働きを抑え、前立腺を小さくする	蕁麻疹、めまい、乳房障害、乳房痛、勃起不全、腹部不快など
漢方薬	八味地黄丸	炎症や腫れを軽減させ、症状を緩和する。長期投与が可能	胃部不快、食欲不振、吐き気、動悸、のぼせ、発疹など

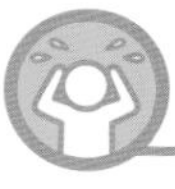

日常生活の注意点

- **夜間のトイレの回数が多い→夜間頻尿は、前立腺肥大症の典型的な症状です。就寝前の水分摂取を控えるようにしたり、夜間トイレに行く際の転倒などの予防も考え、フラットライトを点けるなど経路の安全を確保しておくようにしましょう。**

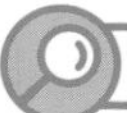

検査データの見方

直腸診

- 肛門からの直腸に指を入れて、弾性硬の腫大した前立腺に触れるかを確認する。

腹部超音波検査

- 尿がたまった状態の前立腺の体積や形状、膀胱変形の有無を調べる。

その他

- 国際前立腺症状スコア、尿流量測定、腫瘍マーカー(PSA の上昇)など。

医療職への上手な伝え方

尿が出ていないことを伝える場合

〈会話例〉

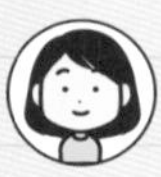

松田さんですが、下腹部が張っていてつらいと言っています。**今朝から尿も出ていない**みたいで。そういえば、**市販の風邪薬を飲んだ**そうです

前立腺肥大症の治療中の方ですね。風邪薬による尿閉かもしれませんね。往診して導尿します

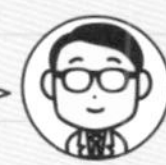

上手な伝え方のコツ

併発する可能性の高い症状を知っておく

頻尿など通常の症状のほか、尿閉、血尿、尿路感染症など併発する可能性が高い症状を知っておくと、上手に伝えることができます。

風邪薬などの情報を伝えることも大事です。

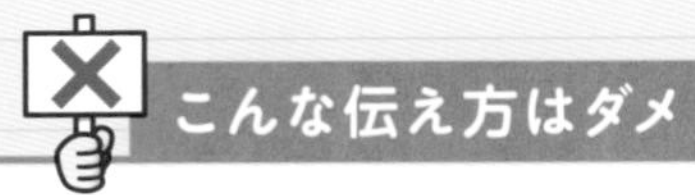

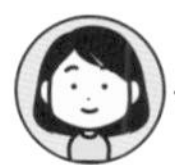

松田さん、2、3日前から**風邪を引いていてお腹も痛い**そうです

前立腺肥大症に抗コリン作用のある薬（風邪薬、ぜんそくや慢性閉塞性肺疾患の薬、パーキンソン病の薬、抗精神病薬）を使うと、尿閉となるので禁忌です。これらの薬を把握していると風邪薬の情報も伝えられるので、医療職への伝わり方もだいぶ変わってきます。

4 膀胱炎・腎盂腎炎（尿路感染症）

おさえておきたい症状

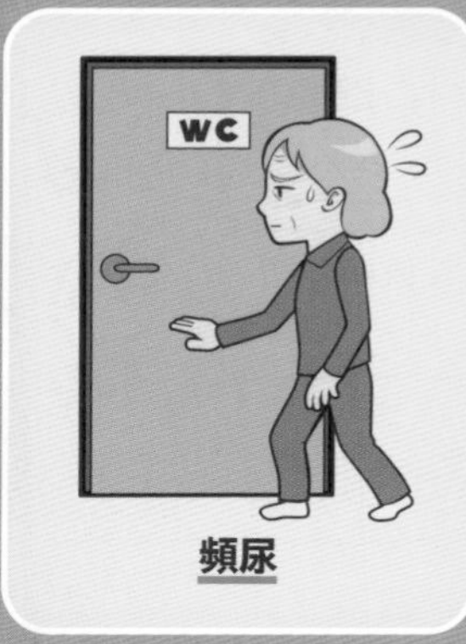

頻尿

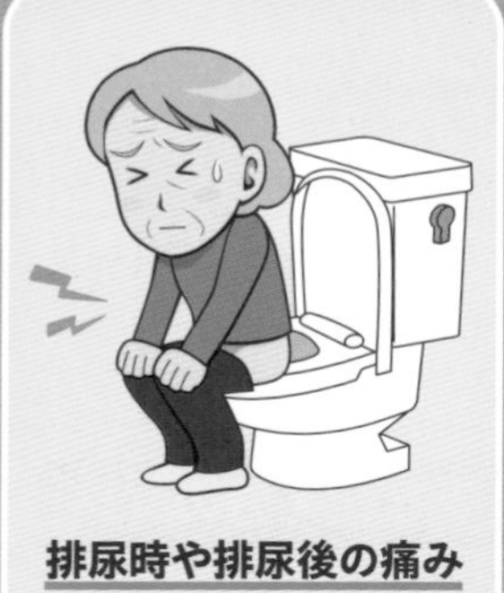
排尿時や排尿後の痛み

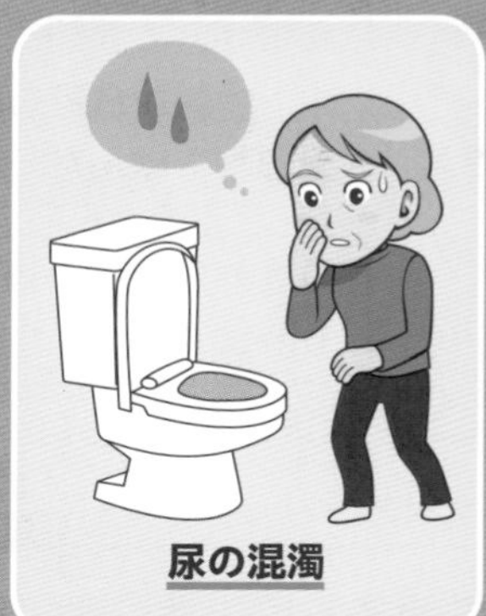
尿の混濁

＊膀胱炎：上記が 3 大症状で、残尿感や血尿が出ることもある。発熱はない。
＊腎盂腎炎：発熱(高熱)、悪寒戦慄、腰痛、肋骨脊柱角叩打痛など。

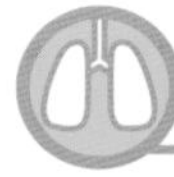

原因・特徴

尿路（腎臓、尿管、膀胱、尿道）の感染症の総称です。腎臓と尿管の感染を上部尿路感染症、膀胱と尿道の感染を下部尿路感染症と呼びます。多くは尿道口から細菌が侵入して起こり、原因菌の 70%～ 80%は大腸菌です。

外尿道口が膣前庭部に開口し汚染を受けやすいことや、尿道が短いことが理由で女性に多いとされています。

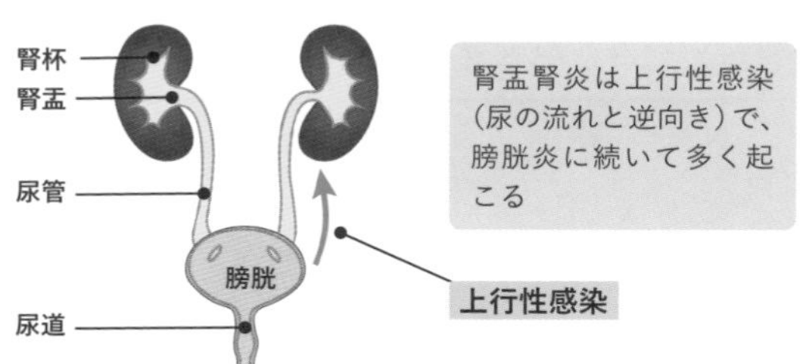

- **原因**：尿路結石、前立腺肥大症、神経因性膀胱、痛風、糖尿病などの基礎疾患があると起こりやすい。膀胱留置カテーテル、おむつ管理も原因となる。

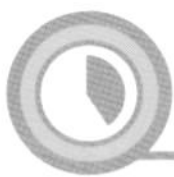

病気の進行

上部尿路感染症の代表は腎盂腎炎、下部尿路感染症の代表は膀胱炎です。抗菌薬が効かない耐性菌もありますが、多くの場合は適切な治療をすれば治癒します。

尿路感染症がきっかけで、尿路結石や腎泌尿器系のがんなどの病気が発見されることもあります。

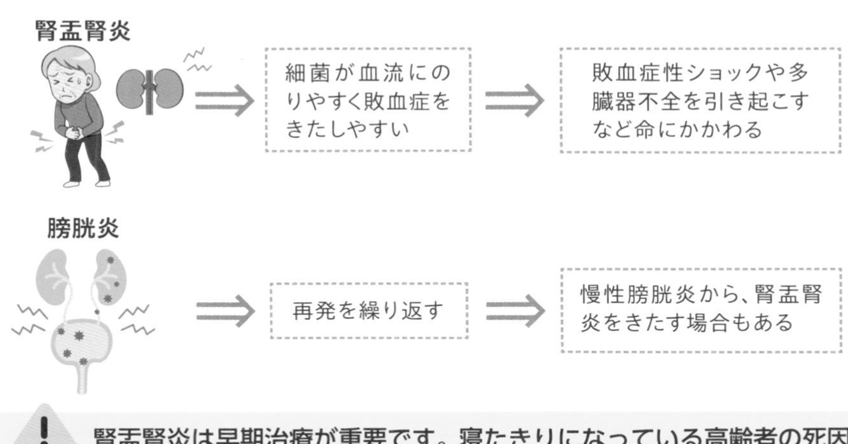

腎盂腎炎は早期治療が重要です。寝たきりになっている高齢者の死因の一つでもあります。

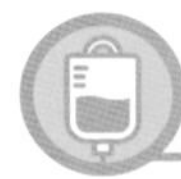

治療法

適切な抗菌薬の服用

安静と水分摂取を基本とし、適切な抗菌薬(セフェム系、ニューキノロン系など)を服用する。

入院による治療

腎盂腎炎で高熱をともなう場合は、抗菌薬の点滴投与と輸液を必要とするので、入院による治療となることが多い。

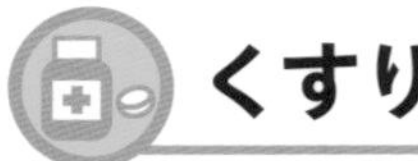

くすり

ここでは内服の抗菌薬を紹介します。

分類(一般名)	商品名	効果	副作用
ニューキノロン系抗菌薬(レボフロキサシン)	クラビット	細菌を殺菌する。旧来の抗菌薬に比べると強く、広範囲の細菌に効く	発疹、蕁麻疹、下痢、軟便、吐き気、めまい、頭痛など
セフェム系抗菌薬(セフジニル)	セフゾン	細菌を殺菌する薬。広範囲の細菌に使える	発疹、蕁麻疹、下痢、軟便、吐き気など

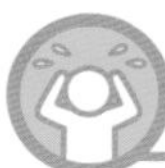

日常生活の注意点

- **頻尿なので水分は摂りたくない**→頻繁にトイレに行くことになっても、水分をたくさん摂るようにしてください。トイレも我慢せずに行きましょう。そうすることで、細菌尿が洗い流されます。

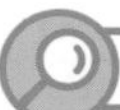

検査データの見方

尿検査

- 白血球に陽性がでる。尿中細菌培養検査で原因菌を確定できる。

血液検査(腎盂腎炎の場合)

- **白血球の増加**:正常範囲は4000〜9000/μl。腎盂腎炎では10000/μlを超え、高値となる。
- **C反応性蛋白(CRP)**:炎症反応をみる指標で、基準値は0.3mg/dl以下だが高値となる。

腹部超音波検査、腹部CT検査

- 腎盂腎炎の場合は、原因疾患(尿路結石やがん)や水腎症の有無を評価する。

医療職への上手な伝え方

腎盂腎炎（尿路感染症）の症状がみられた場合

〈会話例〉

支援者

阿部さんのお宅に訪問に伺っています。**寒いと言ってふるえていて、熱が 38.2℃**です。右腰が重いと言っています

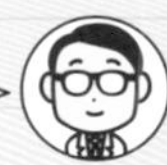
医師

尿路感染症かもしれませんね。外来が終わり次第、往診しますね。熱が上がりきればふるえは止まりますから安心してください。水分摂取とクーリングをお願いします

上手な伝え方のコツ

経過や症状をよく観察し、的確に伝える

膀胱炎は急ぎませんが、腎盂腎炎は早めの治療が大切です。急に高熱が出て、悪寒戦慄をともなうことが多く、熱以外は背部痛の症状がみられます。経過や症状をよく観察して、それらのことを伝えましょう。

こんな伝え方はダメ

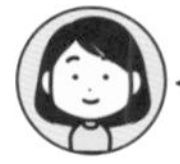

阿部さん、38.2℃の熱があって。でも咳とかはなくて……。**熱だけですね**

高熱による背部痛は尿路感染症の大事なサインです。熱以外に痛みはないのかなども伝えるようにします。体温が急激に1℃以上上がるときに、悪寒戦慄の症状が起こります。痙攣発作と間違われることもありますが、体温が上がりきったところでふるえは止まることを知っておきましょう。

5 慢性腎不全

おさえておきたい症状

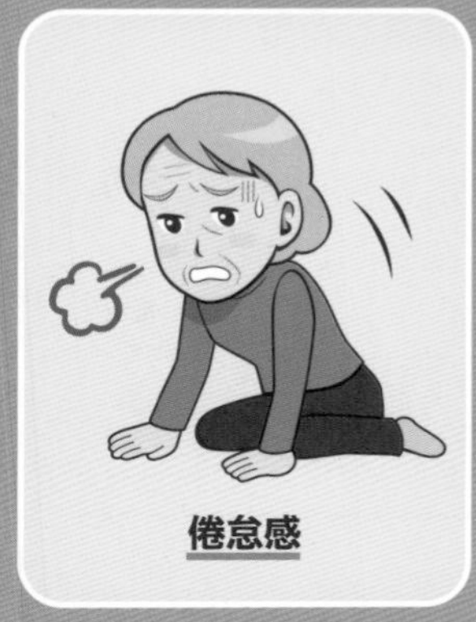
倦怠感

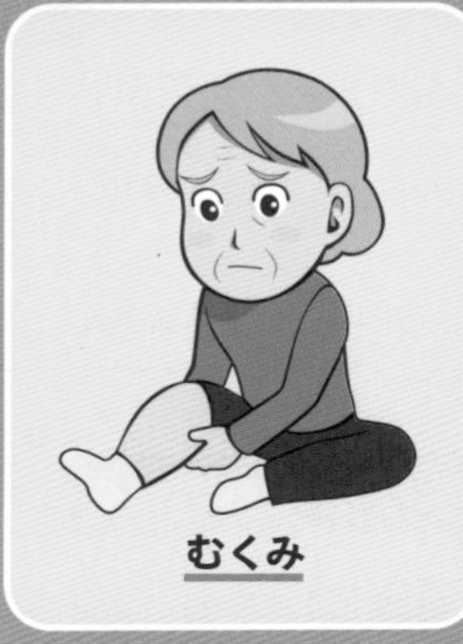
むくみ

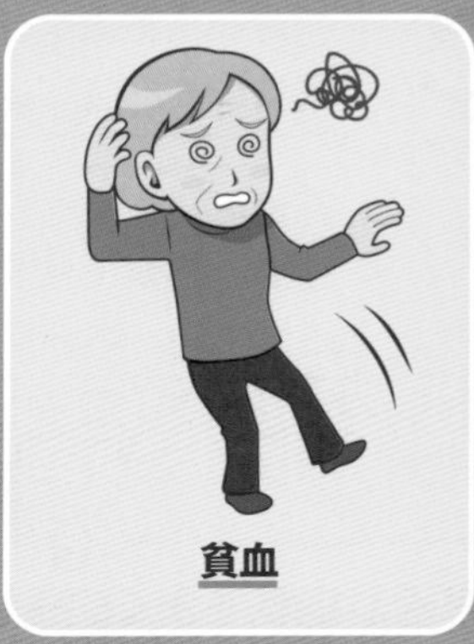
貧血

その他…食欲不振、頭痛、吐き気、動悸、息切れ、意識障害、クスマウル呼吸、易出血性、高血圧、口臭、肺水腫、骨が弱くなるなど多彩な症状。

原因・特徴

血液をろ過して老廃物を排泄する腎臓の機能が、数か月から数年かけて低下した状態を慢性腎不全といいます。慢性腎臓病（CKD）が進行した病態が慢性腎不全、というように疾病概念が変わりました。

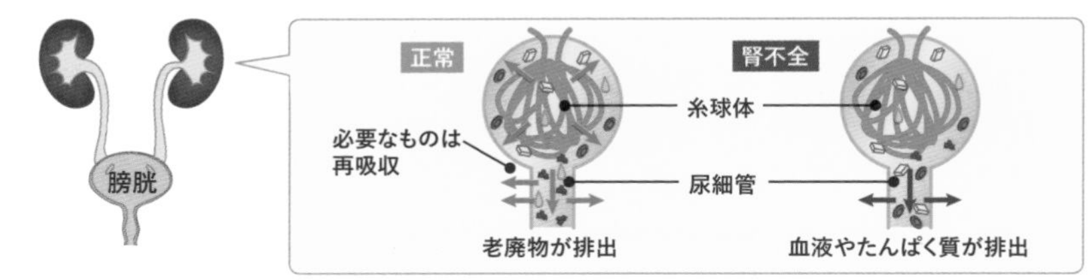

- **原因**：CKDのリスク要因でもある、男性、加齢、喫煙、高血圧、肥満、脂質異常症、糖尿病、高尿酸血症、メタボリックシンドロームが挙げられる。
- **透析導入の原因疾患**：糖尿病性腎症が圧倒的に多い。その他、糸球体腎炎、腎硬化症、多発性嚢胞腎などがある。

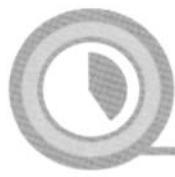

病気の進行

慢性腎臓病はステージ G1、G2、G3a、G3b、G4、G5 の順に重度となり、G3b 以上が慢性腎不全となります（p.119 の表参照）。この状態になってみられる尿毒症とは、尿から体外に排泄されるべき物質の蓄積により起こる全身のさまざまな変化のことです。

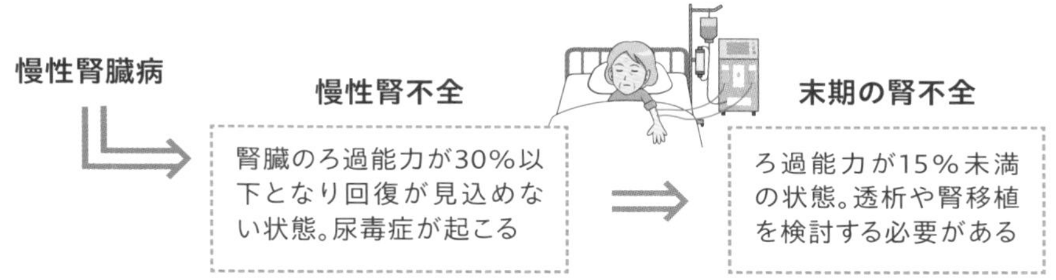

＊末期腎不全はステージG5に相当します。末期の腎不全の状態は、心疾患や脳血管疾患のリスクがさらに高まります。

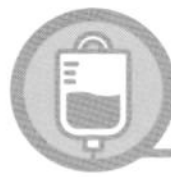

治療法

生活習慣の改善

食事療法、運動療法は慢性腎不全でも継続する。

合併症を予防する

慢性腎不全の特効薬はない。原因疾患の治療に加えて、合併症予防のため、降圧剤、利尿剤、球形吸着炭、活性型ビタミン D、リン吸着薬、カリウム吸着薬、エリスロポエチン製剤などを使う。

透析もしくは腎移植の検討（ステージG4およびG5）

透析には血液透析と腹膜透析の2種類があり、9割が血液透析。

- **血液透析**：血液を体外循環させる透析器を用いて、血液を浄化させ再び体内に戻す治療法。大量の血液を採取できるよう動脈と静脈をつなぎ合わせたシャントを造設する。
- **腹膜透析**：腹腔内に透析液を注入し、腹膜を介して血液を浄化する治療法。

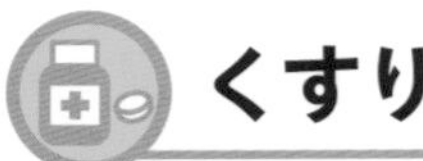

くすり

ここでは合併症を予防する薬を紹介します。

分類(一般名)	商品名	効果	副作用
降圧剤(ARB)(アジルサルタン)	アジルバ	腎臓を保護し、尿たんぱくを減少させ、血圧を下げる	めまい、頭痛、カリウム上昇、尿酸上昇、下痢、発疹など
利尿剤(フロセミド)	ラシックス	むくみをとり、血圧を抑える	脱力感、低カリウム、低ナトリウム、尿酸上昇など
経口吸着剤(球形吸着炭)	クレメジン	腸内の有害物質を吸着。尿毒症に用いる	便秘、食欲不振、腹部膨満、皮膚掻痒など
高カリウム血症改善剤(ポリスチレンスルホン酸カルシウム)	カリメート	血中のカリウムを減らす。腎不全の高カリウム血症に用いる	便秘、吐き気、食欲不振、胃部不快、低カリウム血症など

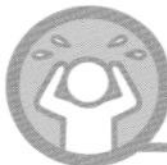

日常生活の注意点

- **脱水気味**→水分摂取を促すようにしましょう。風邪や熱中症などで脱水状態になると、腎不全は悪化します。
- **シャント側の腕の扱い**→透析治療でシャントを造設します。シャント側の腕を下にして寝ない。血圧測定や採血はしない。腕時計もつけないなどの留意点を知っておきましょう。

検査データの見方

尿検査や血液検査のほかに、腹部超音波検査や腹部 CT 検査で萎縮や合併症などを確認します。

尿検査	たんぱく尿が 1+以上の場合は慢性腎臓病の疑い。
GFR	臨床現場では、クレアチニン値・性別・年齢から計算した推算糸球体濾過量(eGFR)の値で評価することが多い。
尿素窒素(BUN)	基準値 20mg/dl 以下。高い場合は、腎臓機能の低下。
カリウム、リン	カリウム(基準値 3.5～5.0mEq/l)の上昇や、リン(基準値 2.5～4.5mg/dl)の上昇は、電解質異常がみられる。
尿酸値	基準値 7.0mg/dl 以下より高いと、高尿酸血症の疑い。

豆知識

- 透析の場合は特定疾病療養受療証、自立支援医療制度、重度心身障害者医療費助成制度の対象になる。障害者総合支援法の対象。

医療職への上手な伝え方

貧血の症状がみられた場合

〈会話例〉

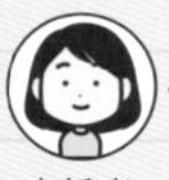
支援者

腎不全になっている三田さんですが、**ふらつきがあるそうです**。**顔色も悪い**です

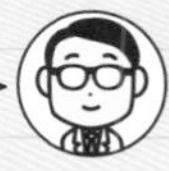
医師

腎性貧血かもしれませんね。次の診察で血液検査をします

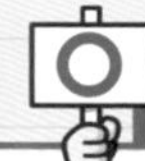

上手な伝え方のコツ

貧血の状態を知っておく

慢性腎不全では貧血を合併することが多いです。顔色が悪い、めまいやふらつきがある、眼瞼結膜（まぶたの裏を覆っている粘膜）が白いなどの状態が貧血であることを知っておきましょう。

こんな伝え方はダメ

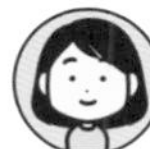

三田さん、**めまいがするらしくて**……

眼瞼結膜は見ることができなくてもよいですが、顔色の悪さなどもう一言伝えられるとよいです。めまいだけだと、たくさんの病気が連想され、判断に時間を要します。

6 膀胱がん

おさえておきたい症状

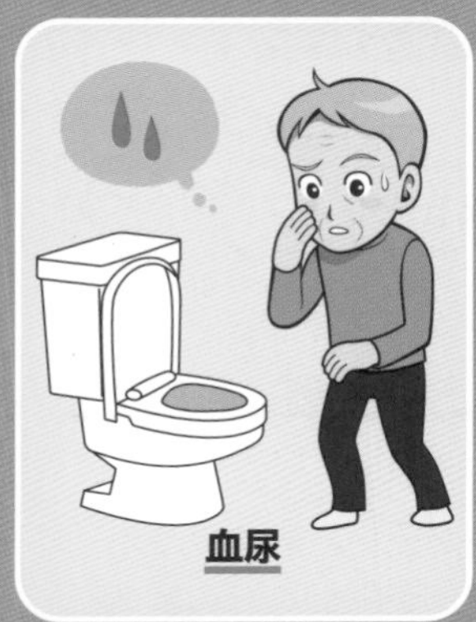
血尿

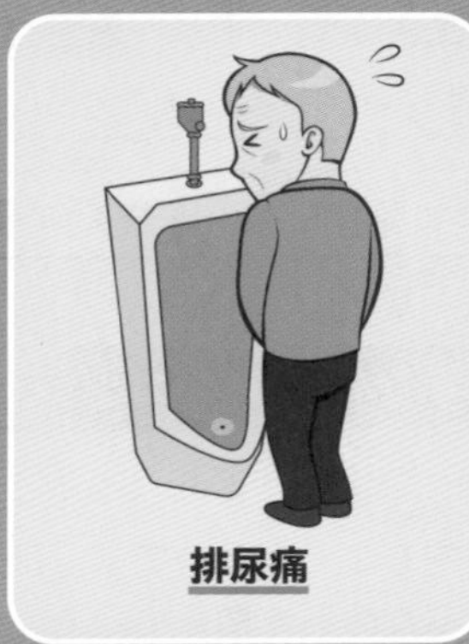
排尿痛

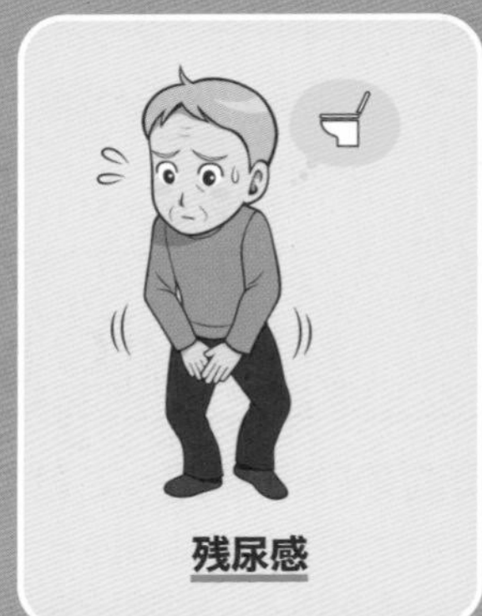
残尿感

＊最も多い症状は痛みをともなわない無症候性血尿。

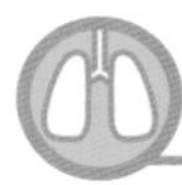

原因・特徴

膀胱がんとは、膀胱にできた悪性腫瘍のことです。膀胱は腎臓でつくられた尿をためる役割をしています。泌尿器系のがんでは最も多く、50 歳以上の男性に多いです（女性の 3 倍～ 5 倍）。

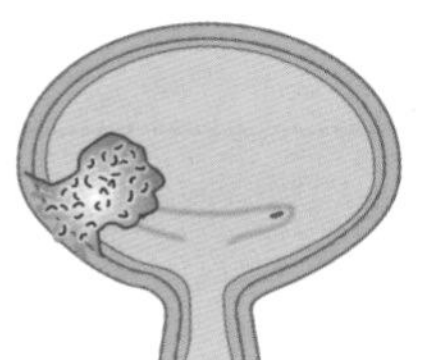
浸潤性膀胱がん

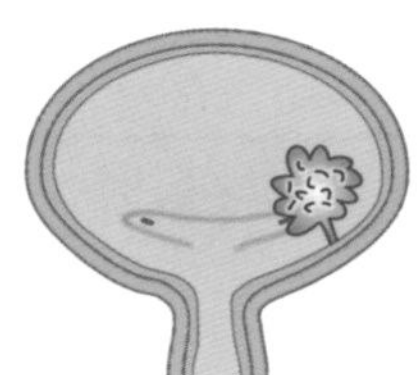
表在性膀胱がん

・表在性膀胱がん
膀胱表面の粘膜に留まっているがん
・浸潤性膀胱がん
膀胱粘膜下に進展しているがん

- **喫煙が発がん因子としては最も知られており、非喫煙者の 2 倍～ 5 倍のリスクがある。**

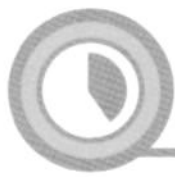

病気の進行

表在性膀胱がんは切除しても、同じ部位か膀胱内の別の部位にがんが何度も発生することがあります。進行すると、膀胱周囲のリンパ節、肝臓、肺、骨を中心に全身のさまざまな場所に転移します。

血尿や排尿痛など ⇒ **背中や脇腹の痛み** ⇒ **さまざまな場所に転移**

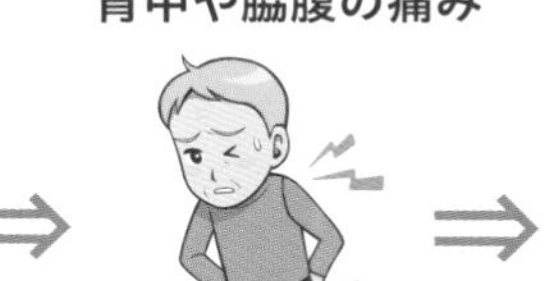

膀胱がんで、背中や脇腹、腹部に痛みがある場合、背骨や骨盤、肝臓に転移している可能性がある

治療法

ガイドラインに沿った治療

膀胱がんの深達度、膀胱内での広がり、周囲のリンパ節や他の臓器への転移の有無などから病期（0 期～Ⅳ期までのステージ）が決まり、膀胱がん診療ガイドラインに沿って治療が決まる。

手術によるがんの切除

- 表在性膀胱がん
  経尿道的膀胱腫瘍切除術（TUR-BT）を実施する。再発予防に BCG 注入療法、抗がん剤注入療法が行われる。
- 浸潤性膀胱がん
  膀胱全摘術が行われる。開腹もしくは腹腔鏡で手術を実施する。膀胱全摘術が実施された場合は、人工膀胱（ストーマ）を造設する。

⇒補助的に放射線療法や抗がん剤治療を行うことがある。

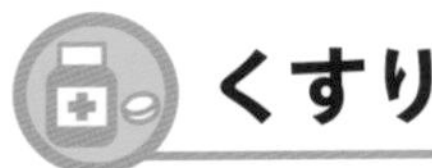

くすり

膀胱がんの薬による治療は、おもに下記の 2 つの療法があります。基本的に点滴による治療になります。

M-VAC 療法
M（メトトレキサート）、V（ビンブラスチン）、A（アドリアマイシン）、C（シスプラチン）の 4 種類の薬を組み合わせた点滴を投与する。
GC 療法
G(ゲムシタビン)、C(シスプラチン)の 2 種類を組み合わせた点滴を投与する。

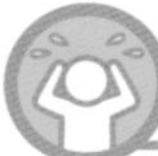

日常生活の注意点

- **人工膀胱（ストーマ）での入浴**→ストーマになっても術前と同様に入浴はできます。尿が絶えずストーマから流れているため、パウチ（排泄物などをためる袋）を装着して入浴します。入浴前に袋にたまった尿を捨ててから入ります。装具には耐水効果があるので、お風呂に浸かっても心配ありません。

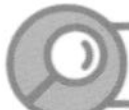

検査データの見方

尿検査
- 血尿に陽性反応がみられる。尿の細胞診検査で悪性度の診断をする。
- **尿中腫瘍マーカー（NMP22、BTA）**

膀胱鏡
- 腫瘍の確認や、生検による病理診断がつく。

腹部超音波検査、腹部 CT 検査
- 膀胱がんの評価、転移の確認をする。

豆知識

- 医療保険のほか、身体障害者手帳の対象となる。

医療職への上手な伝え方

血尿が出たことを伝える場合

〈会話例〉

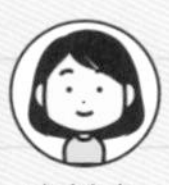

中村さんのお宅に来ています。先ほど、**真っ赤な尿が出た**ということで、かなり落ち込んでいます。**痛みなどはない**と言っています

わかりました。今日、外来にかかってもらいしょうか

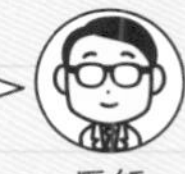

上手な伝え方のコツ

冷静に受け止め、血尿が出たことを伝える

本人が一番驚いているので、動揺せずに冷静に受け止め、支援者は報告しましょう。そして、尿の色と痛みがあるのかを伝えます。痛みをともなわない無症候性血尿が最も頻度の高い症状です。

こんな伝え方はダメ

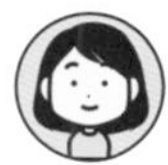

中村さん、血尿です。**便器が真っ赤になっていて、もう私どうしてよいか**……

支援者が慌てると、本人も精神的に不安定になります。驚いてしまうと思いますが、目の前の状況を受け止め、医療職につなぎましょう。

5 泌尿器

6 筋骨格

☑ 変形性関節症

p.144

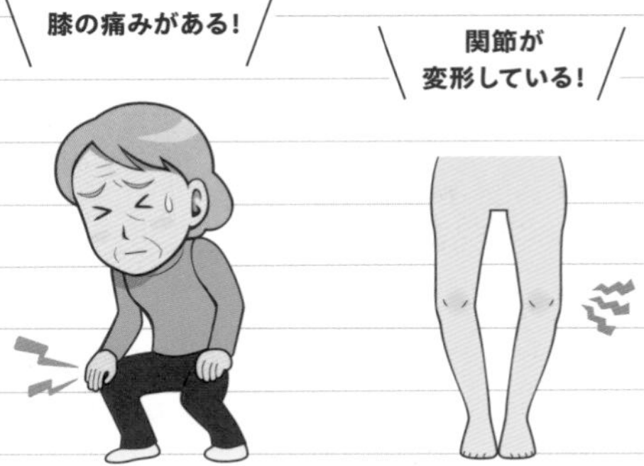

☑ 骨粗しょう症

p.148

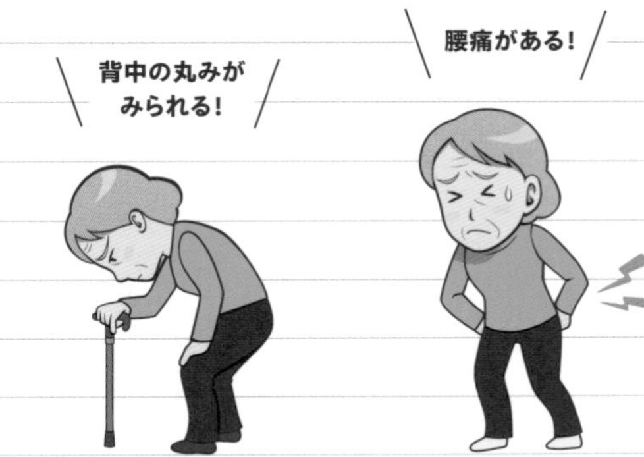

☑ 関節リウマチ ―― p.152

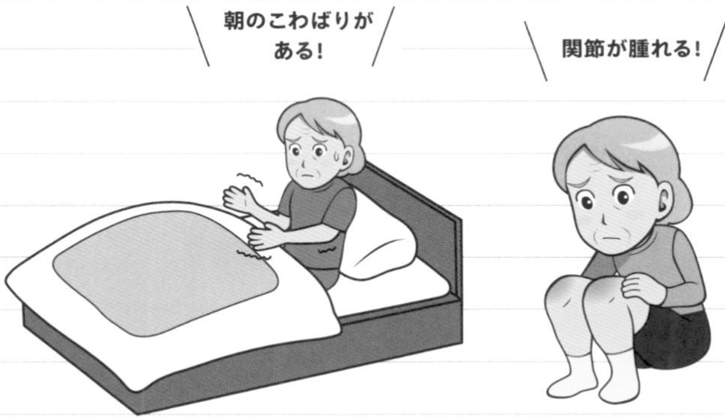

☑ 骨折 ―― p.156

（脊椎圧迫骨折、大腿骨頸部骨折、橈骨遠位端骨折）

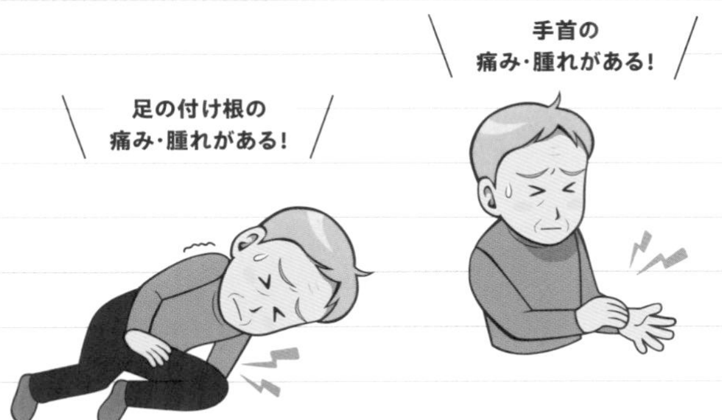

1 変形性関節症

おさえておきたい症状

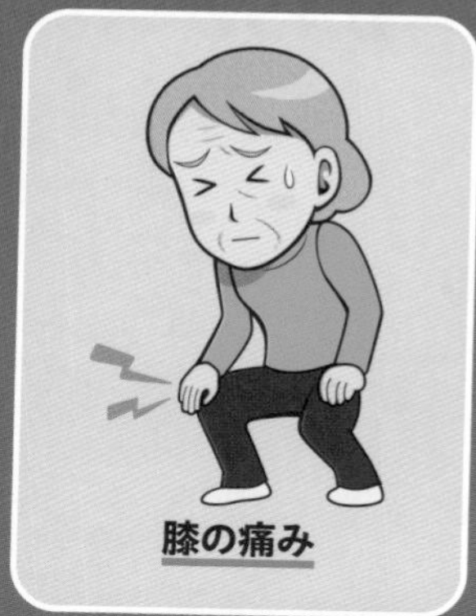

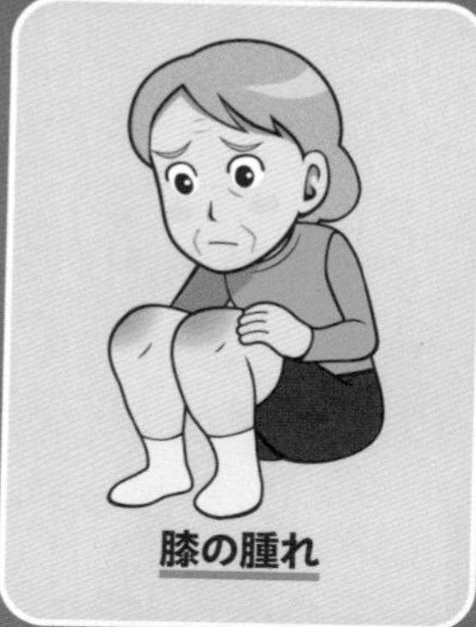

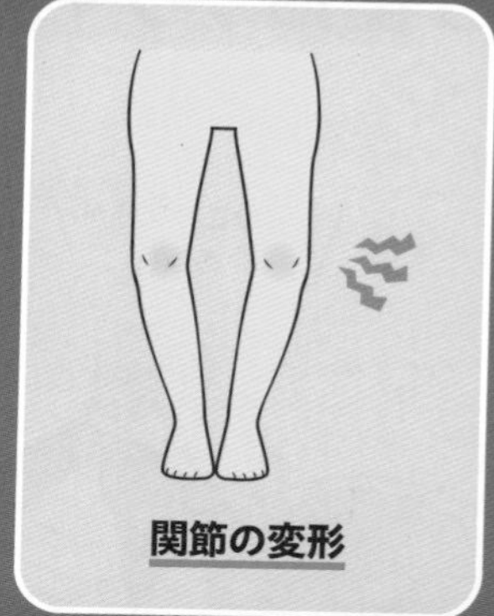

＊慢性的な咳と痰、息切れ（労作性呼吸困難）、喘鳴。
＊動くと息切れするので、無意識のうちに階段や坂道を避けるようになる。

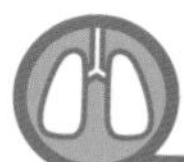

原因・特徴

変形性関節症は、膝関節、股関節、肘関節、脊椎などの関節に変形、痛み、運動制限がもたらされる疾患です。変形性膝関節症、変形性腰椎症、変形性股関節症は下肢症状が出現するのでADLの低下に直結します。女性に多く、ロコモティブ・シンドロームの原因疾患の代表です。

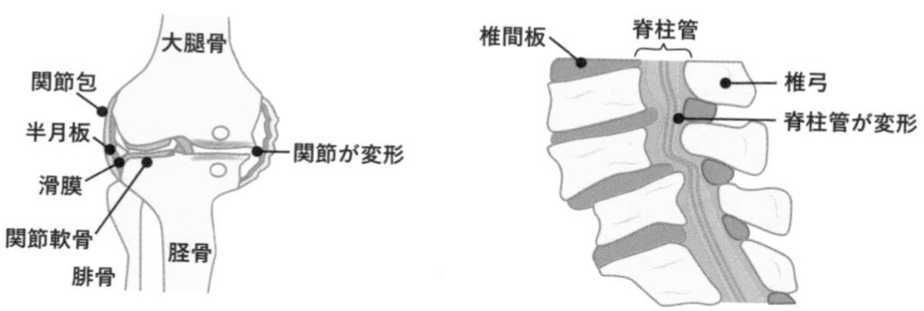

● **原因**：加齢（関節軟骨のすり減り、椎間板の脆弱化）、肥満（関節への負担）、骨折や靭帯損傷などのけが、関節リウマチや痛風など。

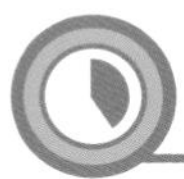

病気の進行

変形性膝関節症、変形性腰椎症、変形性股関節症のいずれも放置していると日常生活で痛みや歩行に関する障害をきたします。足腰を使わないことで筋力が低下し、フレイルや要介護状態に進む可能性があります。

変形性膝関節症

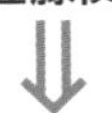

変形が進むとO脚になり、歩行しづらくなる

変形性腰椎症

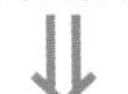

脊柱管狭窄症、腰椎すべり症、側弯症などを合併

変形性股関節症

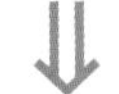

軟骨が減り、跛行が著しく、変形した足は短くなる

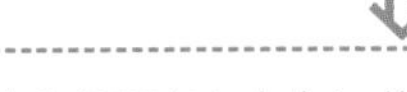

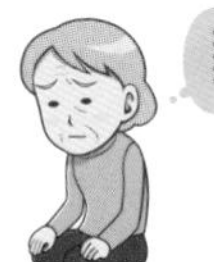

ADLの低下にともない仕事、家事、旅行などが難しくなり、認知機能の低下や抑うつ状態となり、ひきこもりとなることもある

治療法

痛みや軟骨の保護

鎮痛剤やヒアルロン酸の関節内注射で痛みの改善や軟骨を保護する。温熱療法もある。

運動機能を補助する

- 足底板や膝装具(変形性膝関節症)、コルセット(脊柱管狭窄症)、太ももや腰に装具(変形性股関節症)をする装具療法。
- 運動リハビリテーション(筋力トレーニング、水中歩行、杖歩行)。

外科的療法

- **変形性膝関節症**：関節鏡手術、高位脛骨骨切り術、人工関節置換術。
- **脊柱管狭窄症**：除圧術、除圧固定術、低侵襲脊椎手術。
- **変形性股関節症**：関節鏡手術、骨切り術、人工股関節置換術。

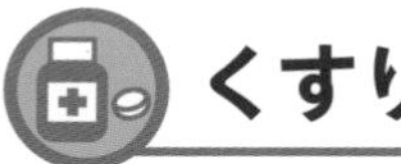

くすり

非ステロイド性消炎鎮痛剤（NSAIDs）などの鎮痛剤を使用します。

分類（一般名）	商品名	効果	副作用
鎮痛剤（アセトアミノフェン）	カロナール	痛みを緩和。NSAIDsよりも胃腸障害の副作用が少ない	吐き気、食欲不振、腹痛、下痢、発疹など
NSAIDs（ジクロフェナクナトリウム）	ボルタレン	痛みを緩和する（飲み薬）	胃痛、腹痛、吐き気、食欲不振、口内炎、発疹、むくみなど
NSAIDs（ロキソプロフェンナトリウム）	ロキソニンテープ	痛みを緩和する（貼り薬）	紅斑、接触性皮膚炎、胃部不快、浮腫、皮膚掻痒など
NSAIDs（インドメタシン）	インテバンクリーム	腫れや痛みを緩和する（塗り薬）	発疹、発赤、皮膚掻痒、皮膚のヒリヒリ感など

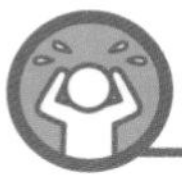

日常生活の注意点

- **歩行がつらく、運動できない**→上半身の重さが膝への負担となるため、水中歩行やエルゴメーターなど上半身に負担がかからない運動がおすすめです。いすに座ったまま下腿を上げ下げするトレーニングもあります。
- **トイレに行くのも大変**→玄関、トイレ、廊下など動線を確認し、手すりなど環境整備を考えます。トイレは和式であれば洋式にするなどの提案も大事です。

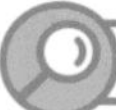

検査データの見方

X線検査

- 膝関節の軟骨の下にある骨が硬くなる像（軟骨下硬化）がみられる。
- 関節のすき間が狭くなる像（関節裂隙狭小化）や、とげ状の骨の出現（骨棘）。
- 側弯、すべり症、骨折、椎間板の狭小化などの有無を評価する。

関節液検査

- 黄色で混濁している場合は、関節リウマチ、痛風、偽痛風、感染性関節炎など他の病気の可能性がある。

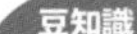
豆知識

- 介護保険では第2号被保険者（40歳～64歳）も適用。肢体不自由で身体障害者手帳の対象となる。

医療職への上手な伝え方

間欠性跛行の症状を伝える場合

〈会話例〉

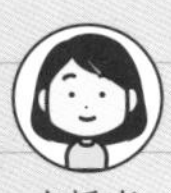
支援者

上田さんですが、**少し歩くと、へなへなと座ってしまい、少し休んでまた歩き出して**という状態なのです。下肢のしびれや、脱力感があるみたいで

側弯のある上田さんですね。脊柱管狭窄症かもしれません

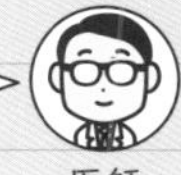
医師

上手な伝え方のコツ

間欠性跛行の特徴をおさえる

間欠性跛行は、しばらく歩くと足にしびれや痛みを生じ歩けなくなり、少し休むと再び歩けるようになる状態です。痛みの部位だけでなく、歩きはじめの痛みや、間欠性跛行などの特徴的な症状を上手に伝えられるとよいでしょう。

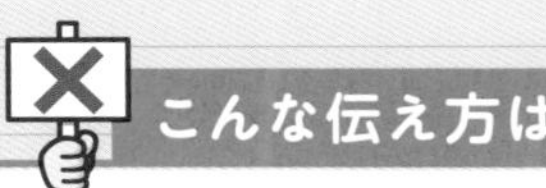

こんな伝え方はダメ

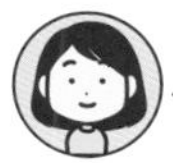

上田さん、**足腰が弱ったみたいで**、年ですかね……

歩行しづらくなったことは伝わりますが、間欠性跛行の症状が出ていることがわかるようにもう一言、観察した情報を添えるようにしましょう。

2 骨粗しょう症

おさえておきたい症状

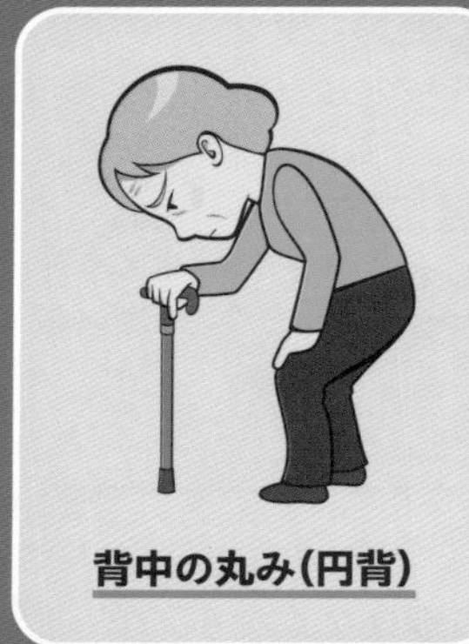
背中の丸み(円背)

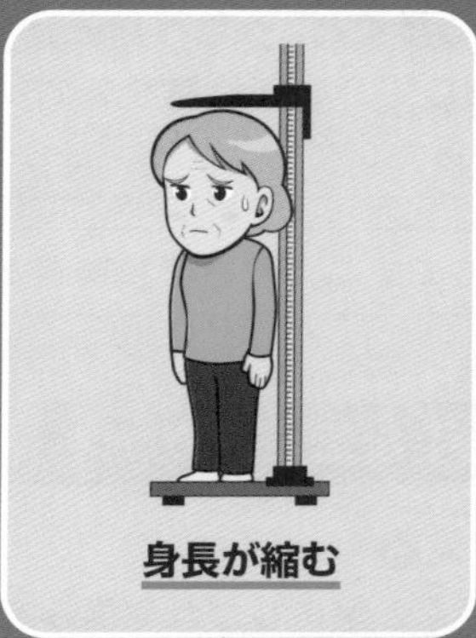
身長が縮む

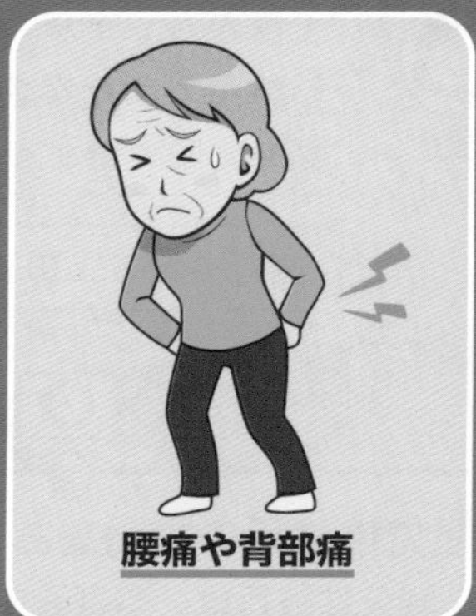
腰痛や背部痛

＊骨粗しょう症自体には症状はない。ちょっとしたことで骨折しやすくなる。

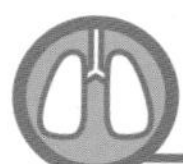

原因・特徴

骨量の低下と骨梁の構造悪化のため、骨がもろくなり、骨折しやすくなった状態を骨粗しょう症といいます。さまざまな原因によって、古い骨を壊し（骨吸収）、新しい骨をつくる（骨形成）という骨代謝のバランスが崩れて、骨形成が追いつかなくなることで起こります。

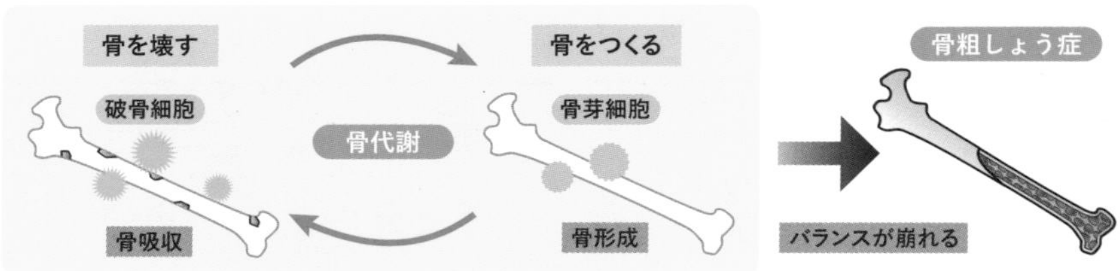

- **原因**：**加齢にともない発症。特に女性は閉経後にエストロゲンの分泌が低下し、骨量が低下するため骨粗しょう症になりやすい。その他に、カルシウムやビタミンＤ摂取不足、運動不足、喫煙、過度な飲酒など。**

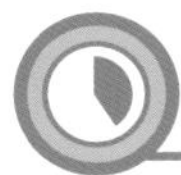

病気の進行

脊椎圧迫骨折、大腿骨頸部骨折、橈骨遠位端骨折、上腕骨近位部（肩に近い部分）骨折というように、骨折を起こしやすくなります。

骨折の好発部位

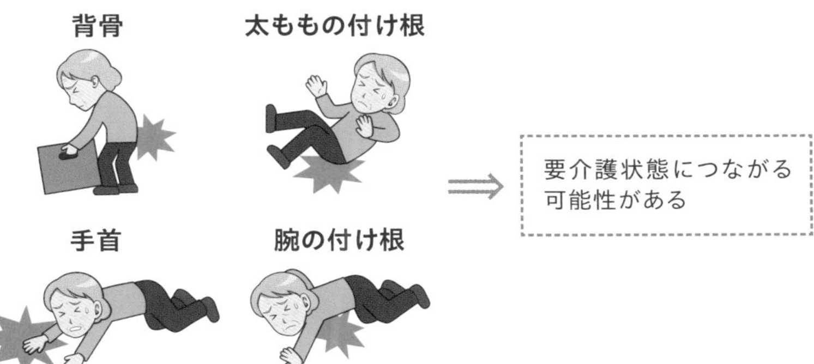

骨折にいたらなくても、円背からバランス能力の低下、背部や胸周囲の筋力低下による呼吸機能の低下、誤嚥性肺炎のリスク増大、逆流性食道炎などを起こすおそれがあります。

治療法

骨の形成にかかわる食事

カルシウム、マグネシウム、ビタミンD、たんぱく質など骨の形成にかかわる食べ物（牛乳、魚類、海藻類など）を十分に摂取する。飲酒や喫煙は控える。

筋力の維持

- 骨や筋力の維持、増加のために適度な運動が推奨される。ウォーキングや自転車、水中歩行、スクワットなど。
- 骨形成の促進や、骨・カルシウム代謝を調整する薬による治療もある。

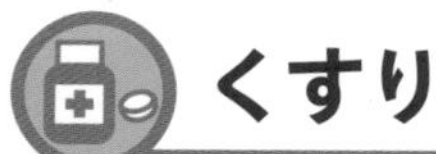

くすり

骨吸収抑制剤、骨・カルシウム代謝調整薬について紹介します。骨形成促進薬は副甲状腺ホルモン剤などがあり、注射薬です。

分類（一般名）	商品名	効果	副作用
ビスホスホネート製剤（アレンドロン酸ナトリウム）	ボナロン	古い骨を壊す（骨吸収）働きを抑え、骨の量全体を増やす	胃炎、腹部不快、胃痛、胃部不快、腹痛、嘔吐、口内炎など
SERM製剤（ラロキシフェン）	エビスタ	低下した女性ホルモンを補う。更年期の症状を改善する	吐き気、皮膚炎、皮膚掻痒、膣分泌物、乳房緊満、ほてりなど
カルシウム製剤（L−アスパラギン酸カルシウム）	アスパラ-CA	体内にカルシウムを補充する。食事からカルシウムを十分に摂取できない際に補う	腹部膨満感、胸やけ、軟便、頭痛、心窩部不快感、高カルシウム血症など
活性化ビタミンD3製剤（アルファカルシドール）	アルファロール	腸管からのカルシウム吸収促進。骨折の発生を抑制	食欲不振、吐き気、下痢、便秘、胃痛、腎機能低下など

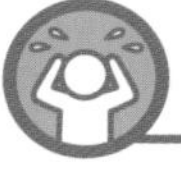

日常生活の注意点

- **転びそうで心配**→骨粗しょう症で一番心配なことは転倒です。転倒しないような声かけや環境整備（屋内の段差をなくし、手すりの設置などの工夫）が大事になります。足元に灯りをつけたり、電気コードやカーペットなどつまずきやすいものを取り除く工夫も必要です。

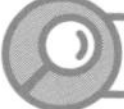

検査データの見方

骨密度

- **DXA（デキサ）法**：若年成人の骨密度の平均値（YAM）の 70%以下を骨粗しょう症と診断。脆弱性骨折をともなう場合は 80%未満で診断となる。

X 線検査

- 腰椎や胸椎の X 線で、骨梁減少、椎体変形、骨折を確認する。

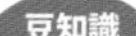

- 骨折をともなう骨粗しょう症は、介護保険では第 2 号被保険者（40 歳～ 64 歳）も適用。

医療職への上手な伝え方

骨折の可能性を伝える場合

〈会話例〉

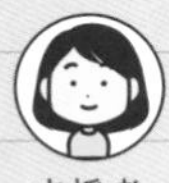

青木さんですが、**朝方に転んだ**ようです。**左手を床についた**ようで、左の手首が腫れていて痛がっています。痛くて動かせないみたいです。家にあったシップで冷やしています

橈骨遠位端骨折かもしれませんね。外来に連れてきていただいてもよろしいですか？

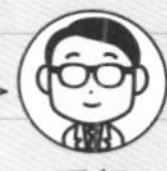

上手な伝え方のコツ

患部の様子を伝える

骨折していると患部が腫れて、触れると痛く、動かせない状態になります。

どのように転んだのかを伝える

骨粗しょう症による骨折は、手首（橈骨）、腕（上腕）、背中（脊椎）、足の付け根（大腿骨）と好発部位は決まっています。手をついたなど転び方も伝えると骨折部位の特定につながります。

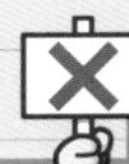

こんな伝え方はダメ

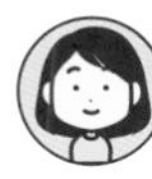

三田さん、**左手を痛がっていて**動かさないんですよ。どうしましょう～

痛がっている原因や手の様子をもう少し詳しく伝えてみましょう。手首だと橈骨と結びつきますし、転んだというエピソードが骨折と結びつきます。

3 関節リウマチ

おさえておきたい症状

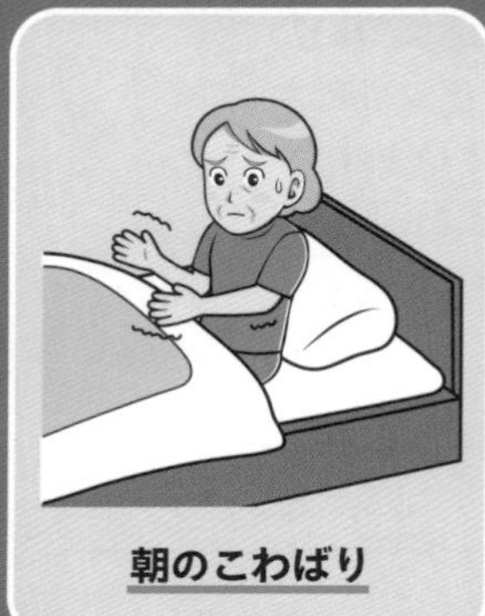
朝のこわばり

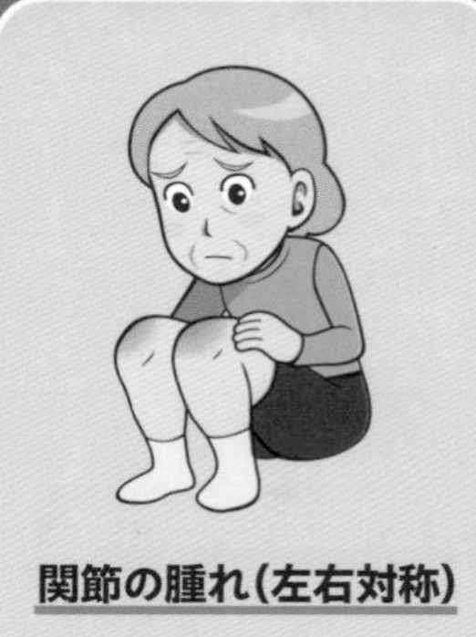
関節の腫れ(左右対称)

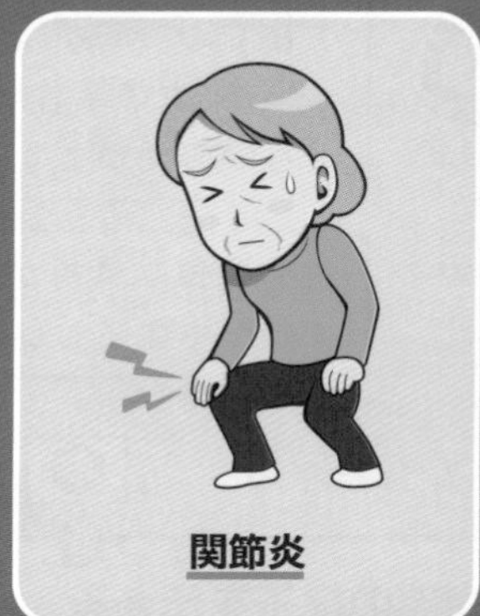
関節炎

その他…発熱、咳や痰が出る、呼吸困難など。
＊上記のような典型的な症状が出ないこともあり、元気がない、食欲不振、反応が鈍い(意識障害)などで見つかることがある。

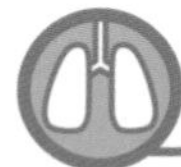

原因・特徴

関節リウマチは、関節の中にある滑膜の炎症を主体とする多発性関節炎です。圧倒的に女性に多く、遺伝的要因と環境的要因が関与する自己免疫疾患と考えられています。寛解と悪化を繰り返しながら関節軟骨や骨の破壊が進行し、関節機能に障害をきたします。

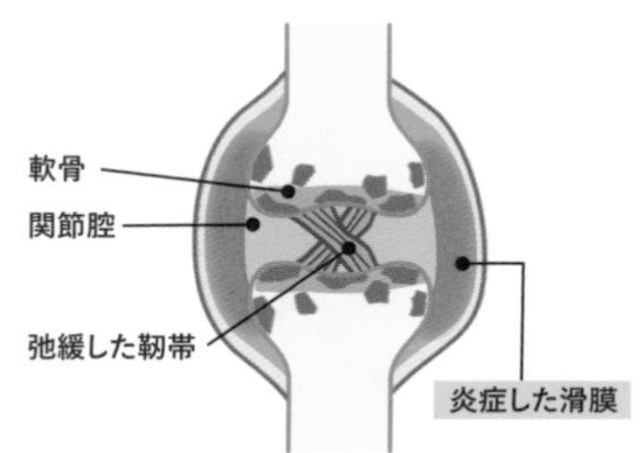

● **環境的要因**：喫煙、歯周病、感染症、ストレスなど。

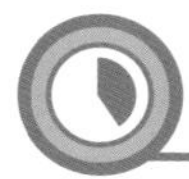

病気の進行

全身にさまざまな合併症をきたします。また、血管に炎症が及ぶ悪性関節リウマチでは、心筋梗塞、間質性肺炎、腸間膜動脈血栓症を引き起こします。手足の細い血管炎では皮膚潰瘍や神経炎になります。

関節の変形

尺側偏位(手指が小指側へ曲がる)、スワンネック変形(白鳥の首のように曲がる)など

⇒

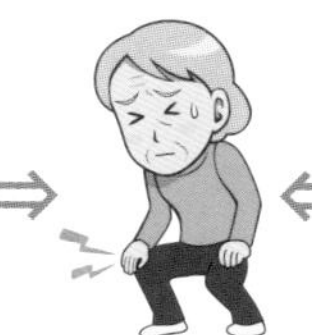

⇐

合併症の併発

間質性肺炎(リウマチ肺)や肺線維症を合併。慢性呼吸不全となる場合もある

⇑

アミロイドの蓄積

アミロイドというたんぱくが体内のあちこちに蓄積。腸管に蓄積する場合は下痢、心臓や腎臓に蓄積する場合は心不全、腎不全をきたす(二次性アミロイドーシス)

治療法

適度な運動

適度な運動と安静、規則正しい食生活を送る。炎症の程度などに応じて、関節の動く範囲と筋力を保持するリハビリテーション療法もある。

薬による治療

抗リウマチ薬(メトトレキサート)、生物学的製剤、JAK 阻害薬、ステロイド製剤、鎮痛剤などを用いる。

手術療法

機能障害が著しくある場合は、人工関節置換術(関節機能の回復)、滑膜切除術、関節固定術の手術を行う。

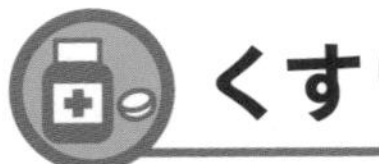

くすり

表以外には、生物学的製剤という注射剤があります（レミケードなど）。

分類（一般名）	商品名	効果	副作用
抗リウマチ剤（メトトレキサート）	リウマトレックス	リウマチの炎症を抑える	吐き気、食欲不振、腹痛、下痢、口内炎、頭痛、脱毛、発疹など
JAK阻害剤（トファシチニブクエン酸）	ゼルヤンツ	JAKという酵素を阻害し、炎症の原因物質（サイトカイン）を抑える	鼻咽頭炎、頭痛、気管支炎、尿路感染など
ステロイド剤（プレドニゾロン）	プレドニン	ステロイドによって、リウマチの炎症を抑える	過敏症、発疹、下痢、悪心、胸やけ、クッシング症候群など
NSAIDs（ロキソプロフェンナトリウム）	ロキソニン	腫れや痛みを緩和する	胃痛、腹痛、吐き気、食欲不振、口内炎、むくみなど

日常生活の注意点

- **手が動かしづらい→リウマチによる手指の関節痛や変形などで手の細かい動きが段々と難しくなります。ボタンの服は面ファスナーに、ドアノブはレバー式に変える。階段には手すりや滑り止めをつける。買い物は持ち手の広い、肩掛けバッグにするなど動く範囲を考えて工夫をするようにします。**

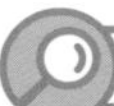

検査データの見方

血液検査

リウマトイド因子（RF）	基準値は15mg/dl以下。基準値を超えれば陽性。
抗CCP抗体	早期リウマチの診断に用いる。
MMP-3	リウマチの病気の勢いを見る。
赤沈（血沈）	基準値は男性1～10mm、女性2～15mm。基準値よりも高いと炎症反応があると評価する。
CRP（C反応性蛋白）	炎症反応をみる指標。基準値は0.3mg/dl以下。1以下は炎症抑制、10を超えたら重症。

豆知識

- 身体障害者手帳の対象。悪性関節リウマチの場合は難病医療費助成制度の対象となる。

医療職への上手な伝え方

関節リウマチの人に風邪の症状がみられた場合

〈会話例〉

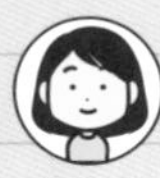
支援者

リウマチがある山口さんですが、咳がもう１週間ほど続いているようです。熱はないです。**痰もなくて乾いた感じの咳**です。息苦しさはないようですが……

リウマチ肺（間質性肺炎）かもしれませんね。外来受診はできそうですか？

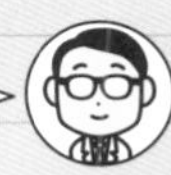
医師

上手な伝え方のコツ

さまざまな合併症の知識を整理しておく

関節リウマチはさまざまな合併症が起こるので、知識を整理しておくと、伝えるときに役立ちます。咳などの風邪症状の場合、関節リウマチは易感染性なので通常の肺炎もしくは、リウマチが進んだ状態の間質性肺炎かもしれません。

間質性肺炎の場合は、乾いた咳が特徴です。

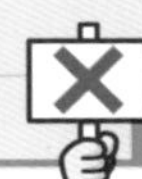

こんな伝え方はダメ

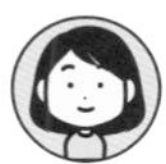

山口さんですが、**咳が続いています**。風邪をこじらせたのかしら

通常の肺炎は、咳だけでなく痰も絡んでいることが多いです。一方、間質性肺炎は痰は出ません。この点を知っていると、もう少し上手に伝えられるかもしれません。どちらの可能性も実際あります。

4 骨折（脊椎圧迫骨折、大腿骨頸部骨折、橈骨遠位端骨折）

おさえておきたい症状

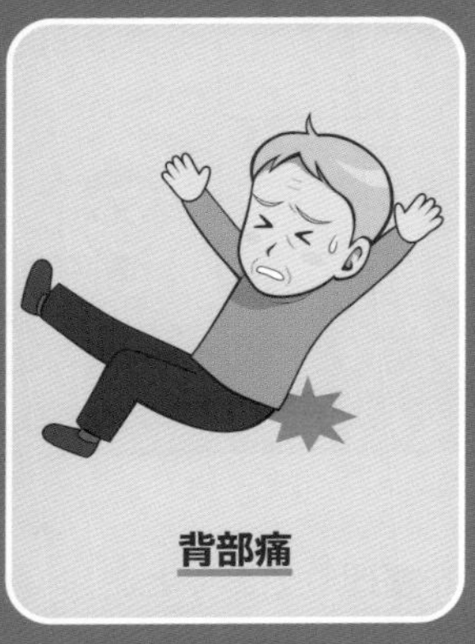

背部痛

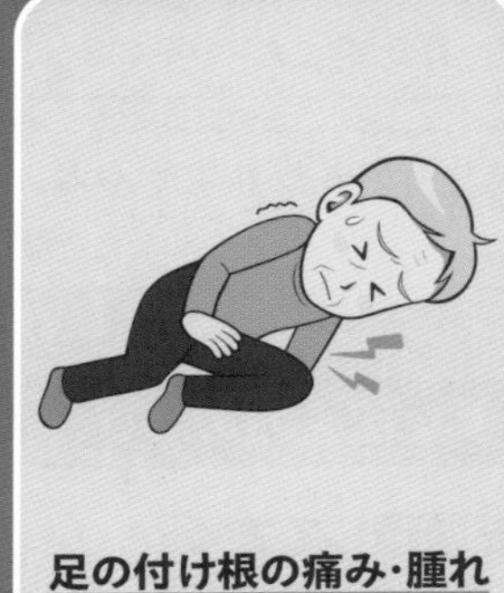

足の付け根の痛み・腫れ

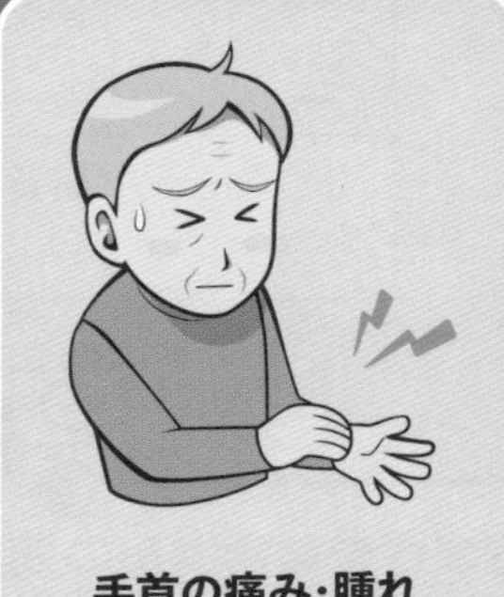

手首の痛み・腫れ

＊脊椎圧迫骨折：骨折部位の背部痛、立ち上がり、歩行、かがむときに痛む。
＊大腿骨頸部骨折：足の付け根の痛みと腫れ。立位や歩行が困難となる。
＊橈骨遠位端骨折：手首の痛み、腫れ、発赤、偏位。

原因・特徴

高齢者の骨折の多くは、骨粗しょう症や筋力低下、栄養が十分でないことが関係しています。骨粗しょう症を背景とする骨折を脆弱性骨折と呼び、脊椎圧迫骨折、大腿骨頸部骨折、橈骨遠位端骨折が代表的です。

脊椎圧迫骨折

尻もちや転倒で受傷。咳やくしゃみでも起こりうる。脊椎がつぶれた状態

大腿骨頸部骨折

転倒、からだをひねるなどで受傷

橈骨遠位端骨折

転んで手をついたときに受傷。橈骨遠位端は手首の親指側

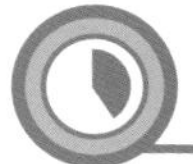

病気の進行

これらの骨折は在宅介護では、ADL や QOL に大きく影響します。要介護状態になることも珍しくありません。

橈骨遠位端骨折

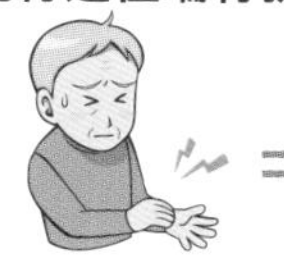

⇒ 手首の痛みや、動きに制限が残る可能性がある ⇒

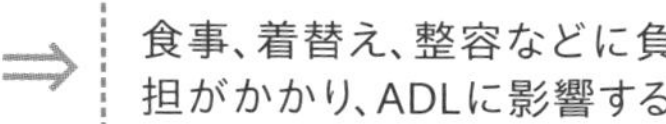

食事、着替え、整容などに負担がかかり、ADLに影響する

大腿骨頸部骨折、圧迫骨折

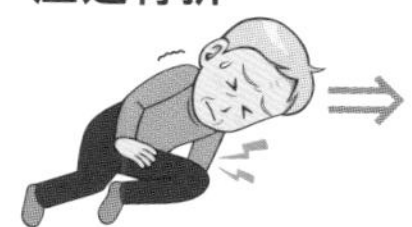

⇒ 骨折の度合いによっては、歩けなくなる可能性が高い

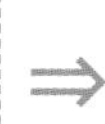

寝たきりとなると、肺炎、褥瘡、下肢静脈血栓症などを合併するリスクが高まる

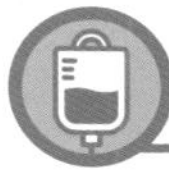

治療法

骨折の応急処置はRICEが基本

- **Rest（安静）**：添え木になるもので固定する。肩・腕・手の場合は、三角巾で支える。
- **Ice（冷やす）**：患部を冷やす。
- **Compression（圧迫）**：腫れや内出血を抑える。
- **Elevation（挙上）**：患部を心臓より高い位置に上げる。

⇒難しければ、患部の下にタオルなどを入れて、余計な血液やリンパ液が患部に流れるのを防ぐ。

外科的治療

- **脊椎圧迫骨折**：保存療法（安静、疼痛コントロール）、コルセット着用、経皮的バルーン椎体形成術（BKP）（バルーンで椎体を固定）。
- **大腿骨頸部骨折**：骨接合術、人工骨頭置換術の 2 種類の方法が一般的である。
- **橈骨遠位端骨折**：保存的に徒手整復しギプス固定するのと、手術でプレート固定する 2 種類がある。

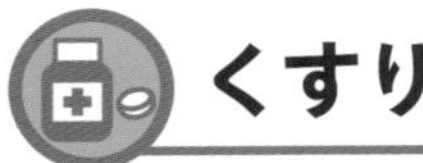

くすり

痛みに対しては、非ステロイド消炎鎮痛剤（NSAIDs）を使用します。

分類（一般名）	商品名	効果	副作用
NSAIDs（ジクロフェナクナトリウム）	ボルタレン	痛みを緩和する（飲み薬）	胃痛、腹痛、吐き気、食欲不振、口内炎、発疹、むくみなど
NSAIDs（ロキソプロフェンナトリウム）	ロキソニンテープ	痛みを緩和。NSAIDsよりも胃腸障害の副作用が少ない	皮膚掻痒、紅斑、接触性皮膚炎、皮疹、皮下出血など
鎮痛剤（アセトアミノフェン）	カロナール	腫れや痛みを緩和する（塗り薬）	発疹、発赤、皮膚掻痒、皮膚のヒリヒリ感など

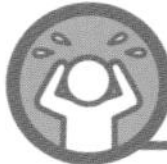

日常生活の注意点

- **圧迫骨折後の過ごし方**→骨折した骨が安定するまでに３週間～４週間かかるので、この時期はベッド上で過ごすことが理想的です。上半身の重みで骨に負担がかかるからです。背骨への負担を考慮すると、仰臥位より側臥位が推奨されます。

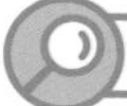

検査データの見方

X 線検査

- **橈骨遠位端骨折**：橈骨の手首側に骨折像がみられる。
- **脊椎圧迫骨折**：胸椎、腰椎に骨折像がみられる。圧迫骨折は、脊椎がつぶれた像となる。
- **大腿骨頸部骨折**：大腿骨の骨盤に近い部位に骨折像がみられる。
- 骨折の全体像を確認するために MRI 検査や CT 検査を実施することもある。

医療職への上手な伝え方

転んで立ち上がれない状況の場合

〈会話例〉

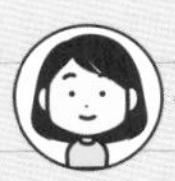

一人暮らしの竹中さんですが、訪問したら、玄関先で倒れていました。意識ははっきりしていて話せます。**つまずいて転んだそうで、足の付け根が痛くて立てない**と言っています

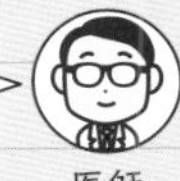

大腿骨の骨折かもしれませんね。救急車を呼びましょう

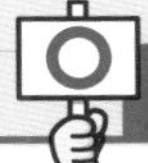

上手な伝え方のコツ

転倒したときの状況と本人の状態を伝える

どういう状況で、どんなふうに転んだのか、どこを痛がっているのかなど、転倒したときの状況と本人の状態を適切に伝えるようにしましょう。

こんな伝え方はダメ

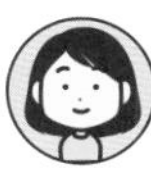

一人暮らしの竹中さんですが、玄関先で倒れていまして、普通に話せていますけど、**動けないようで**……

動けないだけだと、転倒したエピソードが伝わりづらいです。受傷した部位は足の付け根（大腿骨頸部）なのか背中（胸椎、腰椎）なのかも伝わりづらいです。骨折よりも脳梗塞、めまいや失神などが視野に入ってきてしまいます。

7 生活習慣病

☑ 高血圧 —— p.162

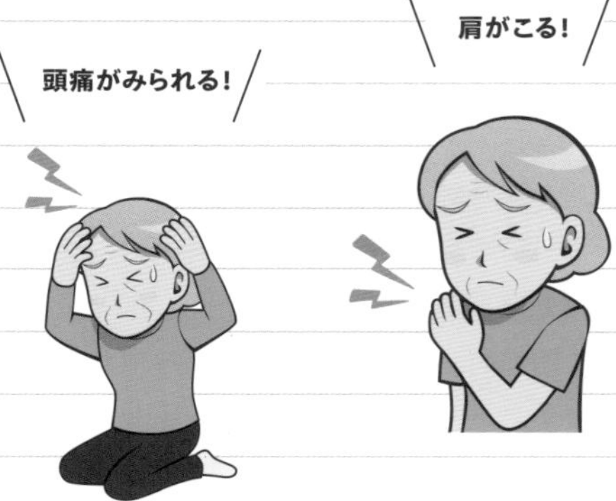

☑ 糖尿病 —— p.166

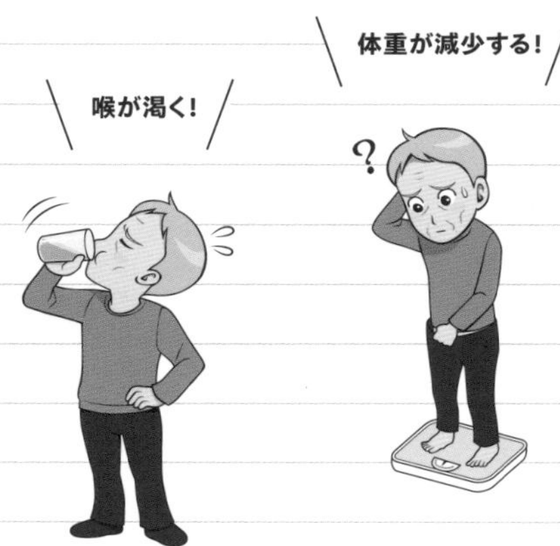

☑ 脂質異常症

p.170

まぶたに黄色の
膨らみができる！

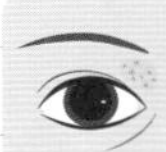
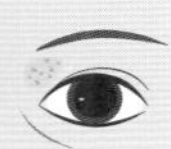

手の甲に黄色の
膨らみができる！

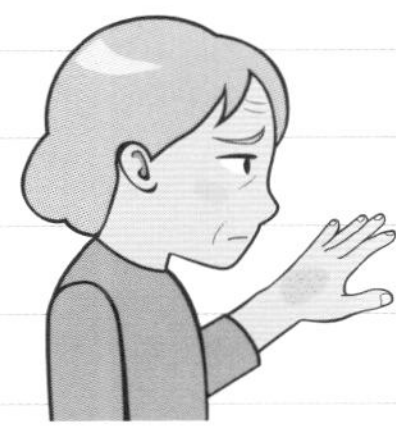

☑ 高尿酸血症

p.174

足の付け根の痛み・腫れ
がみられる！

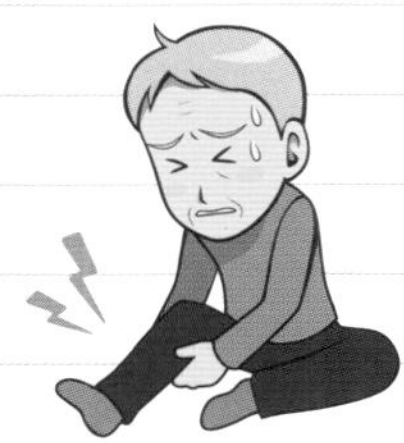

足の関節に
激痛が生じる！

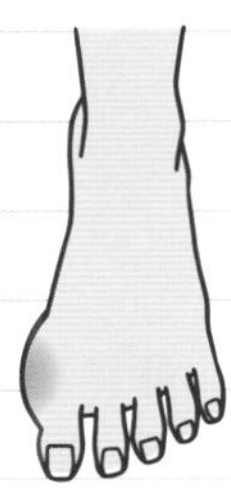

1 高血圧

おさえておきたい症状

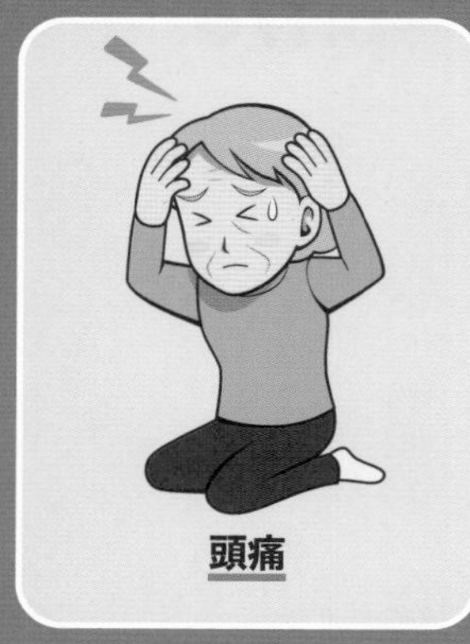

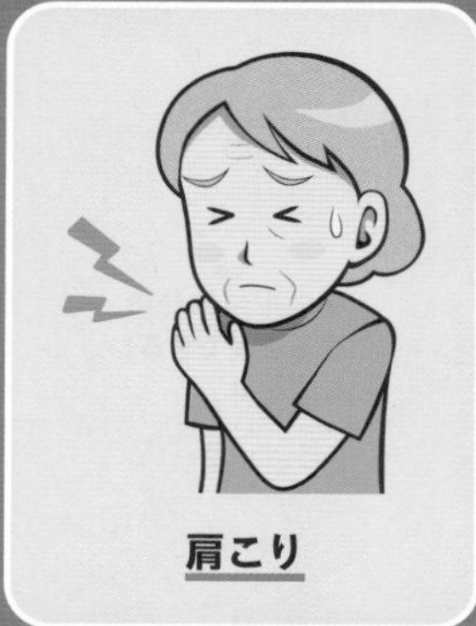

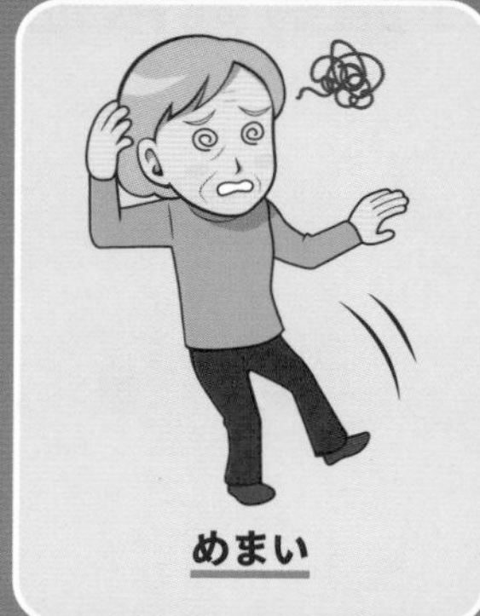

＊無症状のことが多い。血圧が極端に高いときに頭痛、頭重感、めまい、吐き気、肩こりなどをともなうことがある。

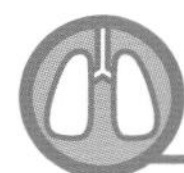

原因・特徴

血圧とは、心臓から送り出された血液が血管を押す力のことで、この力が一定の基準より高い状態を高血圧といいます。高血圧の基準は収縮期血圧 140 mm H g以上または拡張期血圧 90 mm H g以上。原因は、本態性と二次性があり、高齢者は、収縮期だけが高い収縮期高血圧が多いのが特徴です。

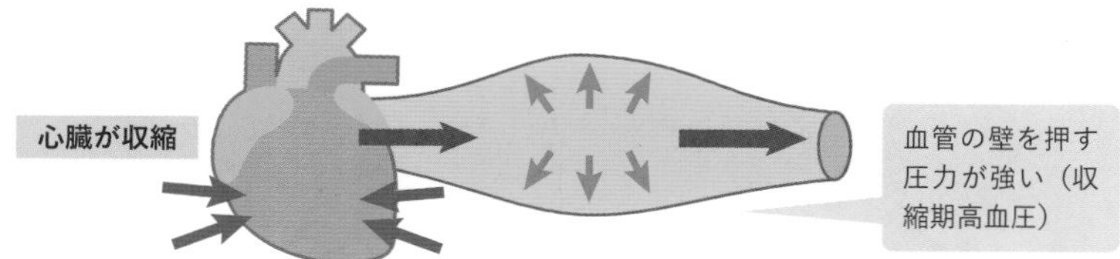

- **本態性高血圧：塩分の過剰摂取、運動不足、ストレス、喫煙などの生活習慣、加齢、遺伝的要因などが関連する。**
- **二次性高血圧：腎疾患、内分泌疾患、血管性（大動脈炎症候群など）、睡眠時無呼吸症候群、薬剤性などの原因による。**

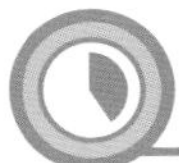

病気の進行

高血圧の状態が続くと、脳梗塞、脳出血、狭心症、心筋梗塞（あわせて脳心血管病）を引き起こします。逆に言えば、3大死因（がん、心疾患、脳血管障害）の2つ（心疾患と脳血管障害）の原因が高血圧となります。脳心血管病で毎年10万人が死亡しています。

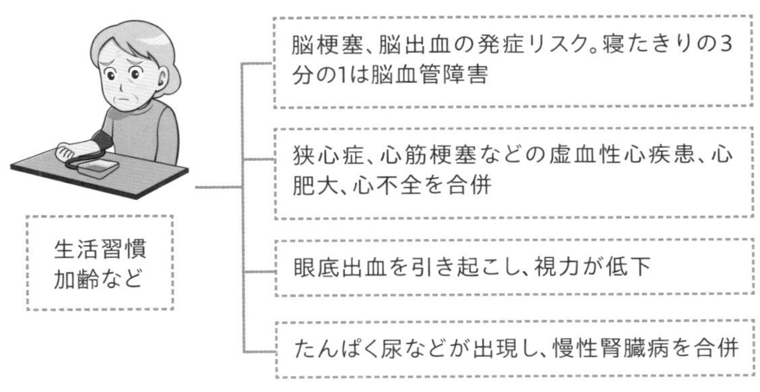

治療法

生活習慣の改善

- 減塩（1日6g未満）、野菜・果物の積極的な摂取、魚油の摂取（コレステロールや飽和脂肪酸の摂取は控える）、節酒など。
- 有酸素運動（ウォーキング、サイクリング、水中歩行など）を中心に、適度に負荷をかける運動やストレッチを組み合わせる。
- 禁煙、ストレス発散、肥満の改善（目標：BMI25未満）。

降圧剤による治療

- Ca拮抗薬、ACE（アンジオテンシン変換酵素）阻害薬、ARB（アンジオテンシンⅡ受容体拮抗薬）、利尿剤、β遮断薬の降圧剤がある。
- 二次性高血圧は原因疾患の治療が中心となる。

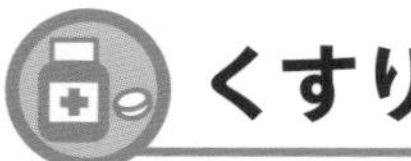

くすり

表以外の降圧剤であるβ遮断薬のアテノロールは徐脈などの副作用があります。ぜんそくや慢性閉塞性肺疾患の人には禁忌です。

分類(一般名)	商品名	効果	副作用
Ca拮抗薬 (アムロジピン)	アムロジン	血管壁にカルシウムイオンが流れ込むことで、血管の収縮を妨げ、血管を広げる	動悸、頭痛、ほてりなど
降圧剤(ACE阻害薬) (エナラプリル)	レニベース	血圧を上げるホルモン(アンジオテンシン)をつくらせないようにし、血管を広げる	空咳など
降圧剤(ARB) (オルメサルタン)	オルメテック	アンジオテンシンの作用を邪魔することで血管を広げる	副作用は比較的少ない
利尿剤 (トリクロルメチアジド)	フルイトラン	塩分と水分を尿として排出し、循環血液量を減らす	脱水、低カリウム血症など

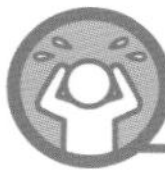

日常生活の注意点

- **入浴のタイミング**→最近の研究では、入浴前の収縮期血圧が 160 mm Hg 以上のとき、入浴事故のリスクは 3.6 倍。拡張期血圧が 100 mm Hg 以上のとき、入浴事故のリスクは 14 倍であることがわかりました。収縮期 160、拡張期 100 の値を入浴の目安としましょう。

検査データの見方

血液検査

- 血糖値とヘモグロビン A1c(糖尿病)、LDL コレステロールと HDL コレステロール(脂質異常症)、尿酸値(高尿酸血症)、尿素窒素(BUN)とクレアチニン(慢性腎臓病)などの合併をみる。

胸部 X 線検査

- 心拡大や心不全の確認(p.76 参照)。

心電図

- 左室肥大の確認、狭心症や心筋梗塞、不整脈の有無などを確認する。

医療職への上手な伝え方

血圧が高くて入浴してよいか判断に迷う場合

〈会話例〉

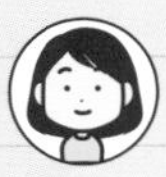

98 歳の山下さんですが、**血圧が 165 ／ 80** でして、入浴どうでしょう。前回も 168/85 で入浴許可いただきました。**他に症状もなく**、いつも通り元気です

ああ、山下さんですね。165 だったら、いつもより低いくらいの値ですよ。入浴してもらって大丈夫です。入浴の基準を少し見直しましょうかね

上手な伝え方のコツ

日々の血圧の値を把握しておく

血圧は自宅や施設で日常的に計測できるからだのバロメーターです。デイサービスや訪問看護の記録にある日々の数値をチェックする習慣をつけましょう。医療職とのコミュニケーションに役立ちます。

他に症状がないかも確認する

動悸やめまいなど随伴する症状がないかも確認しておきましょう。

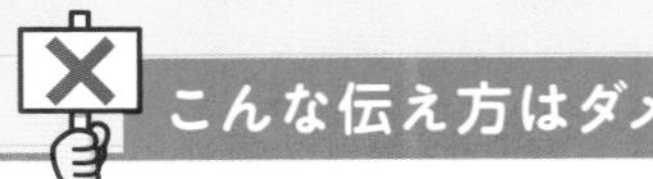

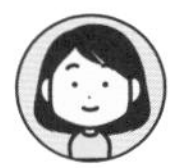

山下さん、血圧が 165 ／ 80 ですけど、**お風呂に入れてもいいですよね**

いつもと比べてどうなのか、何か変わったことはないのかなど、入浴をしてよいか判断できる情報を伝えましょう。

2 糖尿病

おさえておきたい症状

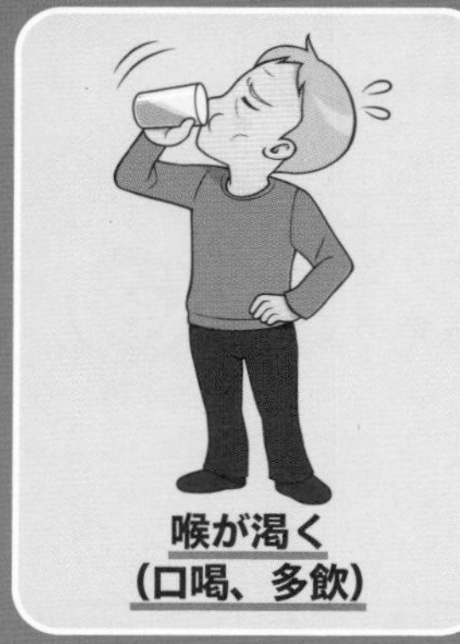

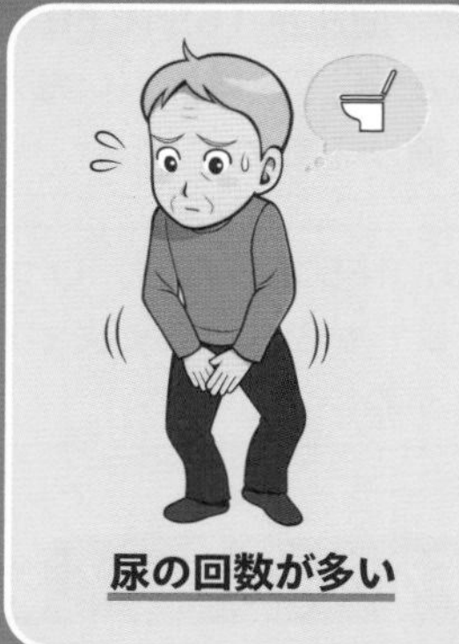

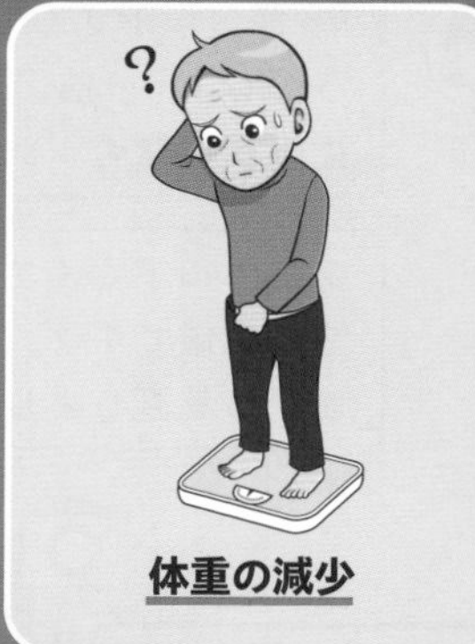

その他…だるい(倦怠感)、疲れやすい(易疲労感)、たちくらみ、手足のしびれ、目がかすむ(視覚異常)、性欲減退など。

原因・特徴

糖尿病は、膵臓から分泌されるインスリン（血糖値を低くする）というホルモンの作用が不足し、慢性的に高血糖の状態が続く病気です。種類はⅠ型糖尿病とⅡ型糖尿病があります。

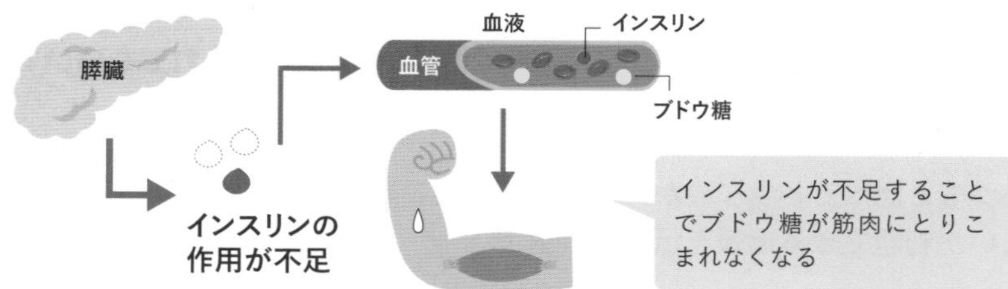

- Ⅰ型糖尿病：膵臓の細胞が壊れることが原因。自己免疫性で若い人に多い。
- Ⅱ型糖尿病：食べすぎや運動不足などの生活習慣が原因。中高年に多い。日本人の 95% がⅡ型である。

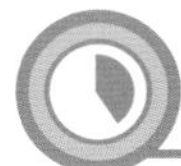

病気の進行

慢性的な高血糖の状態は、さまざまな合併症を引き起こします。合併症を予防することが糖尿病治療のポイントです。

視力の低下、視野が狭くなる

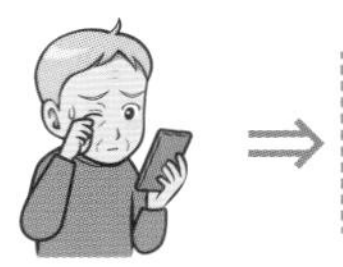

⇒ 失明のおそれ（網膜症）

手足のしびれ、筋力の低下

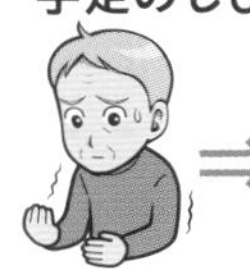

⇒ やけどや傷を自覚できない知覚異常が起こる（神経障害）、足の潰瘍や壊疽

腎不全

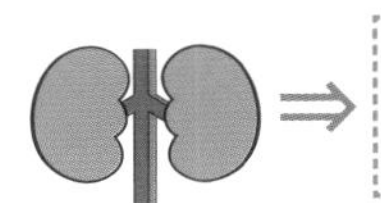

⇒ 透析、腎移植（腎症）

高血糖状態

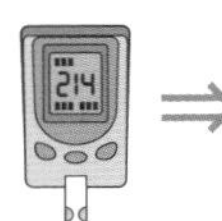

⇒ 心筋梗塞、脳卒中、感染症（尿路感染症、歯周病など）、意識障害（極端に高くなる場合）

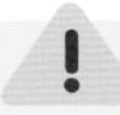

血糖値が極端に高くなると意識障害を起こします（糖尿病性昏睡）。

治療法

食事療法や運動療法

- 食事は適正カロリーを守り、規則正しくバランスのよいものにする。
- 運動は散歩、水泳などのほかに、筋肉に強い負荷をかける無酸素運動も効果的（かかとの上げ下ろしなど）。

薬でのコントロール

薬の作用で低血糖状態が続くと認知症や心疾患を合併することもあるため、緩やかにコントロールする。

インスリン注射

Ⅰ型はインスリン注射。Ⅱ型は飲み薬が中心だが、飲み薬が効かなくなると、インスリン治療に変わる。

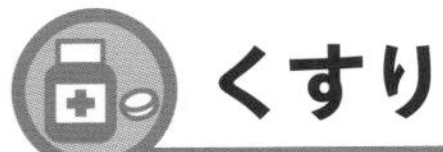

くすり

表の経口糖尿病薬のほかにインスリン抵抗性改善系（チアゾリジン薬）、インスリン分泌促進系（グリニド薬）、糖吸収・排泄調節系（α-グルコシダーゼ阻害薬）があります。

分類（一般名）	商品名	効果	副作用
ビグアナイド薬（メトホルミン）	メトグルコ	肝臓での糖の合成を抑える	下痢、吐き気、食欲不振、腹痛、嘔吐など
スルホニル尿素（SU）薬（グリクラジド）	グリミクロン	膵臓の細胞に作用し､インスリンの分泌を促す	肝機能障害、悪心、嘔吐、食欲不振、発疹、皮膚掻痒など
DDP-4阻害薬（シタグリプチンリン酸塩）	ジャヌビア	高血糖時にインスリン分泌を促し、グルカゴン分泌を抑制	腹痛、便秘、めまい、感覚鈍麻、動悸など
SGLT2阻害薬（イプラグリフロジンL－プロリン）	スーグラ	尿からのブドウ糖排泄を促す	頻尿、口渇、脱水、多尿、血圧低下、貧血、腎盂腎炎など

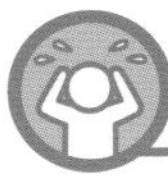

日常生活の注意点

- **発熱や下痢**→治療中に発熱や下痢などで体調を崩すことで、低血糖や高血糖の状態を起こしやすくなるので、体調のコントロールに注意します。
- **低血糖の状態**→症状はさまざまなので、本人もしくは医療職から症状や対処法について確認し、記録しておきます。
- **風邪を引く**→風邪から肺炎など重篤な感染症に移行しやすいです。神経障害の場合、フットケアも心がけます。

検査データの見方

	基準値	診断基準
血糖値	70～109 mg/dl	● 早朝空腹時の血糖値：126mg/dl 以上 ● 随時血糖値：200mg/dl 以上 空腹時と随時血糖値が高いと糖尿病が疑われる。
ヘモグロビンA1c	5.6%未満	過去１か月～２か月の血糖値の様子を表す。6.5% 以上は糖尿病が疑われる。

豆知識

- Diabetes Mellitusの頭文字をとってDMと記す。医師や看護師も、ディーエムと呼ぶことが多い。
- 介護保険は第2号被保険者（40歳～64歳）も適用。視覚障害、透析、足切断の場合は身体障害者手帳の対象。外来や入院治療で高額療養費制度の対象。

医療職への上手な伝え方

糖尿病がある人の様子を伝える場合

〈会話例〉

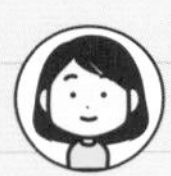

馬場さんの定期訪問に伺ったら**ボーっとしていまして**。糖尿病の薬を飲んでいる方で…

食事の状況と薬について教えてください

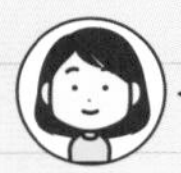

薬はいつも通り内服したそうですが、昨日から**食欲がなかった**ようです

低血糖かもしれませんね。すぐに飴玉をなめさせてください

上手な伝え方のコツ

合併症と結びつく症状を報告する

- 胸が苦しい＝心筋梗塞、熱が出る＝肺炎や尿路感染症、意識障害がある＝低血糖や脳血管障害、などと合併症と結びつく症状を伝えるようにします。
- 足が紫色の場合、循環不全で壊疽の前段階のため、医師に報告します。

薬の服用状況を伝える

いつも通り薬を服用したのか、食欲があるのかなどを伝えます。

こんな伝え方はダメ

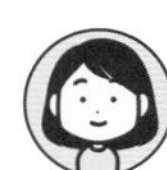

馬場さん、風邪気味で食欲がいまひとつだったので、**薬を飲まなくてよい**と勧めました

風邪などをきっかけに血糖値が乱れることが多く、こういう日々をシックデイといいます。この場合は、自己判断で薬を中止せずに医師に相談しましょう。

3 脂質異常症

おさえておきたい症状

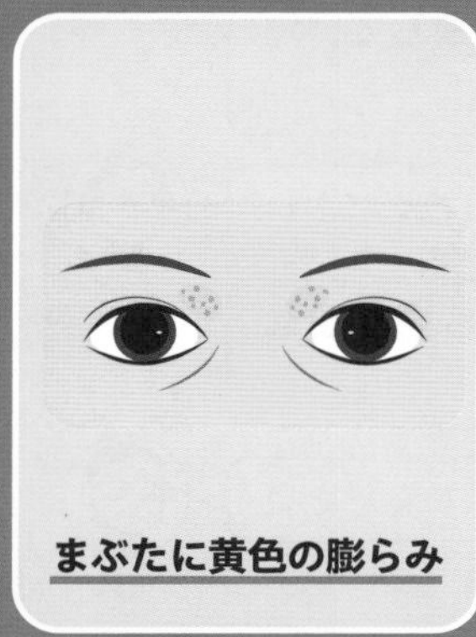

まぶたに黄色の膨らみ

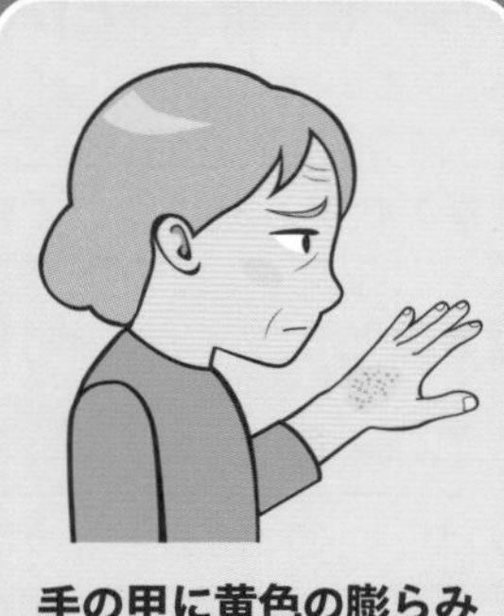

手の甲に黄色の膨らみ

肘・膝に黄色の膨らみ

＊自覚症状はなく、黄色腫と呼ばれる黄色の膨らみが、まぶた、手の甲、肘、膝、アキレス腱などにみられることがある。

原因・特徴

悪玉コレステロールが増える高 LDL コレステロール血症、善玉コレステロールが減る低 HDL コレステロール血症、中性脂肪が増える高トリグリセリド血症。これらを総称して脂質異常症といいます。いずれも動脈硬化が進んだ病態です。

LDLコレステロールは増えると血管壁にもぐりこみ、プラークと呼ばれるコブをつくる

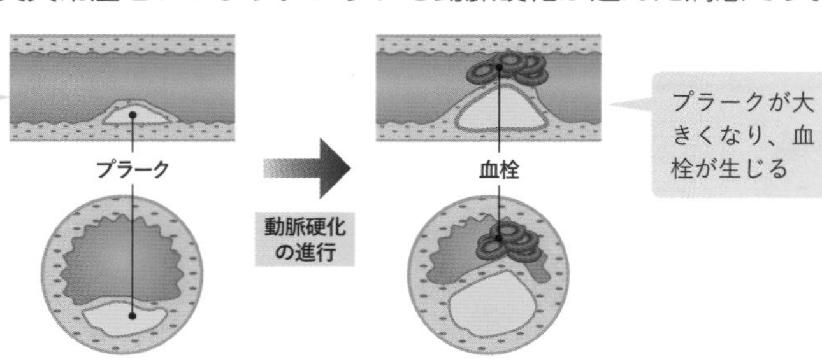

- **動脈硬化の原因**：脂質異常症のほか、高血圧、糖尿病、肥満、加齢、喫煙、冠動脈疾患の家族歴。

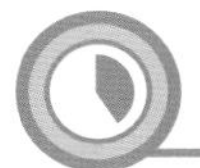

病気の進行

動脈硬化が進むことで、血流が流れにくくなり血栓も生じやすくなります。心臓に血栓が飛べば心筋梗塞に、脳に血栓が飛べば脳梗塞となります。

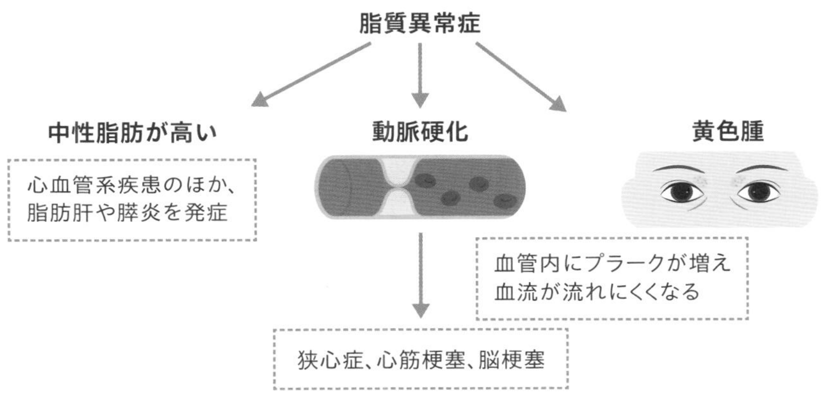

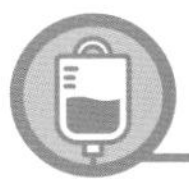

治療法

生活習慣の改善

- 適正なカロリー、脂質や炭水化物を抑え、食物繊維の摂取を増やす。
  塩分は 1 日 6g 未満、アルコールは 1 日 25g 以下を目標に。
- ウォーキング、サイクリング、水泳などの有酸素運動（1 日 30 分以上、週 3 日以上）。
- 節煙・禁煙。受動喫煙も含めて、喫煙は動脈硬化の要因となる。

薬による治療

- 高 LDL コレステロール血症には、コレステロールの合成を阻害する薬や、コレステロールを吸収する薬を使う。
- 高トリグリセリド血症には、中性脂肪を分解し、中性脂肪を低下させる薬や、ニコチン酸誘導体などを使う。

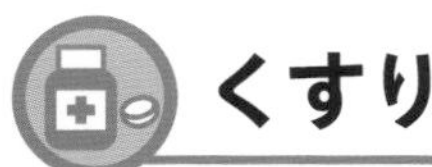

くすり

スタチン系の薬はよく処方され、リポバス、ローコール、リバロなどたくさん種類があります。

分類(一般名)	商品名	効果	副作用
スタチン系薬(プラバスタチン)	メバロチン	肝臓におけるコレステロール合成を抑え、血中のLDLコレステロールを低下させる	肝機能障害、発疹、皮膚掻痒、蕁麻疹、胃部不快など
小腸コレステロールトランスポーター阻害薬(エゼチミブ)	ゼチーア	小腸のコレステロール吸収にかかわる物質(小腸トランスポーター)の働きを阻害する	浮腫、頭痛、しびれ、めまい、坐骨神経痛、便秘、腹痛など
フィブラート系薬(ベザフィブラート)	ベザトール	コレステロール合成阻害や中性脂肪の分解促進によりHDLを増加させる	腎機能障害、腹痛、吐き気、発疹、尿酸上昇、浮腫など
EPA製剤(イコサペント酸エチル)	エパデール	中性脂肪の分解を促進し、血中の脂質を抑える	過敏症、発疹、掻痒感、貧血、吐き気など

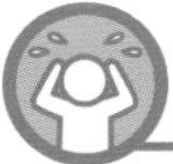

日常生活の注意点

- **暴飲暴食してしまう→投薬がはじまったからといって、過食の状態が続いては、LDLコレステロールは改善しません。食事療法は、脂質異常症の基本であり、投薬が開始されても続ける必要があります。運動療法も同じです。**

検査データの見方

血液検査で診断がつきますが、1回だけ異常値でも通常は経過観察となります。

LDLコレステロール	基準値は70～140mg/dl。140 mg/dl以上で高LDLコレステロール血症の診断となる。
HDLコレステロール	基準値は40～70mg/dl。40 mg/dl未満で低HDLコレステロール血症 の診断となる。
中性脂肪(トリグリセリド)	基準値は30～149mg/dl。150 mg/dl以上で高トリグリセリド血症の診断となる。

医療職への上手な伝え方

脂質異常の傾向がみられた場合

〈会話例〉

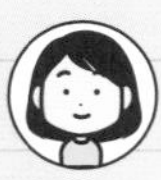

支援者

一人暮らしの吉田さんですが、住民健診の結果で、**LDL コレステロールが 158 と高い値**でした。高血圧は落ち着いているし、糖尿病もないですね。**亡くなったお父様が心筋梗塞**だったとか

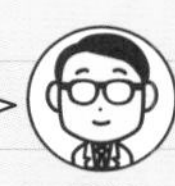

医師

そうですか。すぐの投薬はせず、まずは運動をがんばりましょうか

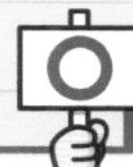

上手な伝え方のコツ

数値以外の要因も伝える

脂質異常で医師に慌てて連絡する必要は、まずありません。数値のほか、動脈硬化の原因（p.170参照）となるものはあるのか、起こりうる合併症（狭心症、心筋梗塞、脳梗塞など）なども念頭に伝えてみましょう

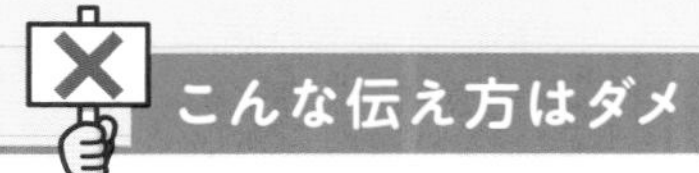

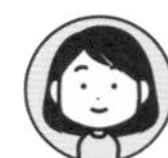

一人暮らしの吉田さん、**LDL が 158 でした**

もう少し動脈硬化に関連する情報をいれるとよいでしょう。

4 高尿酸血症

おさえておきたい症状

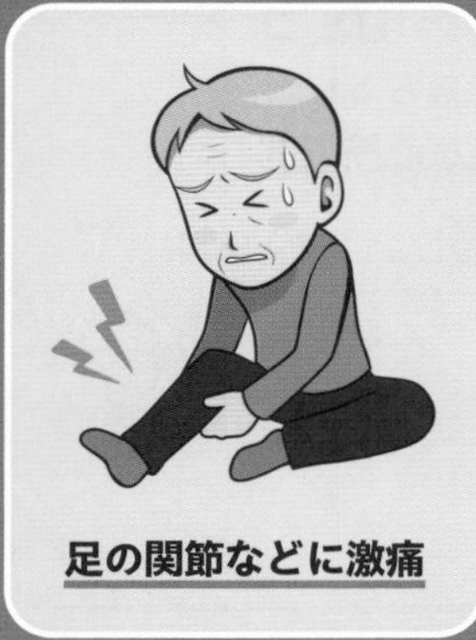

足の関節などに激痛

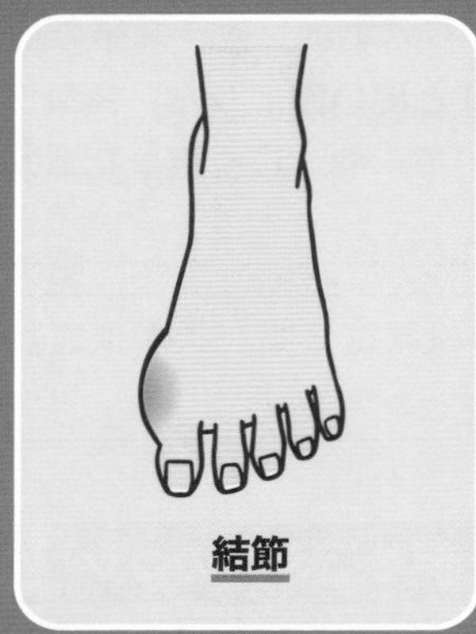

結節

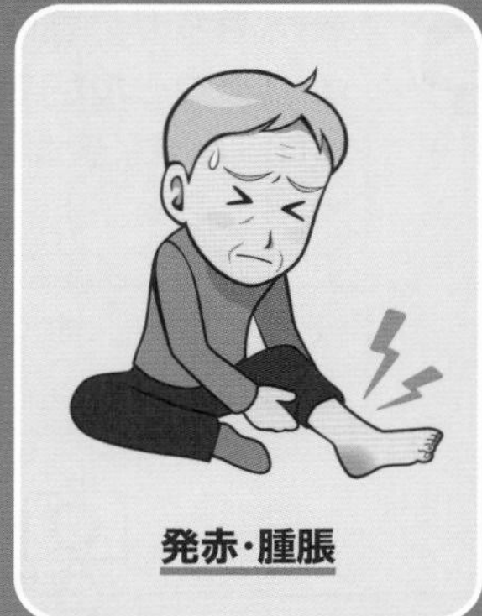

発赤・腫脹

＊高尿酸血症自体は無症状で、痛風を発症した場合に、上記の症状が起こる。

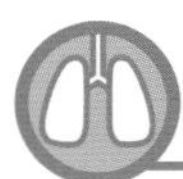

原因・特徴

血清尿酸値が高値を示す状態を高尿酸血症といいます。暴飲暴食、過度の飲酒などが原因で、体内のプリン体からできる尿酸が増え、関節内に結晶が沈着します。これが遊離して炎症を起こすと痛風発作となります。

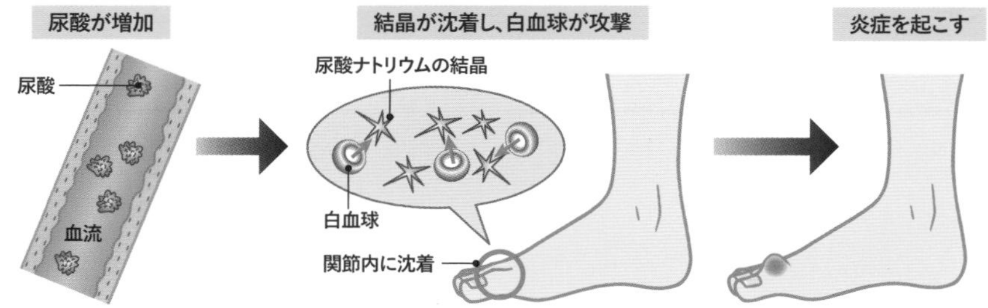

●**起こりやすい部位：足の親指の付け根、アキレス腱、かかと、足の甲、手首、肘、膝、耳介、手足の関節、肘関節などの皮下や骨に痛風結節を形成する。**

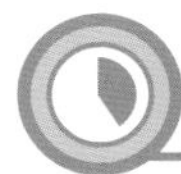

病気の進行

尿酸の結晶が蓄積し、尿路結石や腎障害につながることを痛風腎と呼びます。メタボリックシンドロームや、高血圧・糖尿病・脂質異常症などの生活習慣病を併発していることが多く、心筋梗塞や脳梗塞などの合併症もあります。

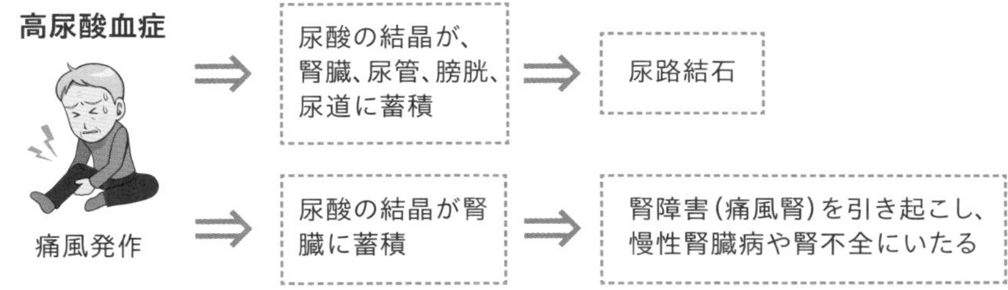

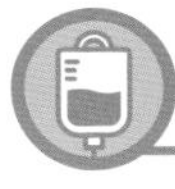

治療法

生活習慣の改善

- 適正なカロリー、プリン体の過剰摂取の制限。プリン体の多い食事は、レバー、アジの干物、モツ類、子牛の肉、エビ、鰻、数の子など。ビールの飲酒制限。
- ウォーキング、ジョギング、水泳、サイクリングなどの有酸素運動が適している。しかし、激しい運動はかえって尿酸値を上昇させるので適度に行う。

薬による治療

- 高尿酸血症に対しては、尿酸の生成を抑える薬を使用する。
- 痛風初期（ピリピリ感）には痛風発作予防薬や、発作時は痛み止め（非ステロイド性消炎鎮痛剤（NSAIDs））で対応する。

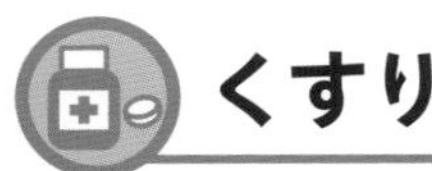

くすり

痛みに対しては、非ステロイド性消炎鎮痛剤（NSAIDs）などを使用します。

分類（一般名）	商品名	効果	副作用
尿酸排泄促進剤（ベンズブロマロン）	ユリノーム	尿細管での尿酸の再吸収を抑え、尿酸の尿への排出を促す	発疹、皮膚掻痒、蕁麻疹、胃腸障害、肝機能障害など
尿酸生成阻害剤（アロプリノール）	ザイロリック	体内でプリン体から尿酸を生成する酵素を阻害し、尿酸の生成を抑える	食欲不振、胃部不快感、軟便、下痢、倦怠感、脱毛など
痛風発作予防薬（コルヒチン）	コルヒチン	痛風発作を抑える	過敏症、全身掻痒、発疹、発熱、下痢など
NSAIDs（ジクロフェナクナトリウム）	ボルタレン	腫れや痛みをやわらげ、熱を下げる	胃痛、腹痛、吐き気、食欲不振、口内炎、発疹、むくみなど

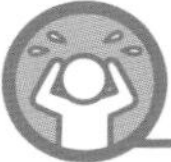

日常生活の注意点

- **痛風発作の激痛**→痛み止めを飲んで、安静にします。患部を冷やし、足の下にタオルなどを置いて、心臓より足を高くして休むようにしましょう。温めたりもんだりは、かえって痛みが強くなることがあるので控えます。無理に歩いたりするのも痛みを増強させます。

検査データの見方

血液検査

- **尿酸値**：基準値は 7.0mg/dl 以下。7.0mg/dl 以上で高尿酸血症の診断となる。

腹部 X 線検査

- 尿路結石などを確認する。

腹部超音波検査

- 尿路結石、水腎症などを確認する。

医療職への上手な伝え方

痛風発作を伝える場合

〈会話例〉

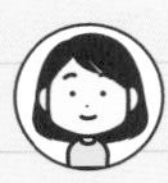

山岡さんのお宅に来ています。**左足の親指の付け根あたりが痛い**と言っていまして、見させてもらったら**真っ赤に腫れている**んです。どうしましょう

鎮痛剤を持っていると思うので飲ませてください。横になってもらって、足を少し上げて冷やしてもらえますか

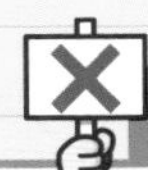

上手な伝え方のコツ

観察した状態を的確に伝える

観察した状態は的確に伝えられるようにしましょう。どの部位が腫れているのか、痛みはどの程度なのかなどしっかり伝えましょう。

こんな伝え方はダメ

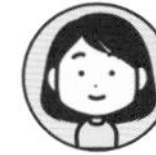

山岡さん、**足がすごく痛いって、もう涙ぐんでいて**……

痛みが強いのはよくわかります。しかし、足だけだと、下腿や大腿も想像できます。そうすると骨折など他の病気を連想させるため、部位を的確に伝えましょう。

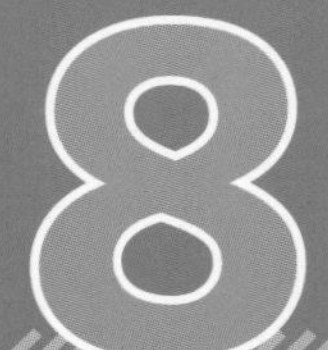

8 視覚・聴覚

☑ 白内障 ―――――――――――――――― p.180

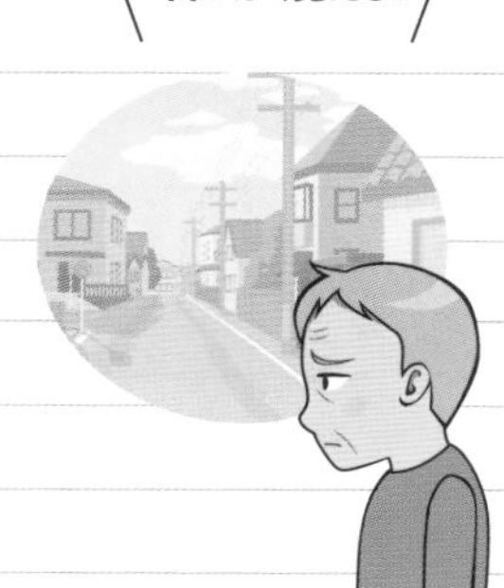

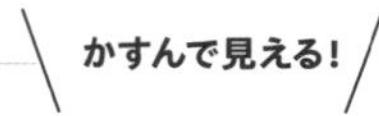

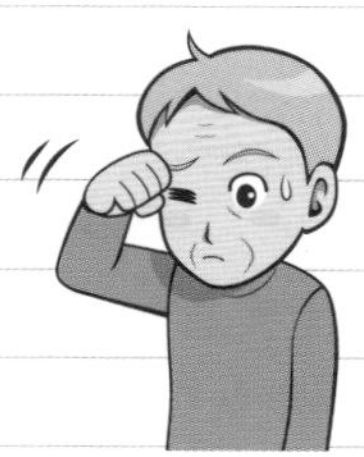

☑ 緑内障 ―――――――――――――――― p.184

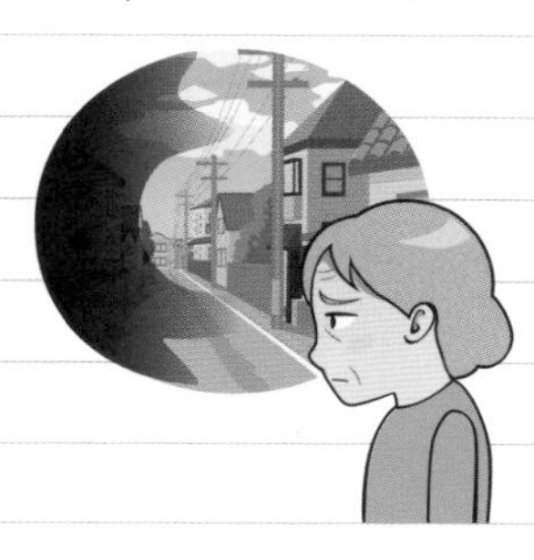

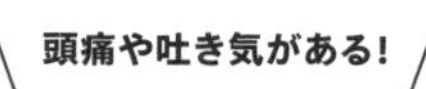

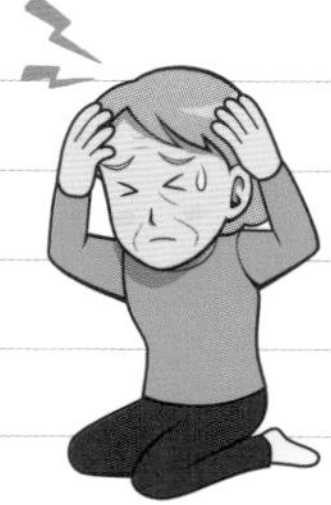

☑ 加齢性難聴 ——— p.188

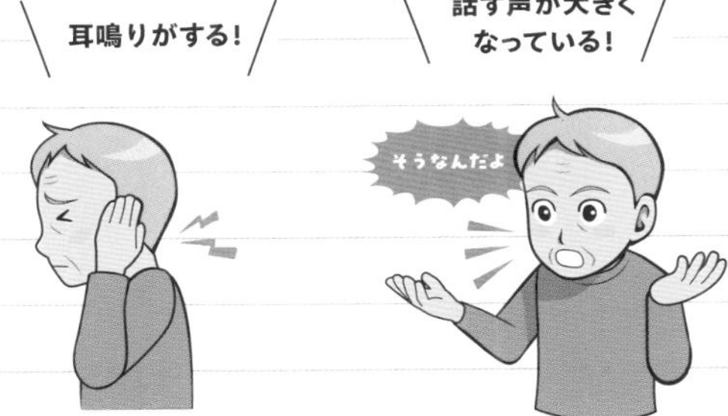

1 白内障

おさえておきたい症状

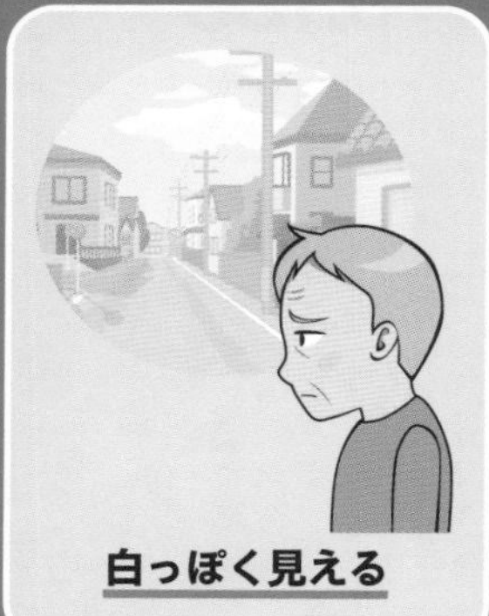

白っぽく見える

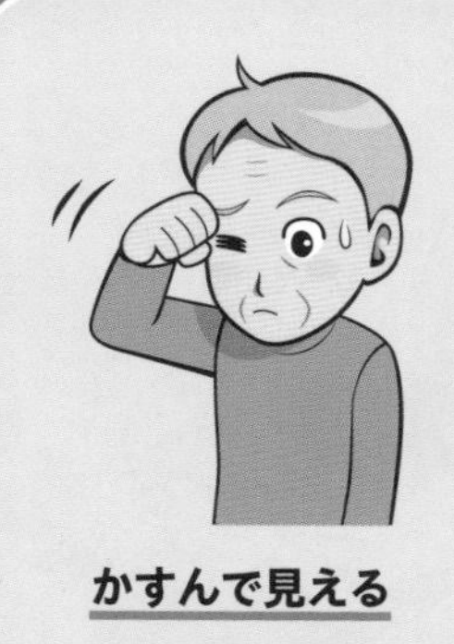

かすんで見える

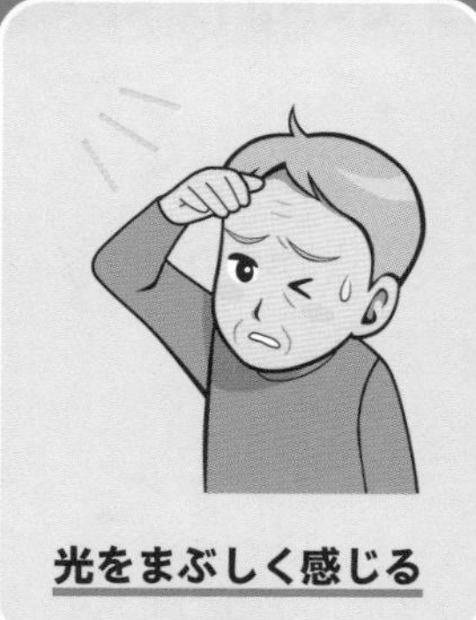

光をまぶしく感じる

＊初期は症状が感じられない。進行すると、上記の症状のほか視野が暗くなる、物が二重に見えるなどの症状が出る。

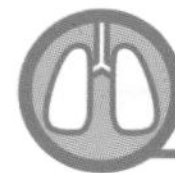

原因・特徴

白内障とは、目の中でレンズの役割をする水晶体が濁る病気です。原因は、9割が加齢によるもので、早い人は 40 代から水晶体が濁りはじめます。白っぽく見えたり、かすんで見えたりするようになるのが特徴で、進行すると水晶体が白濁していることが外見上わかるようになります。

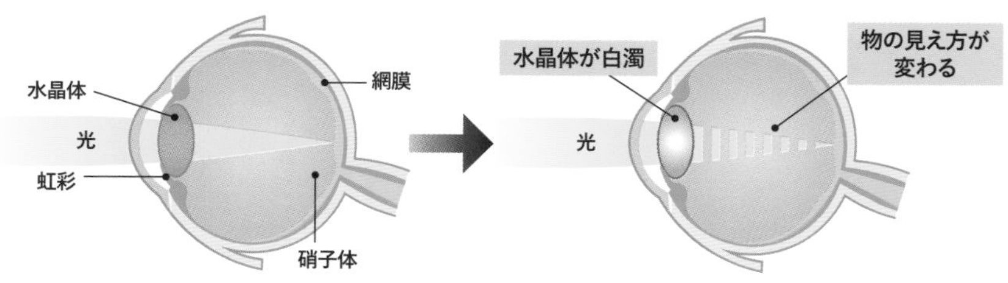

- **加齢以外の要因**：紫外線、喫煙、アトピー性皮膚炎、糖尿病、薬剤（ステロイド、抗精神病薬）など。

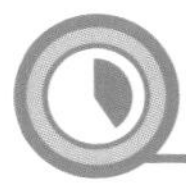

病気の進行

水晶体の白濁が進行すると失明するおそれもあります。日本は医学の技術が進んでおり、白内障による失明の頻度は少ないですが、グローバルな視点でみると失明の原因としては第１位になります。

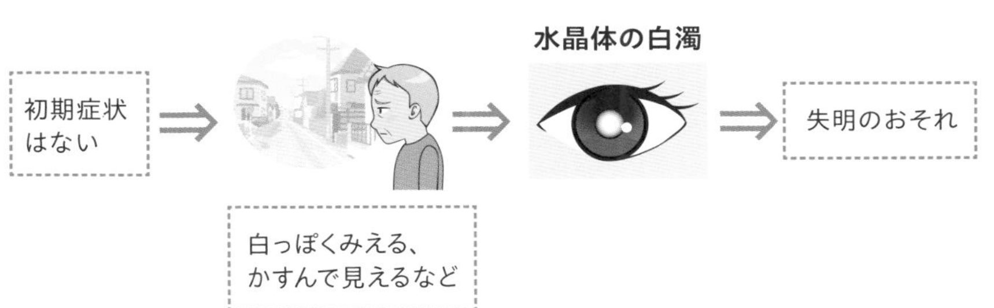

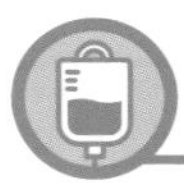

治療法

生活習慣に注意する

- 糖尿病が原因となりうるので、生活習慣病に対応した食事を心がけるようにする。喫煙も要因となるので、禁煙も重要。
- β-カロテンやルテインなどの抗酸化物質が白内障によいとされる。にんじん、ピーマン、ほうれん草、かぼちゃなどの緑黄色野菜から摂取できる。
- ビタミンＣもよいとされ、グレープフルーツ、柿、マスクメロン、イチゴ、ぶどう、ブロッコリーなどがおすすめ。糖尿病のある人は注意。

点眼薬などによる治療

- 初期の段階では、進行を遅らせるために点眼薬を使用する。進行具合によっては手術を行う。
- **水晶体再建術**：濁った水晶体を取り除き、眼内レンズを挿入する手術。

⇒薬剤に起因する場合は、服用する薬を見直す。

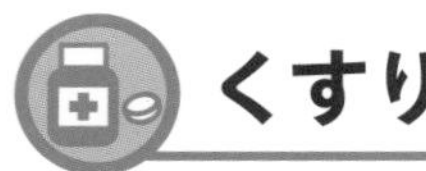

くすり

ここでは白内障に用いられる点眼薬を紹介します。

分類(一般名)	商品名	効果	副作用
白内障治療薬(ピレノキシン)	カタリンK、カリーユニ	水晶体のたんぱく質の変性を阻害し、水晶体が白く濁るのを抑える	過敏症、眼瞼炎、接触性皮膚炎、角膜炎、結膜充血など
白内障治療薬(グルタチオン)	タチオン	水晶体のたんぱく質の変性を阻害し、水晶体が白く濁るのを抑える	眼の刺激感、結膜充血、眼のかゆみ、一過性霧視など

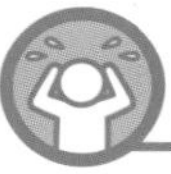

日常生活の注意点

- **視力低下→視力が低下し、日常生活に支障がでることがとても多くなります。視力補助器具として、ルーペ、特殊眼鏡（遮光眼鏡など）、拡大読書器などがあります。視力低下により転倒や交通事故のリスクが高まるので、屋内では手すりの設置やバリアフリーにしたり、屋外では本人が介助する人の腕を組むなど工夫が必要です。**

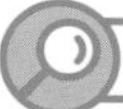

検査データの見方

視力検査

- 裸眼の視力と、矯正(眼鏡やコンタクトレンズ)の視力を比較する。矯正しても視力が上がらないときは、白内障を疑う。

細隙灯顕微鏡検査

- 細隙灯(さいげきとう)と呼ばれる帯状の光を目に当てて、特別な拡大鏡で観察する。
- 角膜、結膜、虹彩、水晶体などに傷や炎症がないか確認できる。白内障では水晶体の濁りの程度、部位、範囲などを把握できる。

豆知識

- 視力の障害認定基準によっては身体障害者手帳の対象となる。

医療職への上手な伝え方

字が見えづらい様子があることを主治医に伝える場合

〈会話例〉

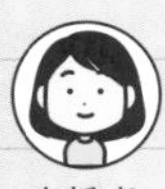

森本さんですが、**文字が最近見えづらくて、新聞を読むことができない**ようです。新聞が毎日の楽しみでしたから。ここのところボーっとしていて、うつ病や認知症にならないかとご家族も心配されています

なるほど。それは何とかしないといけませんね

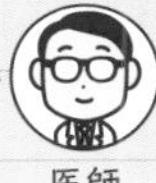

上手な伝え方のコツ

視力低下による生活の困りごとを伝える

介護が必要になると眼科受診が難しくなります。主治医や配属医に視力低下により日常生活に支障がでていることを伝え、改善策をともに考えましょう。視力低下により、何に困っているのか（この場合、新聞を読むことができない）を具体的に示せることがポイントです。

最近の様子を伝える

視力低下によって気分の落ち込みがないか、あるいは認知機能の低下はないかなど伝えられるとよいでしょう。

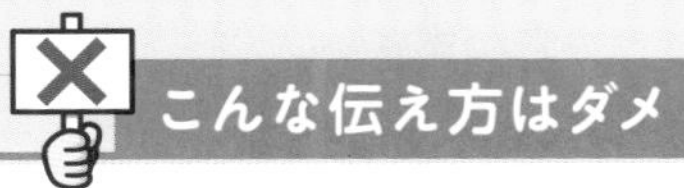

こんな伝え方はダメ

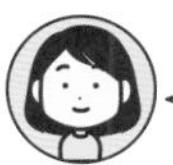

森本さん、**最近視力が落ちているみたいで**、どうしましょう

改善策をともに考えるうえで、具体的な生活の困りごとまで踏みこめるとよいでしょう。

2 緑内障

おさえておきたい症状

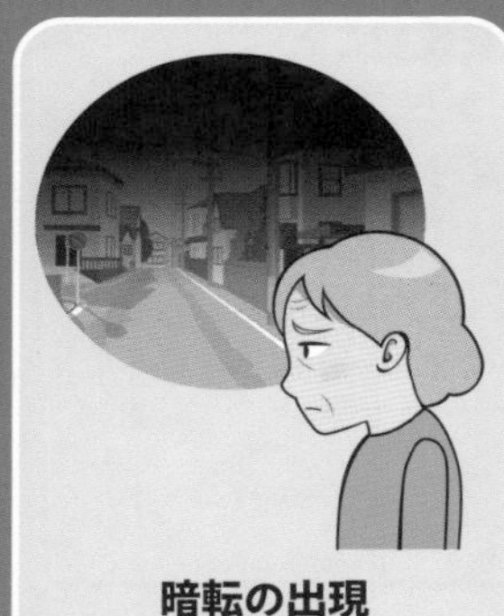

暗転の出現

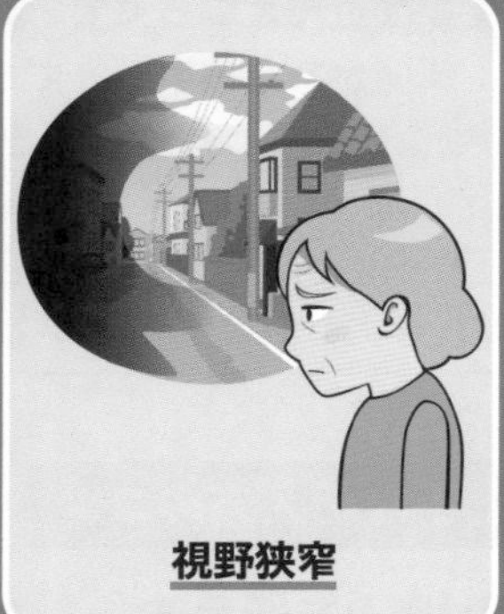

視野狭窄

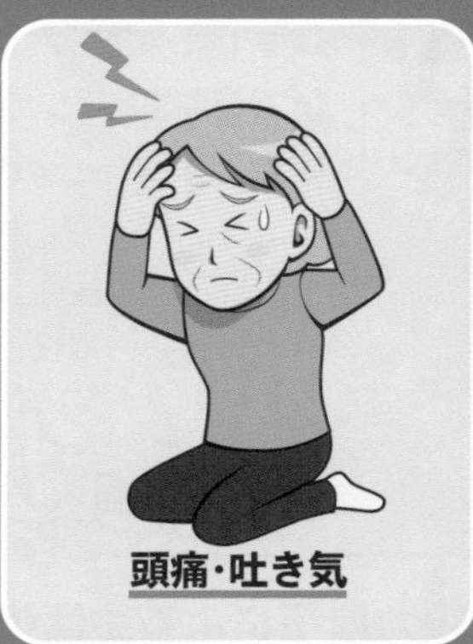

頭痛・吐き気

＊初期症状はなし。
＊急性緑内障発作：眼痛、頭痛、吐き気、嘔吐、霞視（かすみ目）。

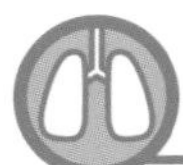

原因・特徴

緑内障とは視神経が障害され、視野狭窄を引き起こす病気です。眼圧の上昇が原因で、視神経を圧迫し発症するという考え方でしたが、眼圧が正常でも起こることがあり、考え方が変わってきています。

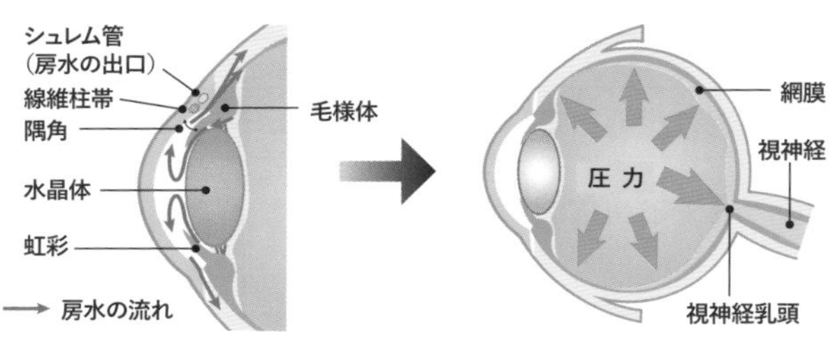

眼圧上昇の原因は、目の中を満たす房水の流れが滞ることが挙げられる

- 家族性や遺伝疾患などの可能性が指摘されており、家族歴がある場合は注意する。
- 加齢との関係もあり、40 歳以上の場合は検診を勧める。

病気の進行

早期発見し、治療を行えば予後は良好ですが、放置していると失明のおそれがあります。

おもに開放隅角緑内障（隅角が開いているが房水の流れが悪い）、閉塞隅角緑内障（隅角が狭く、房水の流れの抵抗が強い）の２つに分類されます。閉塞隅角緑内障では、頭痛、吐き気などが生じる急性緑内障発作が起こります。

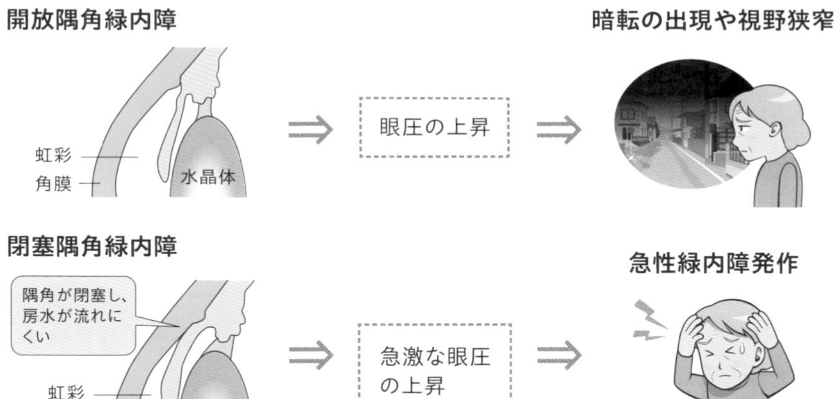

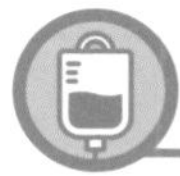

治療法

点眼薬やレーザー治療

- 眼圧を下げる点眼薬を使用する。
- レーザー治療
  ①虹彩にレーザーで孔を開けて房水の流れを変える方法。
  ②線維柱帯（房水の量を調節する）にレーザーを照射して、房水の排出を促進させる方法。線維柱帯を切除する手術もある。

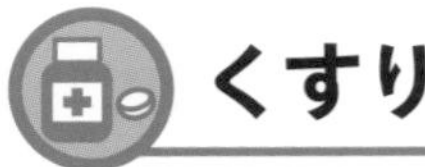

くすり

ここでは緑内障に用いられる点眼薬を紹介します。

分類(一般名)	商品名	効果	副作用
プロスタグランジン関連薬 (ラタノプロスト)	キサラタン	房水の排出を促進し、眼圧の上昇を抑える	結膜充血、結膜炎、眼脂、結膜濾胞、ブドウ膜炎など
緑内障治療薬 (チモロールマレイン酸)	チモプトール	房水の産生を抑制し、眼圧の上昇を抑える	眼の灼熱感、眼のかゆみ、眼の異物感や刺激感など
α2刺激薬 (ブリモニジン)	アイファガン	房水の産生の抑制と排出の促進で、眼圧の上昇を抑える	点状表層角膜炎、眼瞼炎、アレルギー性眼瞼炎、結膜炎など

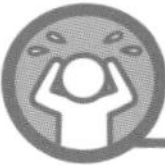

日常生活の注意点

- **視力低下**→視力が低下し、日常生活に支障がでることがとても多くなります。視力補助器具として、ルーペ、特殊眼鏡（遮光眼鏡など）、単眼鏡などがあります。視野狭窄により、足元が見えずに転倒の可能性もあるため、屋内の環境整備も大事です。

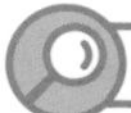

検査データの見方

眼圧検査

- **眼圧**：正常範囲は 10 ～ 20mmHg。20mmHg を超えると眼圧が高い。

眼底検査

- 眼底検査は、眼の奥にある血管、網膜、視神経の状態を観察する検査。
- 緑内障では視神経乳頭陥凹(かんおう)視神経（乳頭部が白っぽくへこむ）という所見が特徴。その他、視神経束欠損や乳頭出血などの所見がある。

視野検査

- 目を動かさずに見えている範囲（視野）での光の見え方で、病状の進行を確認する。

豆知識

- 視力の障害認定基準によっては身体障害者手帳の対象となる。

医療職への上手な伝え方

視野狭窄があることを主治医に伝える場合

8 視覚・聴覚

〈会話例〉

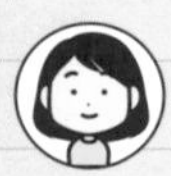
支援者

田辺さんですが、**最近トイレに行くときにつまずくことが多くて**……

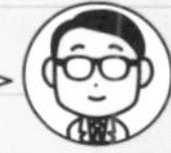
医師

視野狭窄していて、下側が見えていないのかもしれませんね。廊下に物を置かないようにしてみてはどうでしょう

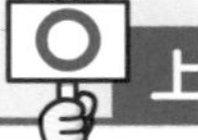

上手な伝え方のコツ

視力狭窄による生活の困りごとを伝える

介護が必要となると眼科受診が難しくなります。主治医や配属医に視力低下により日常生活に支障がでていることを伝え、改善策をともに考えましょう。視野狭窄により、何に困っているのか（つまずくことが多いなど）を具体的に示せることがポイントです。

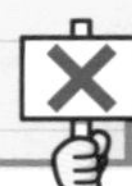

こんな伝え方はダメ

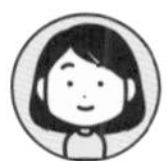

田辺さん、**最近よく転ぶんですよね**

どういう場所で転ぶのか、改善策をともに考えるうえで、具体的な生活の困りごとまで踏みこめるとよいでしょう。

3 加齢性難聴

おさえておきたい症状

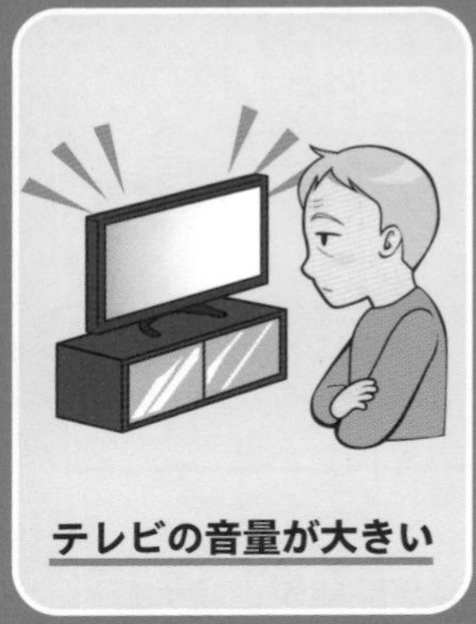

テレビの音量が大きい

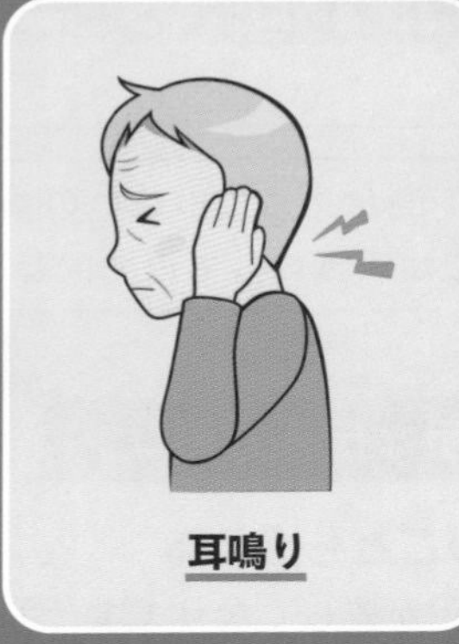

耳鳴り

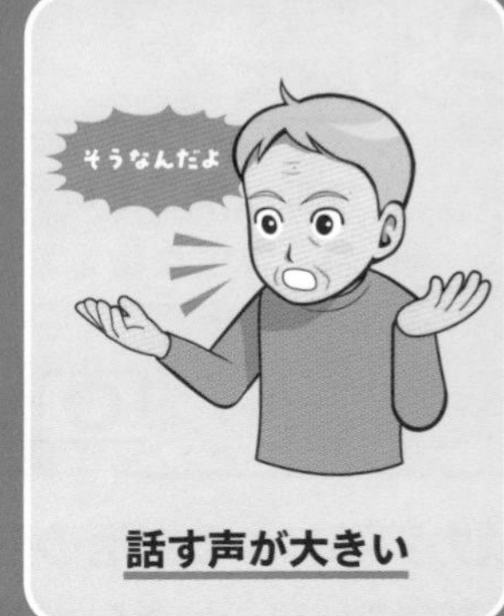

話す声が大きい

＊高い音から聞きとれなくなる。騒音下や大勢で話すと言葉が聞きとれない。

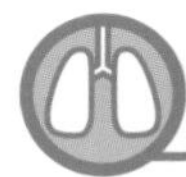

原因・特徴

加齢性難聴は、加齢により蝸牛内部の有毛細胞が減少することによって起こると考えられています。また、高血圧、糖尿病、脂質異常症、喫煙、過度な飲酒が原因で難聴が悪化するといわれています。難聴には、伝音性難聴と感音性難聴があります。

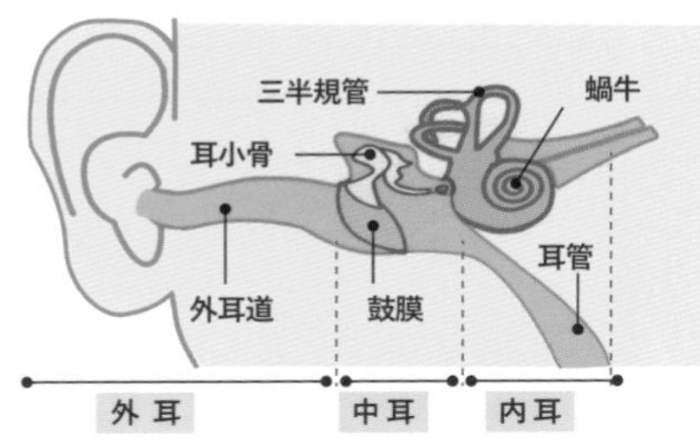

- **伝音性難聴**：外耳から中耳に何らかの損傷や閉塞などがあり伝わりにくくなる。
- **感音性難聴**：内耳に障害があり聞きとりにくくなる。加齢性難聴は内耳の障害なので感音性難聴になる。

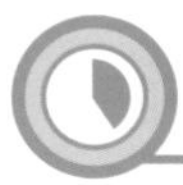

病気の進行

感音性難聴では、リクルートメント現象（小さい音は聞こえず、大きい音はうるさく感じる現象）が生じます。進行すると聴力低下や、これをきっかけにひきこもりやうつ状態、認知症などになるリスクが高くなります。

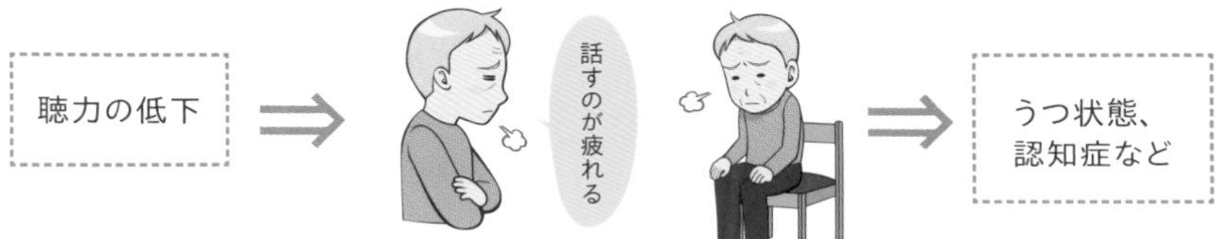

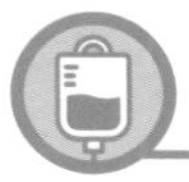

治療法

生活習慣の改善

生活習慣病が加齢性難聴に影響するので、食生活の改善と運動、禁煙、飲酒制限が推奨されている。

補聴器の導入

根本的な治療はなく、早めに補聴器を導入することが推奨されている。

補聴器の機能

雑音抑制機能、衝撃音抑制機能：言葉を聞きとりやすくする。
語音強調機能：言葉を際立たせる。

補聴器の種類

①耳かけ型：耳の後ろにかけるタイプ。
②耳穴型：耳の穴にぴったりとおさまるタイプ。オーダーメイドでつくる。
③ポケット型：コントローラーにイヤホンをつないで使用するタイプ。サイズが大きいので家で使用するのに適している。

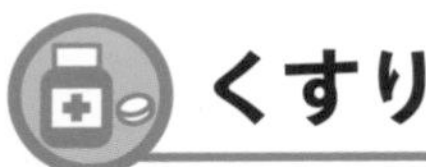

くすり

現状では、加齢性難聴に効く薬はありません。

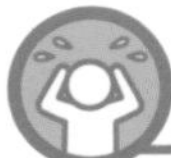

日常生活の注意点

- **コミュニケーションをとるのが億劫**
  →難聴になると相手の話す内容がよくわからなくなるため、適当に受け答えしたり、何度も聞き直したりして、コミュニケーションをとるのが億劫になります。話し方を変える、言葉を変えるなど支援者側も工夫してみましょう。
- **補聴器に抵抗がある**→抵抗がある場合は、その理由をたずねてみましょう。最近の補聴器は性能もよく、多様なのでその人に合ったものを選べると思います。
- **ふさぎがちになる**→難聴が原因でうつ状態になったり、認知機能が低下したりすることがあります。補聴器以外でも、低めの声で正面から話しかける、ジェスチャーや表情など音声以外で伝える、筆談をするなどして工夫しましょう。

検査データの見方

純音聴力検査

- ヘッドフォンをして 125Hz ～ 8000Hz の各音程領域を聞いてもらい、どの大きさが聞こえるかを測る検査。加齢性難聴は、両側性に高音領域が聞きとれない状態。

語音聴力検査

- ヘッドフォンから流れる「ア」「キ」などの一文字の音が聞きとれるかを確認する検査。語音明瞭度を評価する。

豆知識

- 聴力のレベルによっては身体障害者手帳の対象となる。

医療職への上手な伝え方

難聴でコミュニケーションがとりづらい場合

〈会話例〉

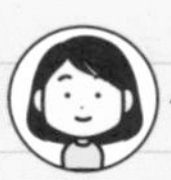
支援者

最近、林さんと会話が噛み合わないんです。難聴も進んでいるようで、**聞き返すことが多く**なってきました

困りましたね。補聴器は同意を得られていないんですよね？　補聴器に抵抗がある理由を今度聞いてみてください

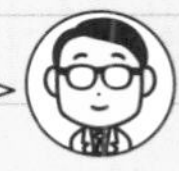
医師

8 視覚・聴覚

上手な伝え方のコツ

本人の様子を把握する

聞こえにかかわる日常生活の状態をよく観察したうえで、伝えるようにしましょう。ひきこもりやうつ状態、認知機能の低下のきっかけが難聴であることは珍しくありません。

どのようにすれば本人に負担なく会話のやりとりができるのか考えたことを医療職と共有できるとよいでしょう。

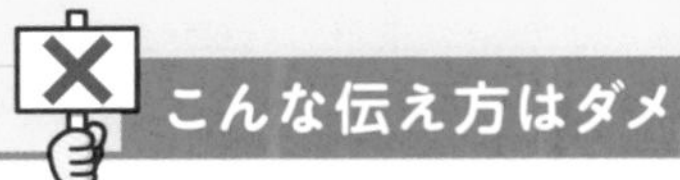

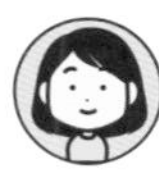

最近、**認知機能が低下してきた**ようです。会話が噛み合わないことが多くて……

会話が噛み合わないことを認知機能の低下だけで考えてしまうと、難聴に気づかないことがあります。注意しましょう。

9 皮膚

☑ 乾皮症 p.194

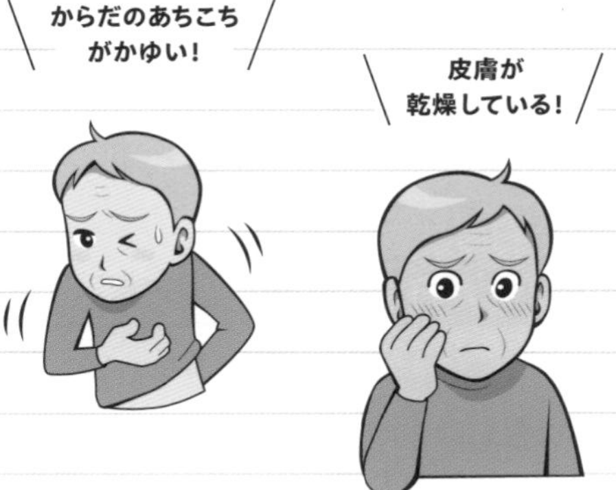

☑ 褥瘡 p.198

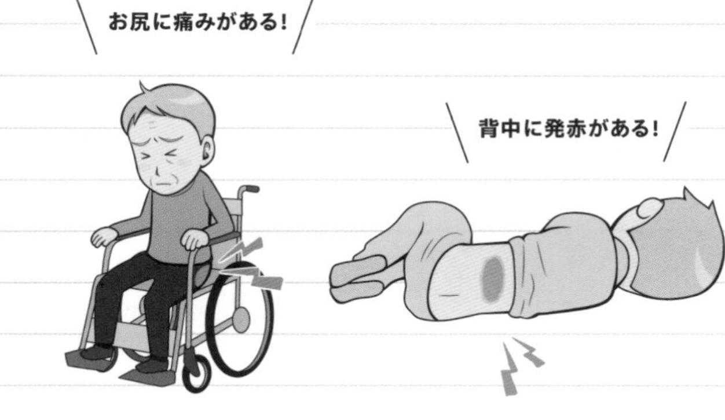

☑ 帯状疱疹 p.202

赤いブツブツ(発疹)
が現れる!

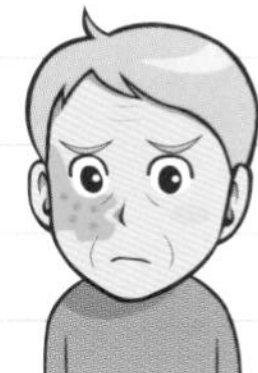

水ぶくれ(水疱)
ができる!

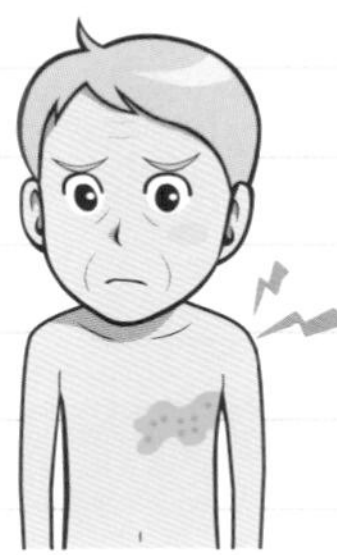

1 乾皮症

おさえておきたい症状

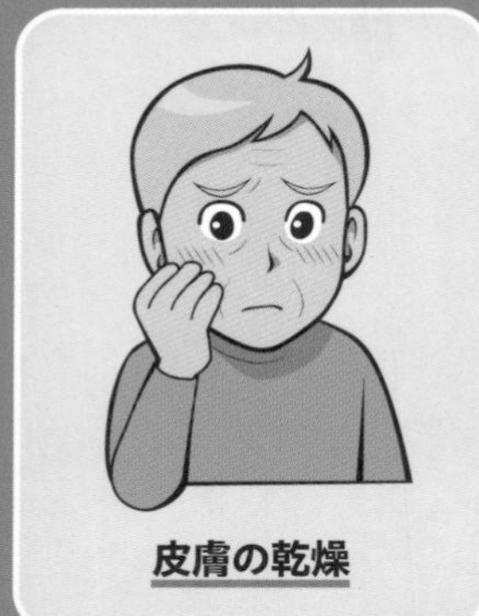

皮膚の乾燥

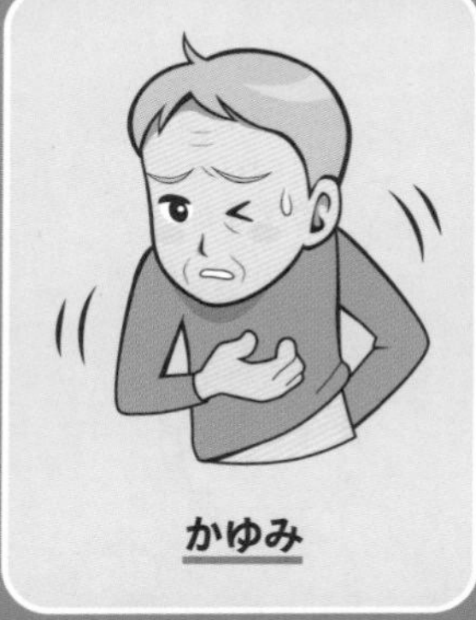

かゆみ

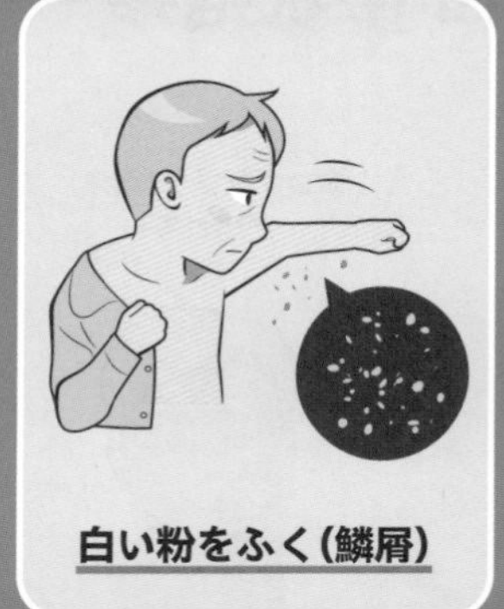

白い粉をふく（鱗屑）

＊皮膚に亀甲模様の亀裂が入ることがある。

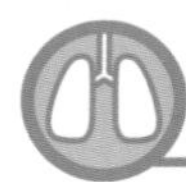

原因・特徴

乾皮症は、加齢により皮膚を覆う皮脂が減少し、皮膚が乾燥した状態を指します。老人性乾皮症、皮脂欠乏症、ドライスキンなどの呼び方があります。

原因は加齢のほかに、洗浄力の強い石けんの使用や洗浄時のこすりすぎ、空気の乾燥、ストレス、栄養不足、寝不足なども影響します。皮膚の一番外側にある角層のバリア機能が低下することで、乾燥やかゆみなどの症状がみられます。

角層は、体内の水分が逃げるのを防ぎ、同時に体外から有害なものが入ることを防ぐバリア機能がある

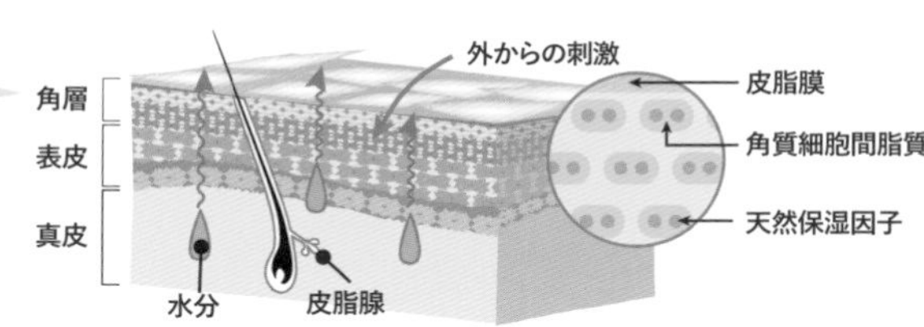

- **症状の出やすい部位**：膝下、肩、肘、腰まわり、足の裏、目や頬、口のまわりなど。空気が乾燥する冬によくみられる。

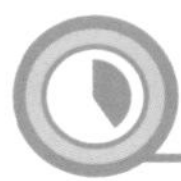

病気の進行

乾皮症から、何からの刺激がきっかけで湿疹（皮脂欠乏性湿疹、乾燥性皮膚炎などと呼ばれている）が発症し、湿疹ができるとさらに乾燥が進み、湿疹が悪化していく状態になります。

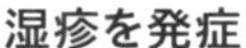

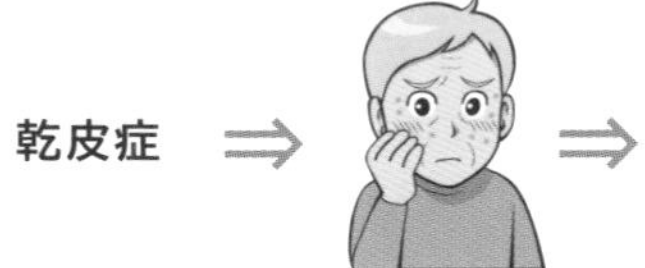

皮膚のターンオーバー（新陳代謝の期間）が短くなり、さらに乾燥が進む

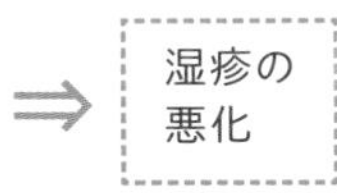

湿疹は悪化すると水疱や膿疱になり、かきむしることでびらんを形成し、黄色の浸出液が出てきたりします。さらに悪化すると病変部の皮膚が厚くなり（苔癬化）、皮膚が褐色（色素沈着）となります。

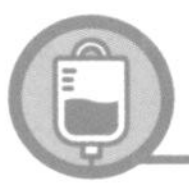

治療法

悪化しないようにスキンケア（保湿）を行う

- **スキンケア**
  白色ワセリン…皮脂膜を補強する。
  尿素、ヘパリン類似物質、ヒアルロン酸…天然保湿因子（元々備わっている保湿成分）と水分を結合する。
  セラミド…角質細胞間脂質（外的刺激のバリアや、水分蒸発を保護する機能）を補強する。
- **湿疹に対して**：ステロイド
- **皮膚掻痒症に対して**：抗ヒスタミン剤、抗アレルギー剤
- **感染症に対して**：抗真菌剤など

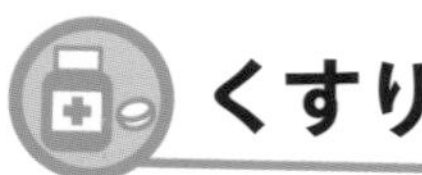

くすり

スキンケアに使う白色ワセリン、尿素、ヘパリン類似物質は軟膏、ローション、クリームなどの形態があるため、その人の皮膚の状態に合ったものを選びます。

分類(一般名)	商品名	効果	副作用
保湿剤(白色ワセリン)	白色ワセリン	皮脂膜を補強し皮膚の水分を保持する	接触性皮膚炎など
保湿剤(ヘパリン類似物質)	ヒルドイドソフト軟膏	天然保湿因子と水分の結合を促し、適度に皮膚の水分を保持する(出血傾向のある人には禁忌)	皮膚炎、皮膚掻痒、発赤、発疹、紅潮、皮膚刺激感、紫斑など
保湿剤(尿素クリーム)	ウレパールクリーム	天然保湿因子と水分の結合を促し、適度に皮膚の水分を保持する	紅潮、皮膚掻痒、湿疹化、皮膚亀裂、刺激症状、熱感など

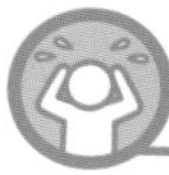

日常生活の注意点

- **かゆいのでナイロンタオルで洗身**→これはいけません。ナイロンタオルでゴシゴシ洗うと皮膚の皮脂が取れ、角層が傷ついてしまうので逆効果です。湿疹の原因にもなります。石けんをしっかりと泡立てて、手や柔らかいタオルでやさしく洗いましょう。
- **お風呂に浸ってもよいか**→熱すぎるお風呂はよくありません。お風呂の温度も体感よりややぬるめの39℃くらいが適温です。入浴後のスキンケアも忘れずに行います。

検査データの見方

- 視診で診断がつく。
- 検査所見は特になく、血液検査なども異常なし。

豆知識

- 発疹などないのにかゆみが強い場合を皮膚掻痒症という。皮膚掻痒症の原因の一つが乾皮症である。

医療職への上手な伝え方

白い粉がふいていることを伝える場合

〈会話例〉

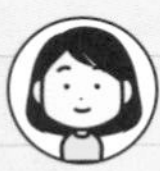

山本さんですが、からだのあちこちがかゆくて、**ナイロンタオルで洗ってもかゆみがとれない**そうです。お風呂場に**白い粉が落ちていて**、かゆがっている膝下を見せてもらったら、ずいぶん乾燥がひどいです

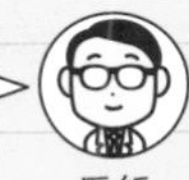

乾皮症ですね。ナイロンタオルは悪化しますからやめてもらいましょう。何か保湿剤はありますかね。市販のものでOKです。次回の訪問でよく診させていただきます

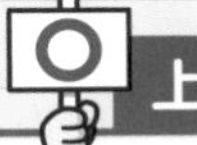

上手な伝え方のコツ

かゆみの部位や日常生活のエピソードを的確に伝える

本人の状態や皮膚の状態を的確に伝えましょう。かゆみの部位や程度、皮膚の状態のほか、ナイロンタオルでからだを洗っているなどの日常生活でのエピソードをしっかり把握しておくことがポイントです。

こんな伝え方はダメ

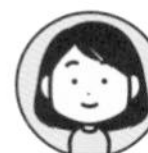

先生、山本さん、**皮膚が粉ふいています**！

これだけだと乾皮症なのかわかりづらいです。ナイロンタオルで洗っている情報があれば、伝えることで対応もわかり、かゆみを落ち着かせることにつながります。

2 褥瘡

おさえておきたい症状

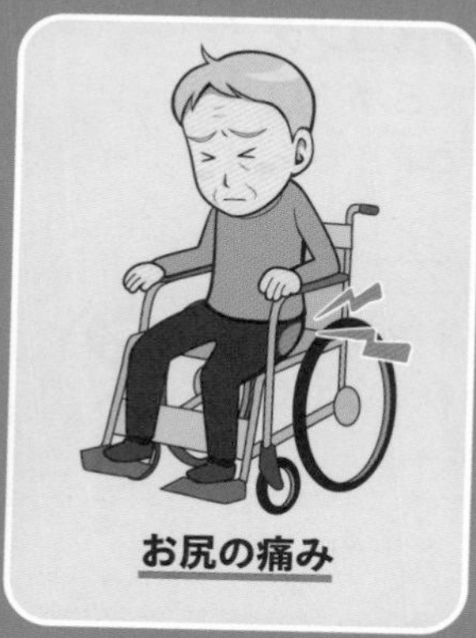

お尻の痛み

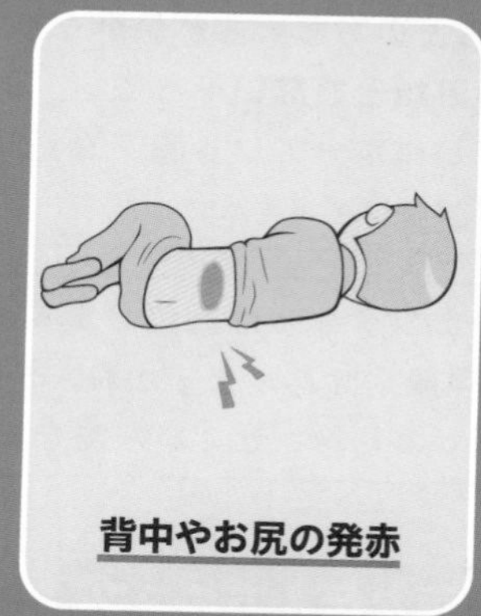

背中やお尻の発赤

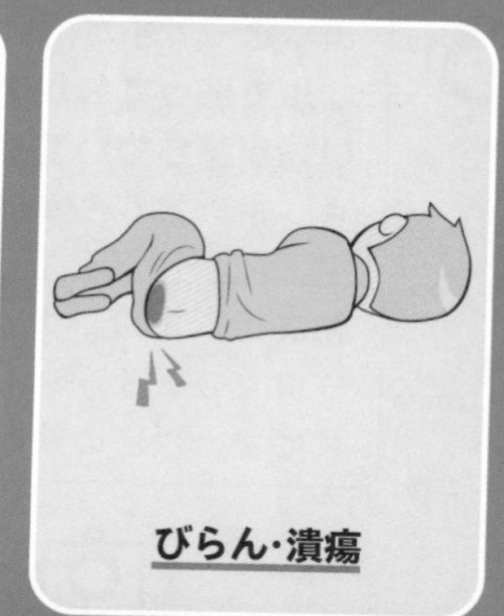

びらん・潰瘍

＊重症の場合は黒色の壊死組織が創の表面に付着している。
＊脊髄損傷や脳卒中などで麻痺がある場合は、症状を自覚しないことがある。

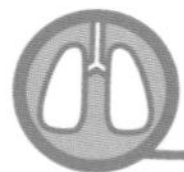

原因・特徴

褥瘡（床ずれ）とは、病気で寝たきりなどによりからだの重みで、長時間圧迫された部位の血流が滞り、皮膚にびらんや潰瘍が形成される病態です。原因は大きく下記の 3 つが挙げられ、圧迫されることが多い部位に症状がみられます。

- **皮膚側の原因**：皮膚の乾燥や摩擦、汗や失禁による皮膚の汚れ、ふやけなど。
- **全身的な原因**：低栄養、やせている、むくみなど。
- **社会的な原因**：マンパワー不足、介護者の知識不足など。

好発部位

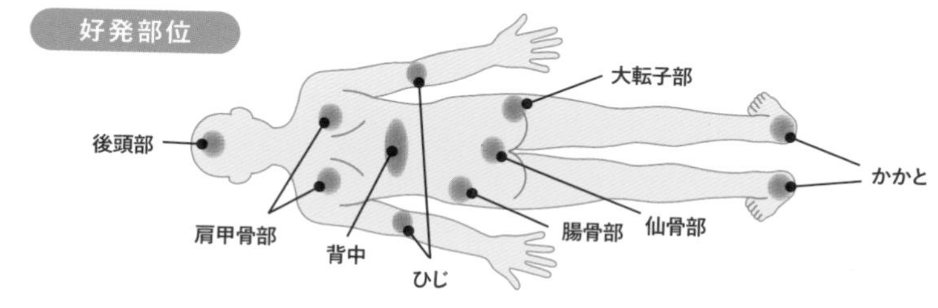

病気の進行

黒色期が最も悪い状態で、黒色期→黄色期→赤色期→白色期のプロセスを経て治癒します。糖尿病などの基礎疾患がある場合は治癒に時間がかかります。末期がんなどで状態が悪い場合は治癒が望めないため、悪化しないよう皮膚の状態を管理することが必要になります。

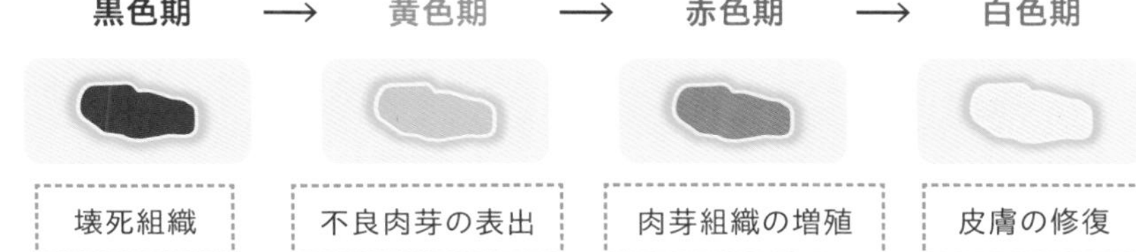

＊ポケットの形成や深い潰瘍、創の感染がコントロールできない、壊死組織が適切に除去できない等の場合は難治性です。創部が骨に達し骨髄炎や敗血症にいたる場合があります。

9 皮膚

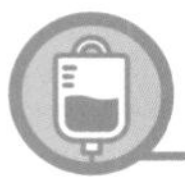

治療法

創部の洗浄が基本

- 創部の洗浄は蒸留水や生理食塩水で行う(水道水でもOK)。石けんを泡立ててやさしく洗う。
- 消毒は健康な細胞を害するので感染がない場合は行わない。消毒が必要なのは黄色期と黒色期。赤色期と白色期は洗浄後にフィルムやドレッシング剤、ラップなどで保護する。

褥瘡をつくらないことが最大の治療(予防が大切)

- 同じ場所を長時間圧迫しないために、体位変換を適宜行う。
- 体圧分散寝具(エアマットレス、ウレタンフォームマットレスなど)の活用。車いすでは体圧分散クッションを活用。
- 低栄養の改善、回復。
- 白色ワセリンなどで皮膚を保護、湿潤状態の保持。
- おむつの場合は長時間の汚染状態を避け、清潔を保つ。

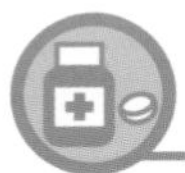

くすり

フィルムやドレッシング剤、ラップで覆うことが多く、消毒や軟膏を塗布するケースは少なくなってきました。

分類(一般名)	商品名	効果	副作用
局所管理ハイドロゲル創傷被覆・保護剤	デュオアクティブ ET	赤色期、白色期に使用するドレッシング剤。壊死組織を融解するなどして褥瘡を改善する。一度貼ったら、最大7日交換しなくてよい	感染を悪化させるおそれがある
褥瘡・皮膚潰瘍治療薬(精製白糖・ポピドンヨード軟膏)	ユーパスタコーワ軟膏	黒色期、黄色期に使用。感染防御、壊死組織の除去、血管新生などの作用で褥瘡を改善する	皮膚の疼痛や刺激感、発赤、皮膚炎、皮膚掻痒など

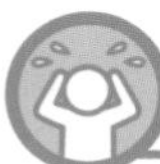

日常生活の注意点

- **入浴できるのか不安→入浴して大丈夫です。シャワーだけにするのかお風呂に浸かってよいのか、また入浴後の処置などについても、事前に医療職と相談し、ケアにかかわるチームで共有しておきましょう。**

検査データの見方

医療職は褥瘡を **DESIGN-R** で評価するのが一般的。

褥瘡の深さ(Depth)、滲出液(Exudate)、大きさ(Size)、炎症・感染(Inflammation/Infection)、肉芽組織(Granulation tissue)、壊死組織(Necrotic tissue)、ポケット(Pocket)をスコア化したもの。

豆知識

- これまでデュオアクティブなどの被覆材は処方できなかったが、条件を満たせば医療保険で処方できるようになった。

医療職への上手な伝え方

発赤ができたことを伝える場合

〈会話例〉

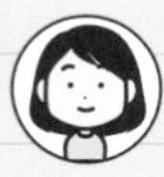

寝たきりの下田さんですが、おむつ交換時に**仙骨部に 10 円玉くらいの大きさの発赤**を認めたとデイサービスの介護職から報告がありました。エアマットは使っているのですが

ありがとうございます。褥瘡にならないよう処置を考えますね

9 皮膚

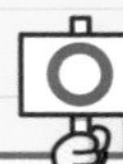

上手な伝え方のコツ

発赤の状態や部位を伝える

予防が大事なので、発赤を見つけた段階で報告しましょう。好発部位を把握しておき、体位によってどこに起こりそうなのか予測をつけられるようにしましょう。

こんな伝え方はダメ

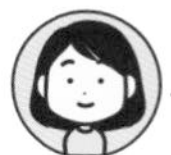

下田さん、**お尻に褥瘡ができた**みたいです！

褥瘡と伝えていますが、発赤だけなのか、びらんなのか、潰瘍を形成しているのかで対応も変わります。部位も具体的に伝えるようにしましょう。

3 帯状疱疹

おさえておきたい症状

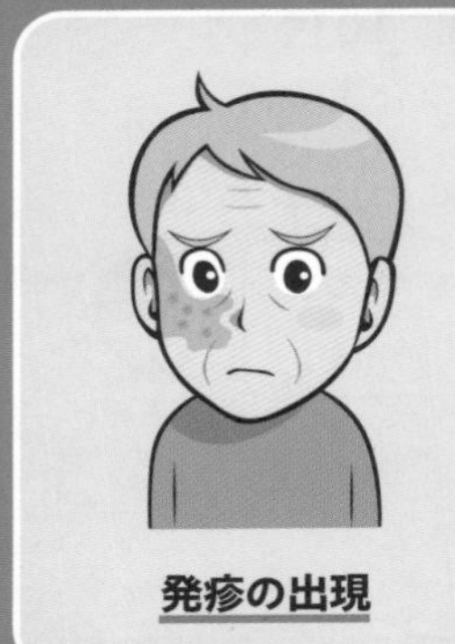

発疹の出現

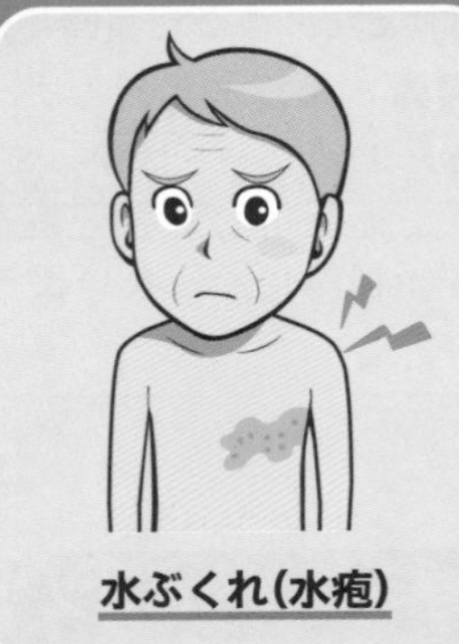

水ぶくれ(水疱)

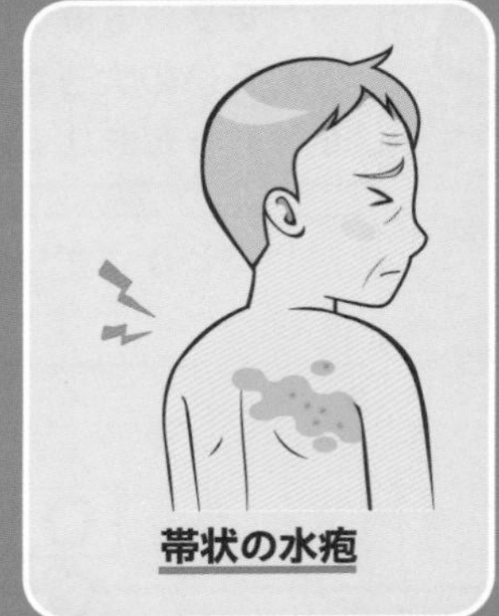

帯状の水疱

＊初期はピリピリとした痛みが数日続く。その後、赤いブツブツ(発疹)が出現し、周囲に発赤をともなう水ぶくれ(水疱)が多数集まって(集簇(しゅうぞく))、帯状に広がる。

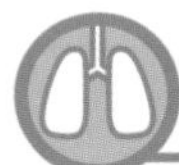

原因・特徴

子どもの頃にかかった水痘（水ぼうそう）が大人になって再発した状態を、帯状疱疹といいます。原因は水痘・帯状疱疹ウイルスによるもので、水痘が治った後も、ウイルスが体内の神経に潜伏し、加齢、過労、ストレスなどで免疫力が低下すると帯状疱疹となって発症します。

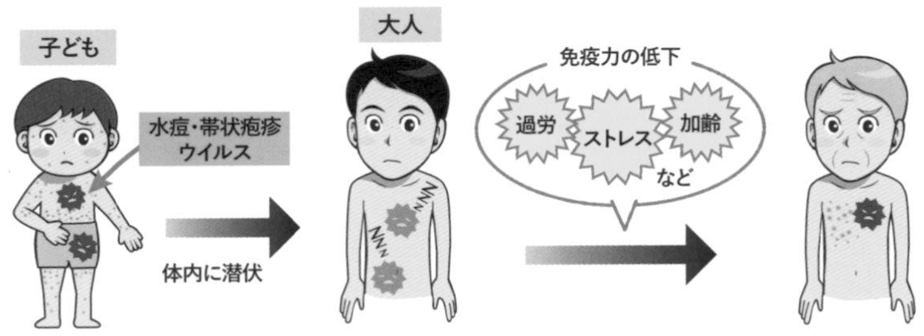

- 神経の走行に沿って皮膚症状が出現する。顔、胸、背中、お腹、上肢に多い。
- 糖尿病や末期がんなどで免疫力が低下している人は発症しやすい。

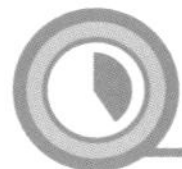

病気の進行

水疱は、数日経過してかさぶた（痂疲化）して改善しますが、場所によっては、他の症状を合併することがあります。帯状疱疹が治癒した後も痛みが残存する状態を、帯状疱疹後神経痛（PHN）といいます。

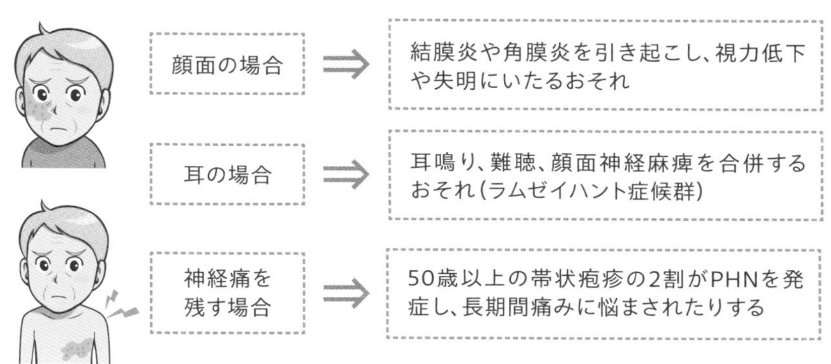

9 皮膚

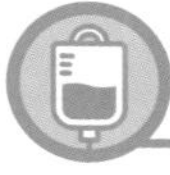

治療法

ウイルスの増殖を抑える

- 発疹が出てから3日以内に抗ウイルス剤の服用を開始すると、帯状疱疹後神経痛に移行しにくい。重症になると点滴投与の場合もある。

帯状疱疹の痛みを抑える

- 鎮痛剤として、非ステロイド性消炎鎮痛剤（NSAIDs）やアセトアミノフェンが使われることが多い。NSAIDsは胃潰瘍や腎障害などの副作用が多いので、アセトアミノフェンが推奨される。
- 帯状疱疹後神経痛には神経痛に効くプレガバリンの服用や、神経ブロック注射を行うこともある。
- 抗ウイルス剤の軟膏は内服薬との併用はできないので、炎症を抑える軟膏が使われる。

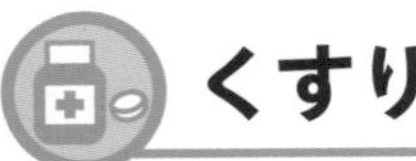

くすり

発症してから早めに抗ウイルス剤を投与することが大事です。抗ウイルス剤の経口薬と塗り薬の併用はできません。

分類(一般名)	商品名	効果	副作用
アシクロビル系抗ウイルス剤(バラシクロビル)	バルトレックス	水痘・帯状疱疹ウイルスの増殖を抑える薬(飲み薬)	下痢、軟便、腹痛、めまい、ふらつき、眠気、発疹、皮膚掻痒など
鎮痛剤(アセトアミノフェン)	カロナール	帯状疱疹の痛みを抑える	過敏症、チアノーゼ、血小板減少、吐き気、嘔吐、食欲低下など
抗ウイルス剤(ビダラビン)	アラセナ-A	水痘・帯状疱疹ウイルスの増殖を抑える薬(塗り薬)	皮膚の刺激感、皮膚掻痒、発赤など

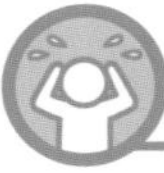

日常生活の注意点

- **家族にも症状が出ないか心配**→水痘（水ぼうそう）と同じウイルスなので、水痘にかかっていない孫などと同居していたら症状が出る可能性があります。直接触れた場合は手洗いをしっかりしましょう。水痘にかかったことがある大人には、基本的にはかかりません。
- **痛みへの対応**→冷やすとかえって痛みが強くなります。冷やすことで血行が悪くなるとされており、温めると痛みが緩和されます。温めるよう心がけましょう。

検査データの見方

視診で診断がつきますが、以下の検査もあります。

抗原迅速検査

- 水疱の内用液を迅速検査キットで簡単に診断できる。

血液検査

- 水痘・帯状疱疹ウイルスの IgM 抗体や IgG 抗体を確認する。

豆知識

- 帯状疱疹の予防のためのワクチンが登場。50 歳以上の人が対象となるが、保険適用外である。

医療職への上手な伝え方

帯状疱疹に気づいた場合

〈会話例〉

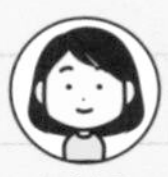

一人暮らしの中本さんのお宅に定期訪問で来ています。胸が痛いということで見させてもらったら、**左胸部のあばら骨に沿うように水疱**が10個くらいあって、周囲は赤いです

帯状疱疹かな。夕方に往診しますね

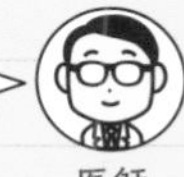

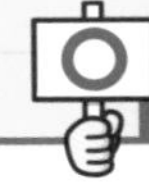

上手な伝え方のコツ

水疱ができている部位を伝える

本人の状態や皮膚の様子を的確に伝えましょう。水疱の部位は片側がポイントです。目や耳にできている場合は視力障害や聴力障害、顔面神経麻痺にも気を配りましょう。

水疱の状態を伝える

水疱がどのくらいあり、周囲の皮膚がどういう状態なのかを伝えるようにしましょう。

こんな伝え方はダメ

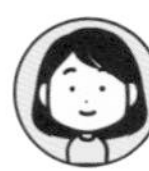

一人暮らしの中本さんのお宅に定期訪問で来ています。**胸を痛がっている**んですけど……

この伝え方だと医師はまず心筋梗塞を疑います。帯状疱疹の場合は、本人がここが痛いと部位を明確に訴えているのでしっかり見ましょう。心疾患の場合は、部位を特定できないことのほうが多いです。

10 感染症

☑ インフルエンザ ―――― p.208

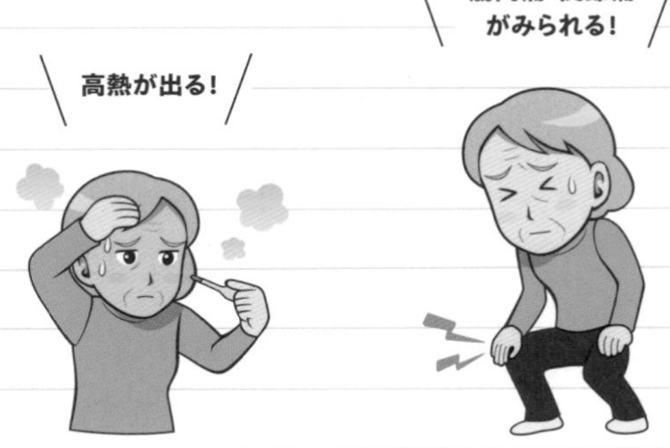

☑ 新型コロナウイルス ―――― p.212

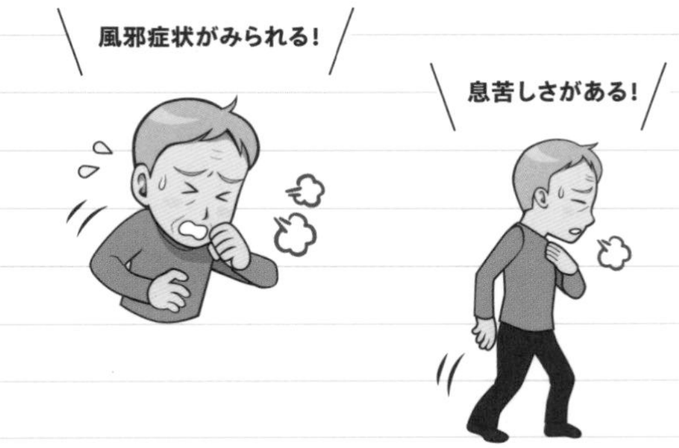

☑ 疥癬 p.216

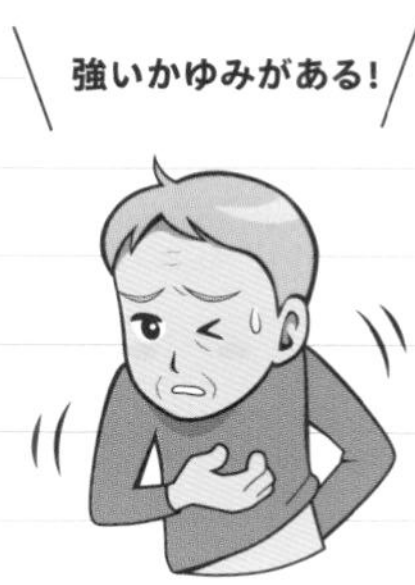

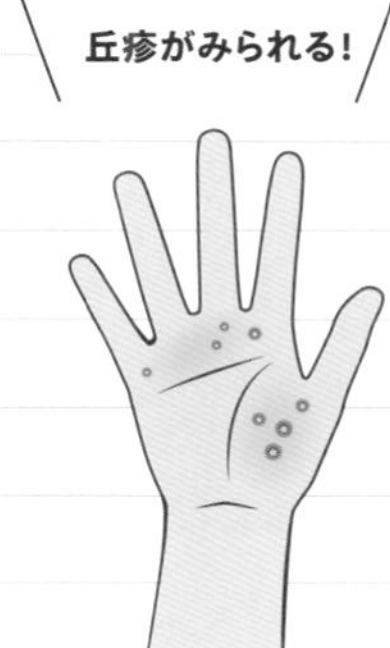

☑ ノロウイルス p.220

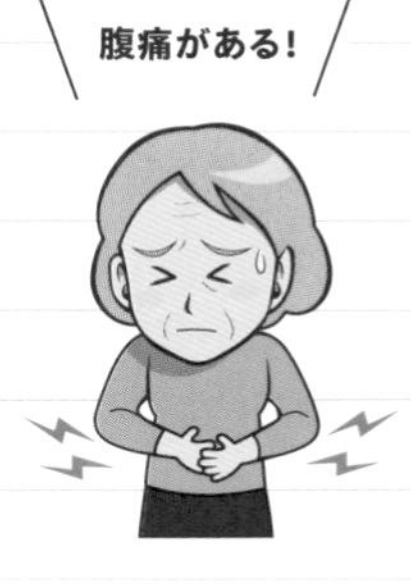

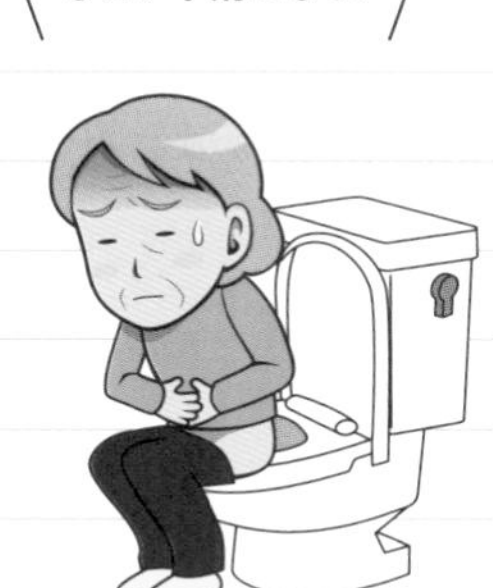

1 インフルエンザ

おさえておきたい症状

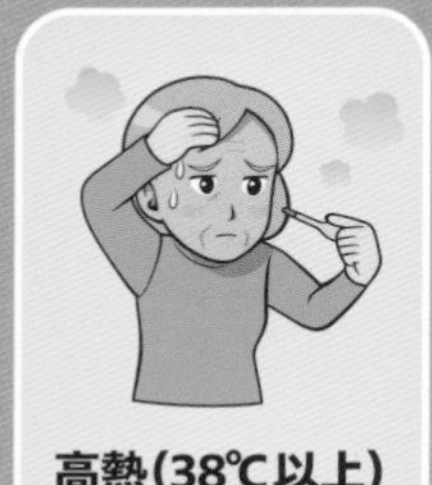
高熱(38℃以上)

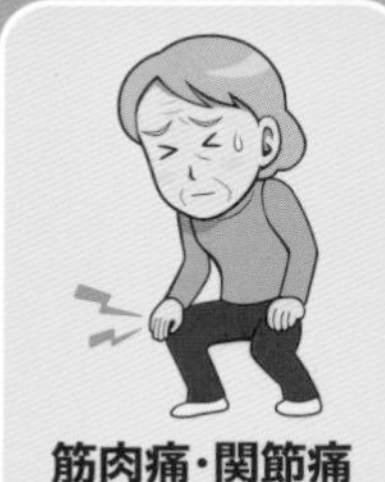
筋肉痛・関節痛

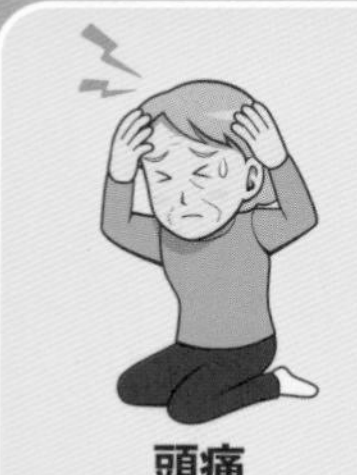
頭痛

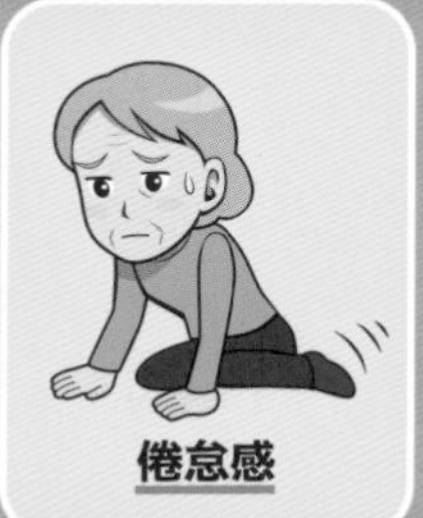
倦怠感

＊呼吸器症状：鼻閉、鼻汁、咽頭痛、咳、痰。潜伏期間は1日～4日。

原因・特徴

インフルエンザは、インフルエンザウイルスによる気道を中心とした急性感染症です。A型、B型、C型の3種類があり、A型、B型が流行の原因となります。A型が最も重症であり、介護・福祉施設、医療機関、学校などで集団感染します。

インフルエンザの種類と特徴

	A型	B型	C型
遺伝子	ウイルスが変異しやすく、多くのタイプが存在。毎年少しずつ変化しながら流行を起こす	変異しにくく、限られたタイプのみ。ワクチンが効果的	極めて変化しにくい
主な症状	高熱、筋肉痛、関節痛、咽頭痛など	A型と同様の症状であるが、軽症	風邪と同じ
特徴	ウイルスが変異しやすいため、ワクチンの効果は不安定	ワクチン有用	一度感染すれば免疫が得られ、罹患しない

＊インフルエンザワクチンは、A型2種類＋B型2種類の4種類混合で、毎年流行を予測してつくりかえています。

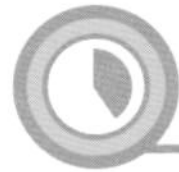

病気の進行

通常１週間程度で治癒し、インフルエンザワクチンによる予防接種は脳炎など重症化のリスクを減らします。発症を 50％～ 60％減らし、高齢者の死亡リスクを 80％減らせます。

高齢者の場合、基礎疾患があると合併症を引き起こすことがあり、インフルエンザ脳炎や脳症を合併し、命にかかわることもあります。

基礎疾患

慢性呼吸器疾患、心疾患、腎不全、糖尿病、免疫不全など

⇒

インフルエンザに感染

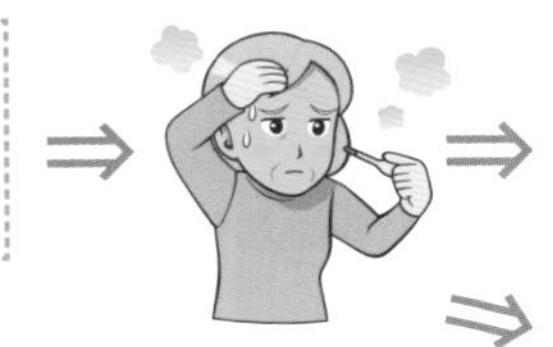

⇒ 細菌性肺炎を合併する頻度が高く、死亡することもある

⇒ インフルエンザ脳炎、脳症を合併し、命にもかかわる

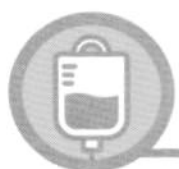

治療法

休養を十分にとる

- 十分な休養やバランスのいい食事を摂る。
- 抗ウイルス剤（内服薬と吸入薬）でウイルスの増殖を抑える。

⇒タミフルによる異常行動が話題となり 10 代への投与が禁止された期間があったが、2019 年に解除となっている。

予防が大切！

- 手洗い、うがいの励行、マスク着用、人混みを避ける。
- インフルエンザワクチンの接種（成人は1回）。抗体獲得までに 2 週間かかり、効果は約 5 か月持続する。
- 室内では加湿器を使用して、適度な湿度を保つ。

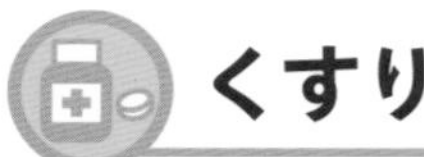

くすり

内服薬と吸入薬の抗ウイルス剤を紹介します。

分類(一般名)	商品名	効果	副作用
ノイラミニダーゼ阻害薬(オセルタミビル)	タミフル	インフルエンザウイルスの増殖を抑える(内服薬)。A型、B型に有効	腹痛、下痢、吐き気、めまい、眠気、血便、吐血、肝機能障害、異常行動など
ノイラミニダーゼ阻害薬(ザナミビル)	リレンザ	インフルエンザウイルスの増殖を抑える(吸入薬)。A型、B型に有効	発疹、蕁麻疹、声がれなど
ノイラミニダーゼ阻害薬(ラニナミビル)	イナビル	インフルエンザウイルスの増殖を抑える(吸入薬)	下痢、胃腸炎、吐き気、嘔吐、腹痛など

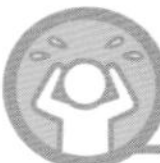

日常生活の注意点

- **高熱を下げたい**→基本的にはクーリングで対応します。水分摂取も忘れないようにしましょう。解熱剤としてこれまでよく使われてきた非ステロイド性消炎鎮痛剤(NSAIDs)は使わなくなりました。インフルエンザ脳症と関連しているという見解がでているからです。解熱剤を使う場合は医療職に相談のうえ、慎重に考える必要があります。

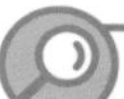

検査データの見方

迅速診断キット

- 咽頭や鼻腔のぬぐい液を検体として、10分～15分で診断できる。

その他

- 経過中に肺炎を疑う場合は、血液検査、胸部X線検査、胸部CT検査などを行う(p.50参照)。
- インフルエンザ脳症を疑う場合は、脳CT検査、脳波検査などを行う。

医療職への上手な伝え方

インフルエンザの可能性がある場合

〈会話例〉

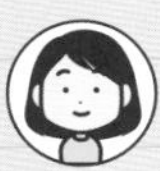

藤波さんですが、定期訪問で伺ったら**39℃の高熱**があります。デイサービスから先ほど電話があって、**ご利用者のなかでインフルエンザになった方が2名**でたとのことでした

それはインフルエンザの可能性がありますね。あとで往診します

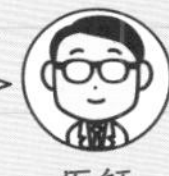

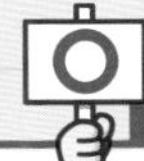

上手な伝え方のコツ

高熱が出ていることを伝える

ふだんとは違い、高熱が出ていることを伝えましょう。

集団感染の可能性を伝える

インフルエンザは集団感染します。罹患者と接しているかなどの情報が早い対応につながります。

こんな伝え方はダメ

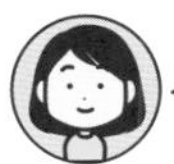

藤波さん、**熱がありまして**……

高熱なのか否か、周りにインフルエンザの感染がみられるのかなどの情報も伝えることでインフルエンザと結びつきます。

2 新型コロナウイルス

おさえておきたい症状

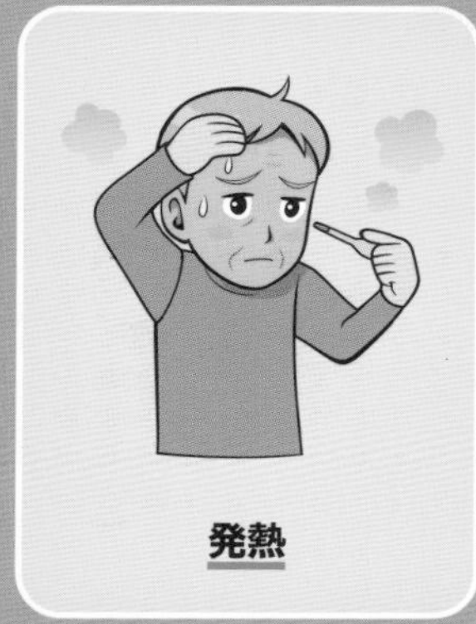
発熱

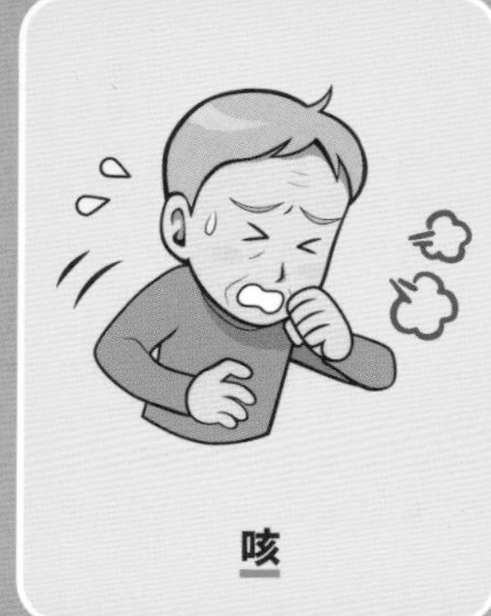
咳

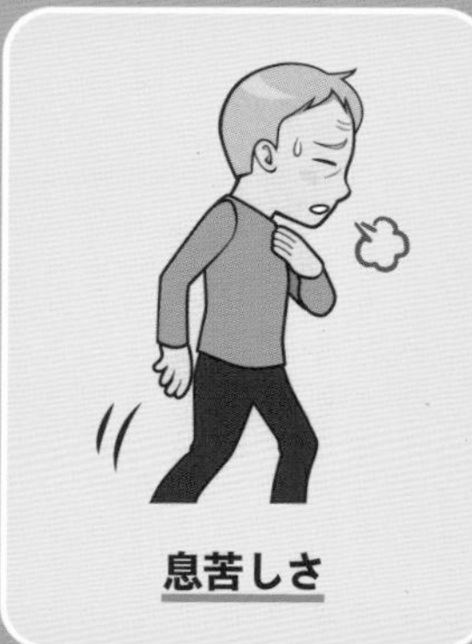
息苦しさ

＊風邪症状のほか、味覚障害、嗅覚障害が現れることがある。一部に下痢、嘔吐がある。潜伏期間は 5 日(1 日～ 14 日)。

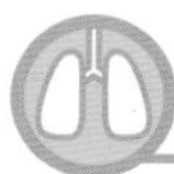

原因・特徴

新型コロナウイルスは目、鼻、口からコロナウイルスが侵入することによって感染する感染症です。経路は、飛沫感染、エアロゾル感染、接触感染で潜伏期間が長い場合もあります。ウイルスの正式名称はSARS-CoV-2。Covid-19はWHO（世界保健機関）が命名。

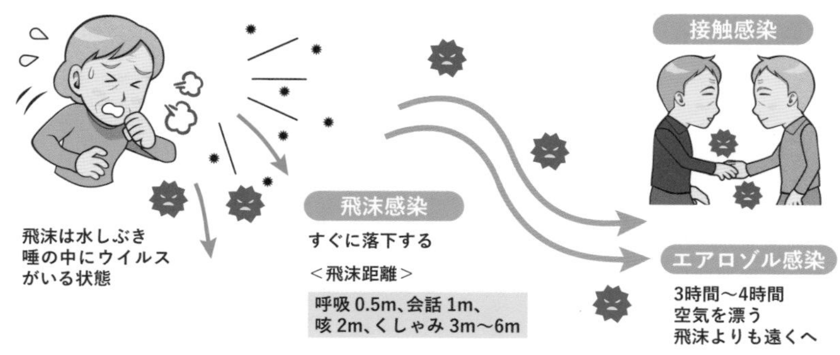

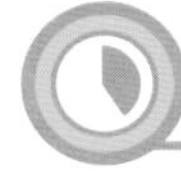

病気の進行

8 割の人は自然軽快して治癒しますが、2 割の人は肺炎がみられ、急速に悪化すると ECMO（体外式膜型人工肺）を使う場合もあります。

高齢者、基礎疾患（慢性閉塞性肺疾患、慢性腎臓病、糖尿病、高血圧、心血管疾患）がある人、妊婦、免疫不全の状態にある人に重症化が多いとされています。

風邪症状、味覚・嗅覚障害

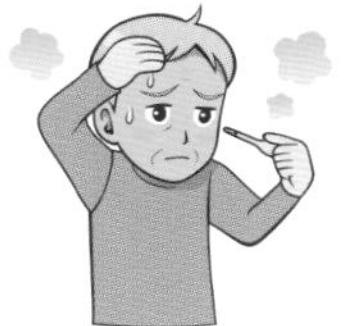

発症～1週間程度
(8割が治癒)

⇒

肺炎症状の悪化

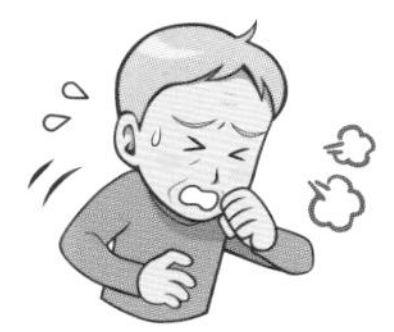

1週間～10日程度
（2割）

⇒

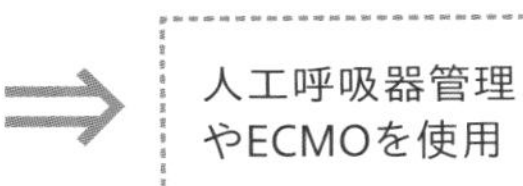

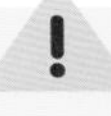

後遺症として咳、息苦しさ、倦怠感、味覚障害、嗅覚障害、脱毛、集中力の低下、記憶障害、不眠などがあります。

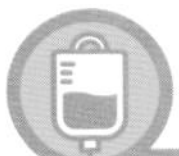

治療法

休養を十分にとる

- 十分な休養、バランスのいい食事を摂る。
- 新型コロナウイルスの増殖を抑える抗ウイルス剤が開発され、治療は点滴中心から劇的に変わった。

予防が大切！

- 手洗い、アルコール消毒、マスク着用を含めた咳エチケット。
- 流行時に発熱の人と接したときは、自分の顔を触らない(目、鼻、口から接触感染する)。
- ソーシャルディスタンスと換気。
- 3 密(密閉、密集、密接)を避ける。

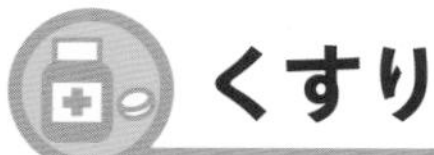

くすり

ここでは外来で処方される経口薬について紹介します。

分類（一般名）	商品名	効果	副作用
抗ウイルス剤（モルヌピラビル）	ラゲブリオ	新型コロナウイルスの増殖を抑える	下痢、吐き気、嘔吐、めまい、頭痛、発疹など
抗ウイルス剤（ニルマトレルビル・リトナビル）	パキロビッド	新型コロナウイルスの増殖を抑える	味覚不全、めまい、下痢、軟便、嘔吐、胃食道逆流、発疹など
抗ウイルス剤（エンシトレルビルフマル酸）	ゾコーバ	新型コロナウイルスの増殖を抑える	HDL低下、発疹、吐き気、嘔吐、下痢、腹部不快感など

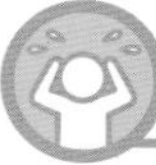

日常生活の注意点

- **感染後の倦怠感→倦怠感が強い時期は安静にしましょう。症状が改善してきたら、急には活動せず、無理なく自分のできる範囲で少しずつ動いていきましょう。**

検査データの見方

- **PCR検査**：現在感染しているかがわかる。鼻腔や咽頭粘膜、唾液から検体を採取する。
- **抗原検査**：現在感染しているかがわかる。鼻腔や咽頭粘膜、唾液から検体を採取する。
- **抗体検査**：過去に感染したかがわかる。血液検査で評価する。

豆知識

- 感染症の分類が5類に変わり、季節性のインフルエンザと同じ対応となる。検査もワクチンも公費ではなくなり自己負担となる。

医療職への上手な伝え方

家族に新型コロナウイルスの感染がみられた場合

〈会話例〉

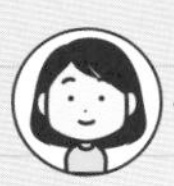

中根さんのご家族から電話がありまして、**38℃の熱**だそうです。同居のお孫さんが通う剣道教室で新型コロナのクラスターが発生して、**お孫さんもPCR陽性**だそうです

それは新型コロナの可能性がありますね。外来が終わったら往診してPCR検査をやってみます

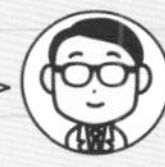

上手な伝え方のコツ

集団感染の可能性を伝える

新型コロナウイルスは感染力が強く、集団感染します。熱があることの情報のほかに、同居する家族がコロナに感染しているのか、接触したのかなどの情報が早い対応につながります。

こんな伝え方はダメ

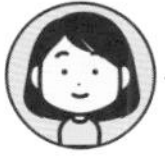

中根さん、**38℃の熱が出たそうです**。どうしましょう

同居する家族が新型コロナウイルスに感染している情報は是非共有したいところです。地域の支援者と情報共有することで、支援者を守り、住民を守ることにつながります。

10 感染症

3 疥癬

おさえておきたい症状

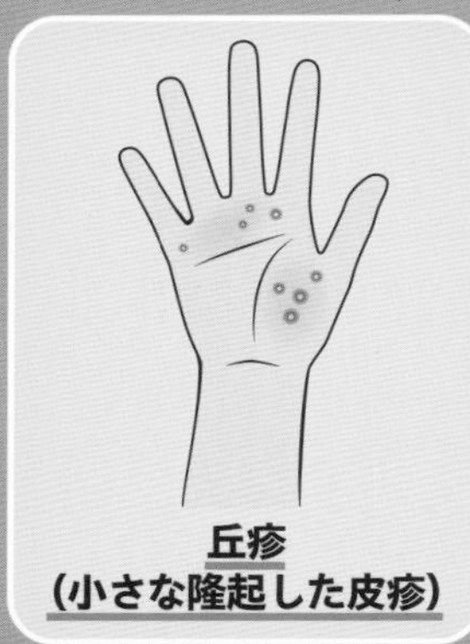

丘疹
(小さな隆起した皮疹)

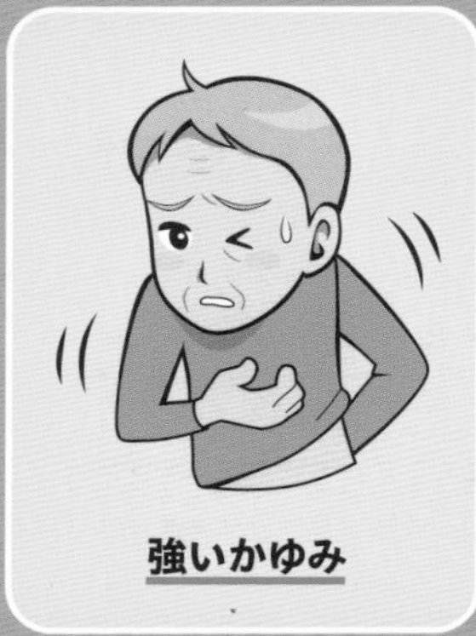

強いかゆみ

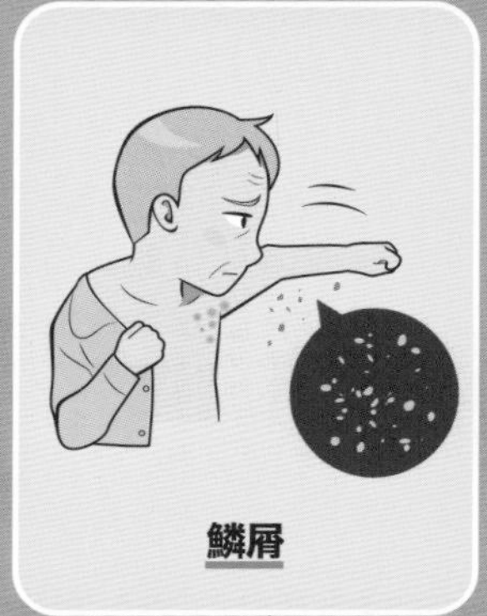

鱗屑

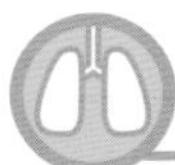

原因・特徴

疥癬は、ヒゼンダニが皮膚に寄生し、人から人へと感染する感染症です。ヒゼンダニが皮膚に掘った穴は疥癬トンネルと呼び、手のひらや手指の間（肉眼的には白い線）に見られます。通常疥癬と角化型疥癬（ノルウェー型疥癬）の２種類に分けられます。

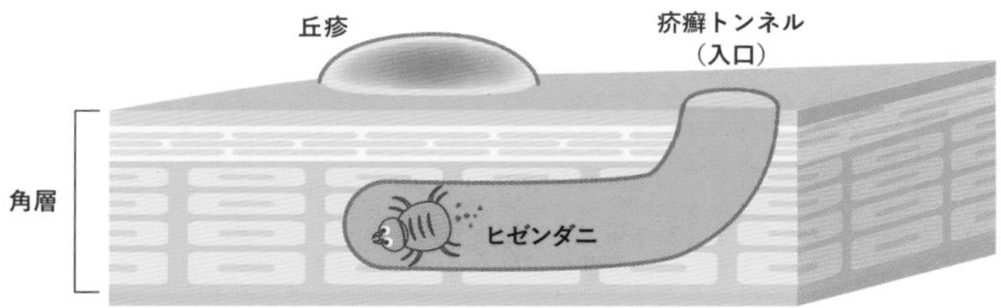

- **通常疥癬**：長時間の肌と肌の接触や、シーツや布団など寝具を介して感染する。
- **角化型疥癬**：短時間の接触で感染する。衣類や寝具を介しても簡単に感染する。

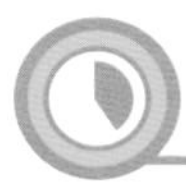

病気の進行

通常１か月～２か月で完治します。通常疥癬と角化型疥癬では感染力の強さが異なるので対応も変わってきます。感染力が強いと、高齢者施設で集団感染が起こることがあるので要注意です。丘疹は頭や顔を除く全身に、結節（しこり）は脇の下や臀部にみられます。

	通常疥癬	角化型疥癬
免疫力	正常	低下している場合になる
症状	丘疹、結節（しこり）	患部の皮膚が灰色から黄白色、皮膚の亀裂、鱗屑
かゆみ	強いかゆみ（眠れないほどの）	ある場合とない場合がある
感染力	弱い（短時間では感染しない）	強い（隔離が必要）

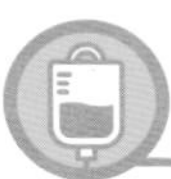

治療法

ヒゼンダニを駆除する

- ダニを駆除する薬の使用
  内服薬：イベルメクチン
  外用薬：フェノトリンローション、イオウ剤、クロタミトン

かゆみの症状を改善する

内服薬：抗ヒスタミン剤
外用薬：クロタミトン

予防が大切!

- 手洗い励行。タオル、スポンジ、バスマットなどを共有しない。
- こまめに掃除や換気をする。角化型疥癬は防護服を着用する。

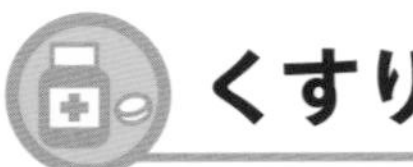

くすり

ここではヒゼンダニを駆除する薬などを紹介します。

分類（一般名）	商品名	効果	副作用
駆虫剤（イベルメクチン）	ストロメクトール	疥癬を駆虫する薬（内服薬）	吐き気、嘔吐、下痢、発疹、皮膚掻痒、めまい、肝機能異常など
駆虫剤（フェノトリン）	スミスリンローション	疥癬を駆虫する薬（塗り薬）	ヒリヒリ感、しびれ感、熱感、皮膚掻痒、皮膚炎、かぶれなど
鎮痒剤（クロタミトン）	オイラックス	かゆみを止める塗り薬	刺激感、熱感、ヒリヒリ感、発疹、発赤など

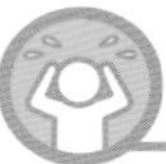

日常生活の注意点

- **衣類などの洗濯**→角化型疥癬の場合、ヒゼンダニは皮膚から剝がれると長時間生きることができません。高温にも弱く50℃が10分以上続いた環境で死滅します。感染した人の衣類やシーツは毎日交換し、50℃以上のお湯に10分以上浸けてから洗濯するとよいです。通常疥癬はふだんの洗濯方法で大丈夫です。
- **集団発生の予防**→疥癬はまず疑うことが大切です。特に施設では入居者だけでなく職員まで蔓延することがあります。まず疑ったら、皮膚科医の診察を受けることをおすすめします。

検査データの見方

ダーモスコピー検査

- ダーモスコピーという拡大鏡でヒゼンダニを確認する。

顕微鏡検査

- 発疹の部位から皮膚の角層を採取し、顕微鏡でヒゼンダニを確認する。

医療職への上手な伝え方

高齢者施設で集団感染が発生しそうな場合

〈会話例〉

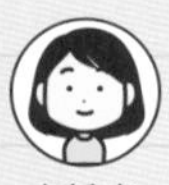

支援者

当施設の同じフロアの入居者の方が３名、**かきむしるような強いかゆみと発疹**がありまして、疥癬だと困るので診察をお願いしたいです。発疹の部位は皆さん違いますが、脇周辺とか足の付け根あたりに赤いブツブツがあります

なるほど。診てみないとわからないので、伺います

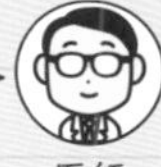

医師

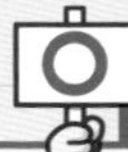

上手な伝え方のコツ

かゆみの程度を伝える

強いかゆみがあるといったかゆみの程度を伝えましょう。疥癬を疑ったときは、経験豊富な皮膚科医に診察をお願いするようにします。

複数の入居者が発症していることを伝える

高齢者施設の場合、同様の症状の入居者がいることも伝えましょう。

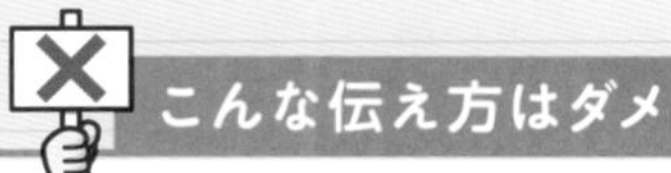

こんな伝え方はダメ

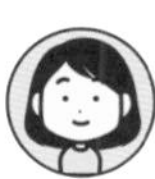

当施設に、**かゆいと言っている入居者の方**がいらっしゃるので、診ていただけませんか？

複数の入居者に疥癬の可能性があることや、すごくかゆがっていることなどの情報を伝えるようにします。

4 ノロウイルス

おさえておきたい症状

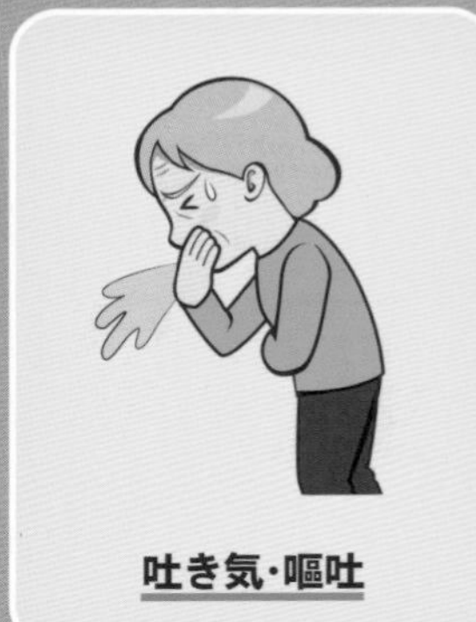

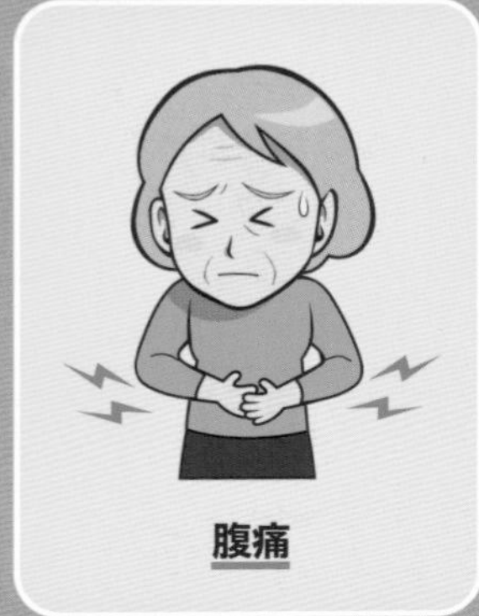

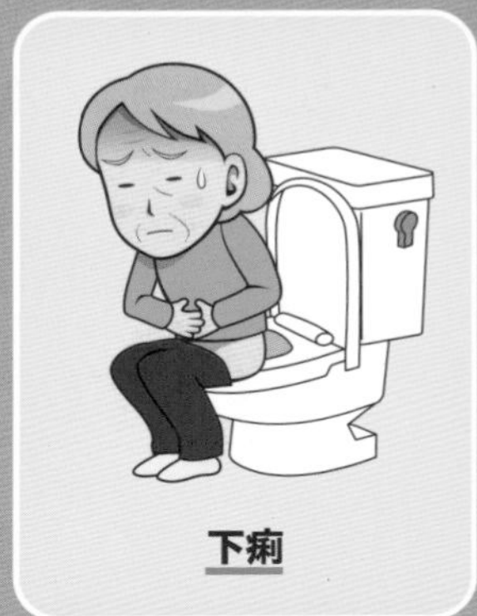

＊潜伏期間は１日～２日。集団感染のときは次々と発症していく。

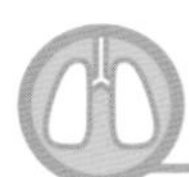

原因・特徴

ノロウイルスは、経口感染と接触感染がおもな経路で、食中毒の原因として知られているウイルスです。ノロウイルスに感染し腸で増殖すると、感染性胃腸炎を引き起こします。手洗いが不十分な状態で対応することで、手や食器、食べ物を介して集団感染していきます。高齢者施設などで集団発生することが多いです。

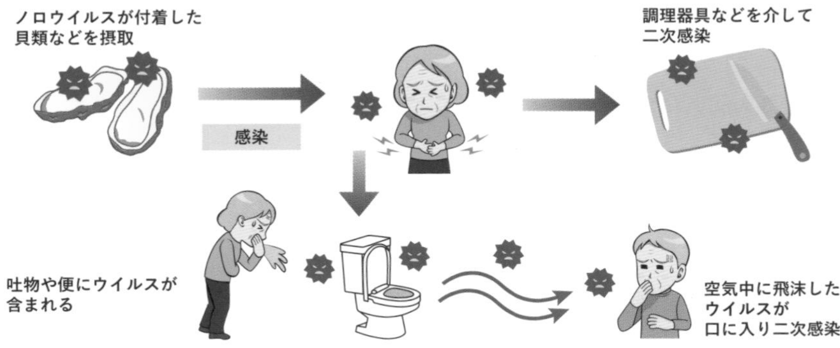

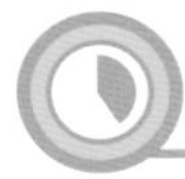

病気の進行

症状が続く期間は１日～２日と短いですが、症状がおさまっても１週間程度は他の人へ感染させる可能性があります。

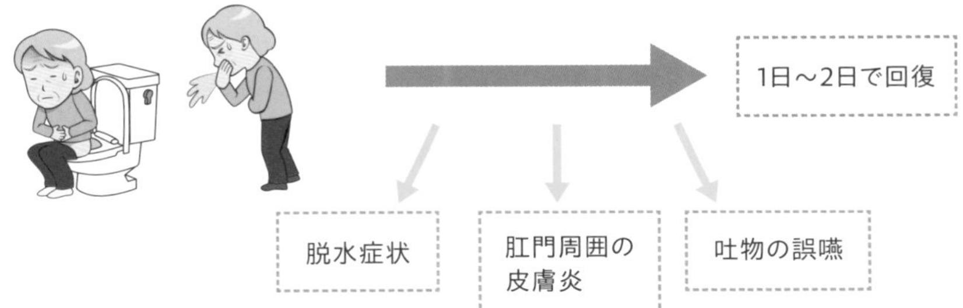

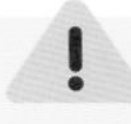

高齢者の場合、吐物を誤嚥してしまい、誤嚥性肺炎や窒息で重症化することがあります。

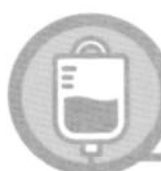

治療法

水分補給が最も重要

- 根本的な治療はないが、下痢や嘔吐で脱水にならないよう水分補給を行う。
- 水分が口から十分に摂れないとき、脱水が疑われるときは輸液を行う。

下痢や嘔吐への対応

- 下痢や嘔吐に対しては、制吐剤、整腸剤などを服用する。止瀉薬（下痢止め）は回復を遅らせることがあるので使わない。

⇒感染拡大を防止するためにも手洗いの励行が大事になる。

10
感染症

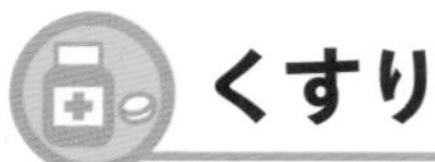

くすり

ここでは吐き気や嘔吐などを改善する薬を紹介します。

分類（一般名）	商品名	効果	副作用
消化器機能異常改善剤（メトクロプラミド）	プリンペラン	胃腸の働きを活発にし、吐き気や嘔吐、食欲不振などを改善する	腹痛、下痢、眠気、めまい、錐体外路症状（手足のふるえ、こわばり）など
消化管運動改善剤（ドンペリドン）	ナウゼリン	弱った胃腸の運動を活発にし、吐き気や嘔吐、食欲不振などを改善する	腹痛、下痢、眠気、めまい、女性化乳房など
整腸剤（ビフィズス菌）	ラックビー微粒N	善玉乳酸菌を補い、悪玉腸内細菌を追い出すことで、下痢や腸のゴロゴロを改善する	腹部膨満感など

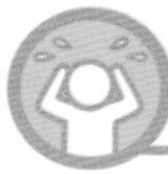

日常生活の注意点

- **嘔吐物の処理**→使い捨てのマスクとガウン（エプロン）、手袋をまず着用します。ペーパータオルなどで拭き取り、塩素消毒後に水拭きします。アルコール消毒より次亜塩素酸ナトリウムを含んだ塩素消毒が効果があります。拭き取った嘔吐物や、マスク、ガウン、手袋などはビニール袋に入れて密封し廃棄します（飛沫に注意）。最後にしっかり手洗いをします。

検査データの見方

ノロウイルス迅速検査キット

- 便を検体として、15 分程で診断がつく。
- 医療保険の適用となるのは① 3 歳未満、② 65 歳以上、③悪性腫瘍の診断が確定している人、④臓器移植直後の人、⑤抗悪性腫瘍剤、免疫抑制剤あるいは免疫抑制効果のある薬剤を投与中の人である。

⇒検査は行わずに、周囲で流行しているからということで診断されることも多い。

医療職への上手な伝え方

ひどい下痢の症状がみられた場合

〈会話例〉

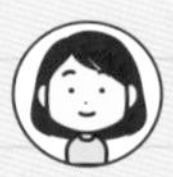
支援者

矢口さんの定期訪問に来ました。**同居しているお孫さんがノロウイルス**だそうで、保育園でかかったようです。矢口さんも**朝から下痢がひどい**そうです。食欲はいまひとつですが、水分は口から十分にとれています

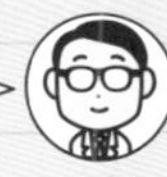
医師

ノロかもしれませんね。口から水分を十分にとるよう伝えてください。ご家族には手洗いをしっかりするようお願いします

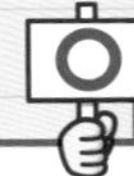

上手な伝え方のコツ

症状の経過や同居する家族の情報を伝える

ノロウイルスの感染者が同居しているのか、また、脱水症状があるかを伝えるために口から水分が摂れるのかなどの情報を伝えましょう。対応を考えるうえで大事になります。

こんな伝え方はダメ

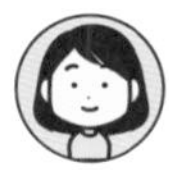

矢口さん、下痢がひどいみたいです。**昨日アイスクリームを食べた**と話されていましたから、それで下したのかしら

この伝え方だとなかなかノロウイルスにつながりません。ノロウイルスに感染した家族と暮らしているという情報は優先的に伝えるようにします。

11 精神疾患

うつ病 p.226

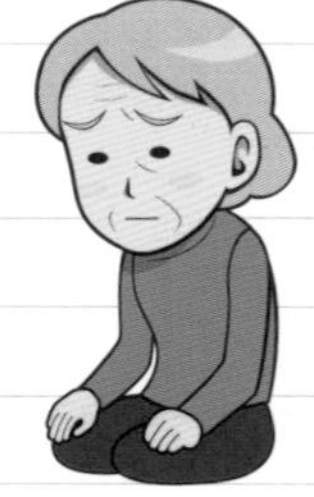

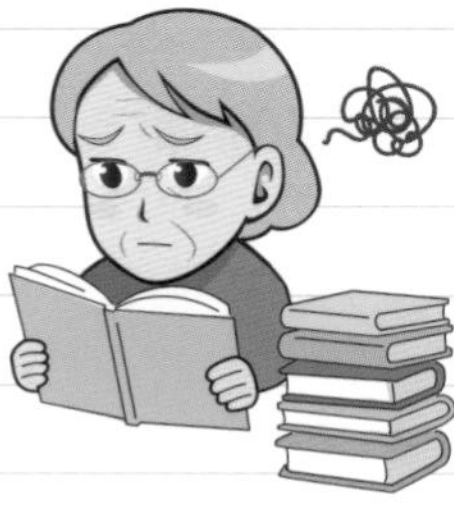

☑ 認知症 ―――――――――― p.230

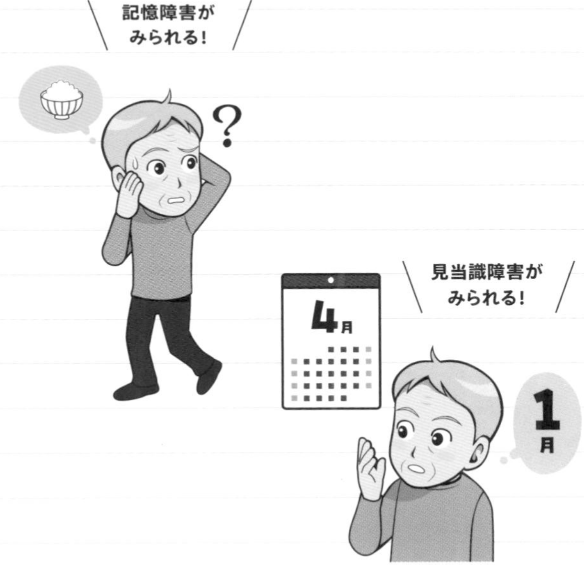

1 うつ病

おさえておきたい症状

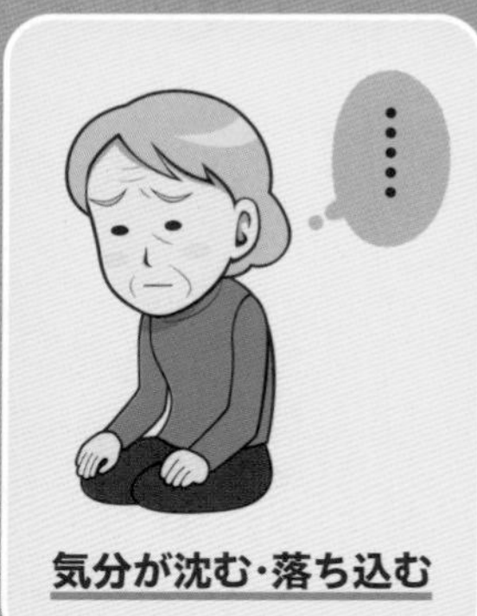
気分が沈む･落ち込む

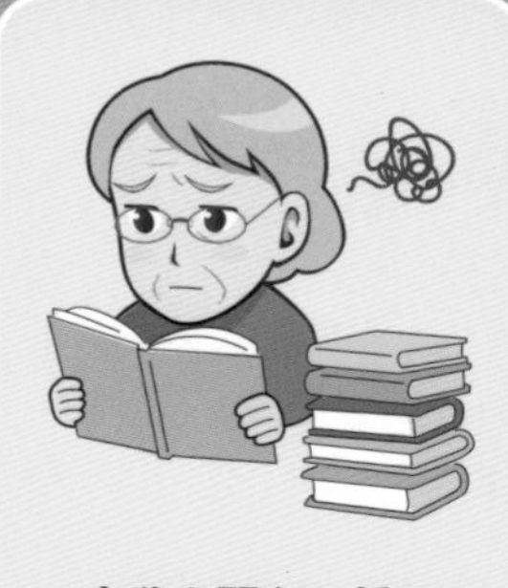
意欲や関心の低下

不眠

その他…自責感、イライラ（焦燥感）、考えが進まない、だるい、疲れやすい、集中力･判断力低下、食欲低下（食べたくない、おいしくない）、自殺念慮。

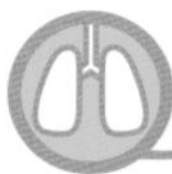

原因･特徴

うつ病は、気分が沈む、何事にも興味がもてないなどの精神症状のほか、食欲低下、だるい、眠れないなどの身体的な症状も加わり、日常生活が送れなくなった状態です。

加齢とともに、下記の変化のほかに、几帳面で真面目な人もうつ病になりやすいとされています。身体的不調、妄想、不安・緊張があるのが特徴です。

身体の変化

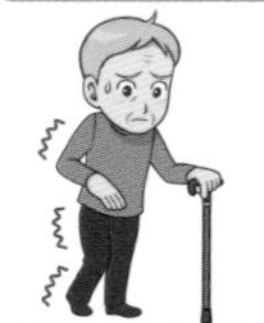

老眼、白内障、加齢性難聴、認知機能の低下、フレイルなど

病気の増加

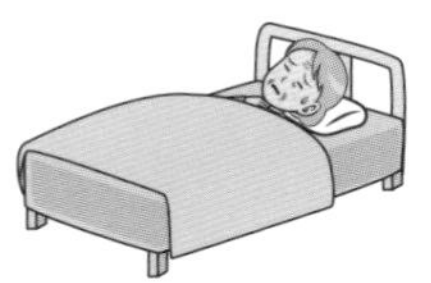

生活習慣病、心疾患、脳梗塞、がん、要介護状態など

環境の変化

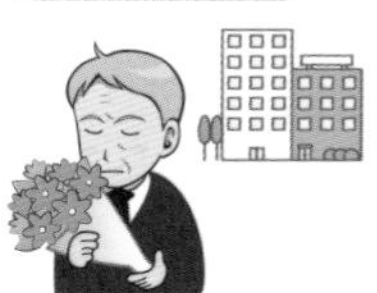

定年退職、家族内の役割の変化、友人や家族の死、経済的困窮など

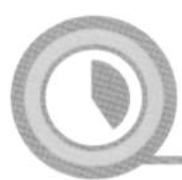

病気の進行

早期に気づき、適切な対応をすることで治療ができますが、一方で再燃や再発を繰り返すことも知られています。自死の原因の背景でもあり、死をほのめかすようなサインには、早期に気づく必要があります。

気分が沈む

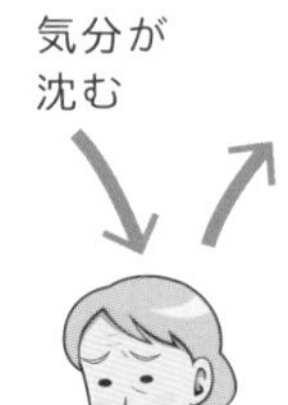

症状の改善

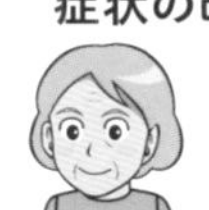

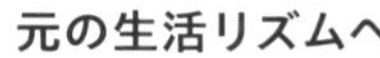

元の生活リズムへ

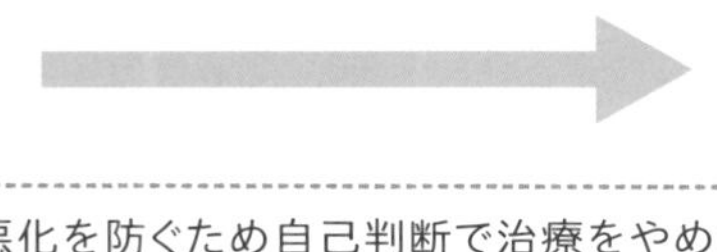

悪化を防ぐため自己判断で治療をやめない

身体的不調：頭痛、腹痛、動悸、息苦しさ、しびれ、めまい
妄想：心気妄想（不治の病にかかった）、罪業妄想（周りに迷惑をかけている）、貧困妄想（お金がなくて生きていけない）
不安・緊張：そわそわしていて落ち着かない

治療法

こころの休養

環境を整え、こころを休養させることが大切。例えば休暇をとる、リラックスできる時間をつくるなど。

精神療法や薬による治療

- **精神療法**：認知行動療法、カウンセリング
- **薬による治療**：選択的セロトニン再取り込み阻害薬（SSRI）
  セロトニン・ノルアドレナリン再取り込み阻害薬（SNRI）
  三環系抗うつ薬、四環系抗うつ薬
  その他、症状に合わせて抗精神病薬、抗不安薬、睡眠剤など。
- 他に電気けいれんや経頭蓋磁気刺激のように、刺激を与えて精神症状を改善する治療がある。

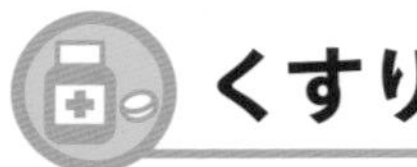

くすり

ここではうつ症状をやわらげる薬を紹介します。

分類(一般名)	商品名	効果	副作用
SSRI (パロキセチン)	パキシル	憂うつな気分や不安感をやわらげ、意欲を高める	吐き気、食欲不振、口渇、便秘、下痢、眠気、不安、めまいなど
SNRI (デュロキセチン)	サインバルタ	憂うつな気分や不安感をやわらげ、意欲を高める	口渇、吐き気、嘔吐、便秘、下痢、不安感、頭痛、めまい、まぶしさ、味覚異常など
三環系抗うつ薬 (アミトリプチリン)	トリプタノール	憂うつな気分や不安感をやわらげ、意欲を高める	口渇、吐き気、食欲不振、便秘、眠気、めまい、まぶしさ、尿が出にくい、発汗など

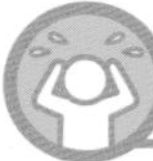

日常生活の注意点

- **励まされるのがつらい**→うつ病の人に励ましの言葉をかけてはいけないというのは本当です。特に、回復に向かって元気になりつつある時期の励ましの言葉は、迷惑をかけていたことを認識し、自死のきっかけになることがあります。早く元気になってもらいたい気持ちはわかりますが、傾聴して共感することをまず第一に考え、急がないことが大切です。

検査データの見方

- 高齢者の場合、脳卒中、パーキンソン病、認知症などと鑑別を要するので脳 CT 検査、脳 MRI 検査、脳血流シンチグラフィー、認知症の検査などを行い、これらの病気がないかを確認することがある。
- **GDS（老年期うつ病評価尺度）**のほか、SDS（自己評価式抑うつ性尺度）、SQR-D、HAM-D（ハミルトンうつ病評価尺度）などうつ病の評価尺度は複数ある。

豆知識

- 精神障害者保健福祉手帳や自立支援医療制度の対象となる。

医療職への上手な伝え方

うつ病の症状がみられた場合

〈会話例〉

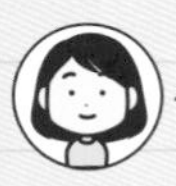
支援者

一人暮らしの渡辺さんですが、前に比べると元気になった感じがしますが、気分にムラがあって、**今日は「消えてなくなりたい」**と言い出しまして……

そうですか。それは心配ですね

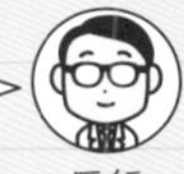
医師

上手な伝え方のコツ

本人のサインを見逃さずに伝える

対話から自死のサイン（死にたい、生きていても仕方ない、消えてなくなりたい）に気づいたら、医療職にすぐに連絡しましょう。

こんな伝え方はダメ

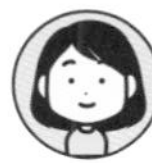

一人暮らしの渡辺さんですが、もう消えたいなんて言うので、「何言っているんですか、サロンの皆さんも回復を待ち望んでいますよ。がんばって！」と**励ましてあげました**

これは医療職への伝え方ではなく、本人への伝え方がよくないです。かえって本人を落ち込ませてしまいます。励ましの言葉は使わないようにしましょう。

2 認知症

おさえておきたい症状

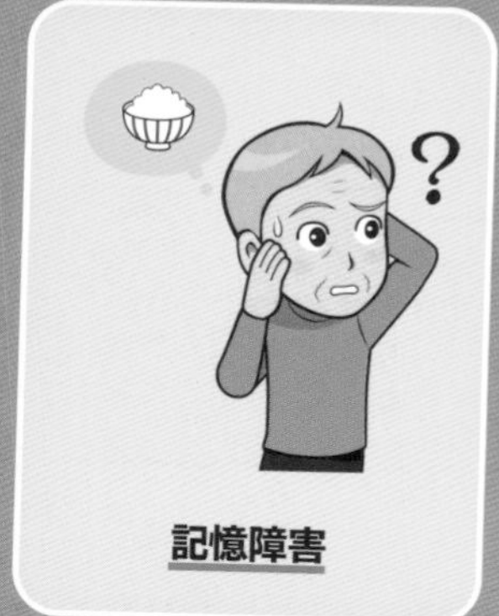

記憶障害

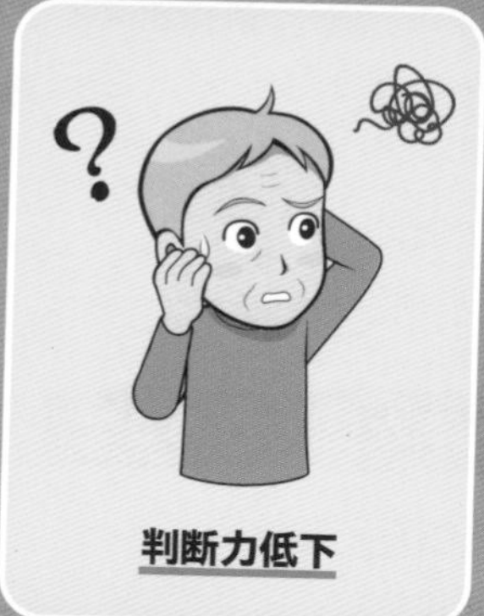

判断力低下

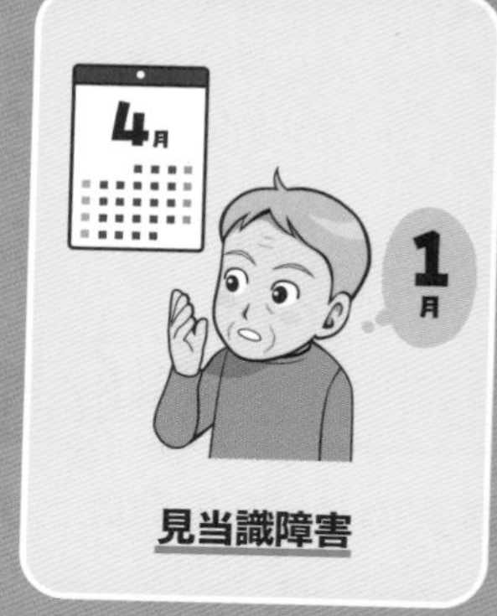

見当識障害

< 中核症状 >
上記の症状や、失語、失行、失認、実行機能障害など。
< 行動・心理症状（BPSD）>
行動障害：徘徊、暴言、暴力、抵抗、異食、弄便。
心理症状：妄想、不眠、不安、抑うつ、幻覚、興奮、不穏、焦燥。

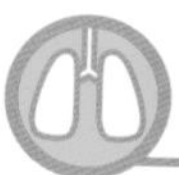

原因・特徴

認知症は、一度成長した種々の精神機能が慢性的に減退・消失することで日常生活・社会生活を営めない状態をいいます。認知症の種類は下記のとおりです。

アルツハイマー型認知症	最も多いタイプで脳が広範囲に萎縮することで生じる。健忘中心から、徐々に見当識障害、実行機能障害が現れる
血管性認知症	脳梗塞、脳出血など脳血管障害によって生じる。片麻痺や言語障害、感情失禁などが見られる。まだら認知症
レビー小体型認知症	レビー小体という物質が大脳に認められる。手足のこわばり（筋固縮）、振戦、無動などパーキンソン症状がある。認知機能の低下は軽度だが日内変動がある。幻視が特徴的
前頭側頭型認知症	大脳の前頭葉、側頭葉が萎縮することで生じる。性格や行動面での変化が目立つ。抑制が効かなくなり暴言や暴力などの症状が現れる

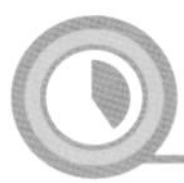

病気の進行

認知症の前段階といわれる軽度認知機能障害（MCI）の時点で早期発見し、適切な対応や治療を行えば、認知症の進行を遅らせることができます。血管性認知症は、アルツハイマー型認知症を合併することもあります。

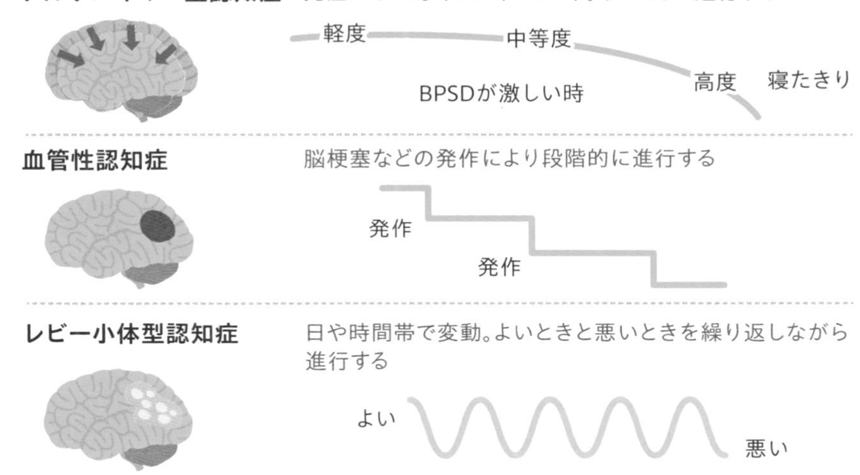

＊適切な治療で治る認知症として、慢性硬膜下血腫、甲状腺機能低下症、正常圧水頭症、ビタミンB12欠乏症があります。

治療法

認知症の進行を遅らせる薬による治療

- 認知症を根本的に治療する薬はなく、認知症の進行を遅らせる抗認知症薬を中心に、症状に合わせて服用する。
- **抗認知症薬**：ドネペジル、ガランタミン、リバスチグミン、メマンチン
- **脳循環改善薬（脳血管性認知症）**：アマンタジン塩酸など
- **抗精神病薬（興奮、幻覚、妄想などに対して）**：リスペリドン、フマル酸クエチアピン、チアプリド塩酸塩、漢方薬
- **睡眠剤（不眠に対して）**：ゾルピデム酒石酸塩、ブロチゾラム

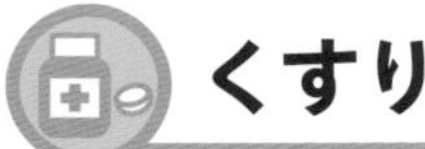

くすり

記憶や思考力を活性化させる薬を紹介します。

分類（一般名）	商品名	効果	副作用
アセチルコリンエステラーゼ阻害薬（ドネペジル）	アリセプト	脳内のアセチルコリンを増やすことで記憶や思考力を活性化する	食欲不振、吐き気、嘔吐、下痢、便秘、腹痛、ほてり、だるさなど
アセチルコリンエステラーゼ阻害薬（ガランタミン）	レミニール	脳内のアセチルコリンを増やすことで記憶や思考力を活性化する	かゆみ、発疹、腫れ、吐き気、嘔吐など
アセチルコリンエステラーゼ阻害薬（リバスチグミン）	リバスタッチパッチ	脳内のアセチルコリンを増やすことで記憶や思考力を活性化する	使用部位の皮膚発赤、口渇、吐き気、食欲不振、便秘、眠気など
NMDA受容体拮抗薬（メマンチン）	メマリー	過剰なグルタミン酸を抑え、記憶力などを改善する	めまい、ふらつき、頭痛、体重減少、便秘など

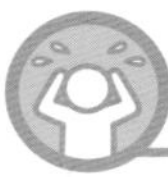

日常生活の注意点

- **幻視がある→幻視はレビー小体型認知症に特徴的な症状です。見えなくても、否定したり、怒ったりしてはいけません。話を合わせたり、部屋の電気を明るくして、安心してもらうよう努めましょう。**

検査データの見方

- **改訂長谷川式簡易知能評価スケール（HDS-R）**
  30 点満点中 20 点以下が認知症の疑い。
- **ミニメンタルステート検査（MMSE）**
  30 点満点中 21 点以下で認知症の疑い。
- **時計描画テスト（CDT）**
  時計の外円の大きさや文字盤の位置、針の数と位置などから評価する。
- 頭部 CT 検査、MRI 検査では、脳の萎縮、脳血管障害の有無、脳腫瘍の有無などを確認する。

豆知識

- 介護保険の第 2 号被保険者（40 歳～ 64 歳）も適用。精神障害者保健福祉手帳や自立支援医療制度の対象。成年後見制度の利用。髄膜炎、AIDS（後天性免疫不全症候群）、神経変性疾患、薬物中毒、一酸化炭素中毒、肝性脳症、低血糖、アルコール症などでも認知症の症状が現れる。

医療職への上手な伝え方

認知症の傾向がみられる人について相談する場合

〈会話例〉

一人暮らしの浪越さんですが、**最近いつも同じ服装**なんです。ひげも剃らなくなったし、**部屋も散らかっています**。曜日や人を間違えることも度々あるようです。気になりまして……

先月、訪問したときはいつも通りビシッとしていましたが、認知機能の低下が心配ですね。次の訪問で診てみます

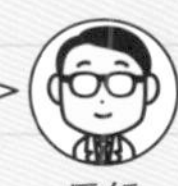

上手な伝え方のコツ

できなくなってきているエピソードを具体的に

日常生活においてふだんできていることができなくなっていたら要注意です。薬の飲み忘れ、服装や身だしなみの変化、実行機能障害や見当識障害がみられる、作話があるなど具体的なエピソードがあると、より伝わりやすくなります。

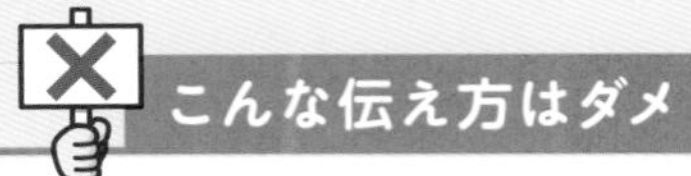

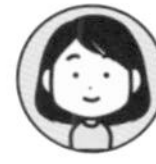

浪越さんですが、最近、**服を着替えるのが億劫みたいで**。部屋も散らかっているんです。何とかなりませんかね～

生活を支援するプロフェッショナルとして、ちょっとした生活の変化にアンテナを張るようにしましょう。生活の様子から一歩踏みこんだアセスメントを伝えることができるとよいと思います。

著者プロフィール

鶴岡浩樹（つるおか・こうき）

日本社会事業大学専門職大学院教授
つるかめ診療所副所長
1967 年生まれ　医師

1993 年、順天堂大学医学部卒業。自治医科大学地域医療学教室入局。岩手県国民健康保険藤沢町民病院内科をはじめ、地域医療の研鑽を積む。アメリカのケース・ウェスタン・リザーブ大学家庭医療学教室へ留学。
自治医科大学附属病院総合診療部外来医長を経て、2007 年、栃木県下野市につるかめ診療所を開業（現在、副所長）。2013 年より日本社会事業大学専門職大学院教授（現職）。
医学博士。家庭医療専門医（2006 年～ 2023 年）。
著書に『現場で役立つ 介護・福祉リーダーのためのチームマネジメント』（共著、中央法規出版、2019 年）、『新・MINERVA 社会福祉士養成テキストブック 16 医学概論』（共著、ミネルヴァ書房、2021 年）がある。

スゴくわかる！ すぐ役立つ！
ケアマネ・介護職のための医学知識ガイド

2023年9月10日　発行

著　者　鶴岡浩樹
発行者　荘村明彦
発行所　中央法規出版株式会社
〒110-0016　東京都台東区台東3-29-1　中央法規ビル
TEL　03-6387-3196
https://www.chuohoki.co.jp/

装幀・本文デザイン・DTP／次葉
印刷・製本／株式会社ルナテック

定価はカバーに表示してあります。
ISBN 978-4-8058-8946-6

本書の内容に関するご質問については、下記ＵＲＬから「お問い合わせフォーム」にご入力いただきますようお願いいたします。
https://www.chuohoki.co.jp/contact/